周術期の薬学管理

改訂3版

監修

一般社団法人
日本病院薬剤師会

南山堂

編者・執筆者一覧

監修

一般社団法人 日本病院薬剤師会

編著

柴田ゆうか	広島大学病院薬剤部
舟越亮寛	亀田総合病院薬剤部

編集協力

冨田隆志　広島大学病院薬剤部

執筆

青山剛一	東邦大学医療センター大森病院薬剤部
阿部　猛	聖路加国際病院薬剤部
阿部誠治	昭和大学薬学部病院薬剤学講座／昭和大学病院薬剤部
石原慎之	島根大学医学部附属病院薬剤部
奥脇達也	北里大学病院薬剤部
小澤智紀	広島大学病院薬剤部
近藤匡慶	日本医科大学多摩永山病院薬剤部
佐久間けい	東邦大学医療センター大森病院薬剤部
佐藤裕紀	京都大学医学部附属病院薬剤部
柴田みづほ	千葉大学医学部附属病院薬剤部
千崎康司	総合大雄会病院薬剤部
髙瀬久光	順天堂大学医学部附属浦安病院薬剤科
寺口　徹	亀田総合病院薬剤部
冨澤　淳	北里大学病院医療安全推進室
長谷川哲也	東邦大学医療センター大森病院薬剤部
平田一耕	亀田総合病院薬剤部
堀川俊二	陽正会 寺岡記念病院薬剤科
宮崎雅之	名古屋大学医学部附属病院薬剤部
宮田祐一	湘南鎌倉総合病院薬剤部
村川公央	岡山大学病院薬剤部
山田清文	藤田医科大学精神・神経病態解明センター神経行動薬理学研究部門
米澤　龍	昭和大学薬学部病院薬剤学講座
和田恭一	大阪医科薬科大学薬学部 臨床薬学教育研究センター

（五十音順）

監修の辞

　複雑かつ多様化した手術の安全な遂行において，周術期管理における薬剤師の役割や責任はますます重大になっています．このような状況の下,「現行制度の下で実施可能な範囲におけるタスク・シフト／シェアの推進について（医政発0930第16号）」の通知では，薬剤師の重点項目の一つが「周術期における薬学的管理等」とされ，令和4年度診療報酬改定においては，薬剤師による周術期の薬物療法に係る医療安全に関する取組を評価する「周術期薬剤管理加算」が新設されました．さらに質の高い術後疼痛管理を推進する観点から，「術後疼痛管理チーム加算」が新設され，まさに，周術期薬剤師業務は大きな転機を迎えています．

　日本病院薬剤師会では，周術期医療における薬剤師業務の標準化を目的として，2016年に「根拠に基づいた周術期患者への薬学的管理ならびに手術室における薬剤師業務のチェックリスト（チェックリスト）」を作成しました．その後，前述の「周術期薬剤管理加算」の算定要件に「周術期薬剤管理の実施に当たっては，チェックリスト等を参考にすること」と明文化されたことをうけ，2022年度版として更新しました．また，周術期薬剤業務を円滑に遂行するためのガイドとして，「周術期薬剤業務の進め方」と「周術期薬剤業務事例集」を公開しています．これらをきっかけに周術期薬剤業務に取り掛かる施設が徐々に増え，その成果が報告されています．

　一方で，術前，術中，術後を通して薬剤師が関与すべきことは多岐にわたるため，経験を積むにつれ，薬剤師の職能を発揮すべき場面が見えてくる一方で，医薬品情報は不足し，周術期特有の薬の適正使用に関する詳細な資料を望む多くの声が臨床現場からあがりました．本書はさまざまな機能の医療機関で周術期に携わる薬剤師が，各施設での活動を通して気づいた周術期の薬学的問題点を取り上げ，医薬品情報を整理した書籍であり，2012年に初版を作成して以来，多くの薬剤師に活用されています．

　本改訂版は，診療報酬を反映した周術期薬物療法の適正化に関する実践の資料が豊富に盛り込まれており，加えて各種学会のガイドラインなどの最新情報が網羅された内容になっていることから，まさに周術期に携わるすべての薬剤師が必携するにふさわしい書籍となっています．本書が現場で活用され，充実した周術期薬物療法の一助となることを期待しています．

　2024年秋

一般社団法人 日本病院薬剤師会　会長

武田　泰生

序

　周術期の薬剤師業務を振り返ると，日本麻酔科学会は2001年度厚生労働省関連学会医薬品等適正使用推進試行的事業契約により，2000年初頭に麻酔指導病院804施設を対象として，「麻酔薬および関連薬品等の適正使用に関するアンケート調査」を実施した．2005年には，厚生労働科学研究医薬品・医療機器等レギュラトリーサイエンス総合研究事業「医薬品の取り違え防止の視点に立った薬剤師業務のあり方に関する研究」をもとに，日本病院薬剤師会薬剤業務委員会より，「薬剤師による手術部の薬剤管理業務手順（案）」が公表された．2007年，日本麻酔科学会では「周術期管理チームプロジェクト」を提唱し，日本麻酔科学会で医師以外の医療スタッフを対象に『周術期管理チームテキスト』を刊行し，2009年8〜12月までに8回にわたり「チーム医療の推進に関する検討会」（厚生労働省医政局）により本腰を入れて周術期医療での薬剤師の積極的な関与が推奨されてきた．2000年代前半の周術期における薬剤師業務は，まさにモノの管理のサプライチェーンマネジメントの視点で他団体より強く要請を受けてきた．

　このような背景のもと2010年8月，日本病院薬剤師会にて「周術期プロジェクトワーキンググループ」が発足するなど，2010年代に入り，薬剤師によるヒトへの関与，貢献が始まった．周術期での薬剤師業務について教科書が存在しない状況であったため，日本病院薬剤師会監修のもと2012年4月に『ベッドサイドの臨床薬学 周術期の薬学管理』，2018年12月に改訂2版を刊行した．

　一方で，日本病院薬剤師会総務課により「病院薬剤部部門の現状調査」結果からもモノとヒトの管理は定着推進されてきたが，情報の管理は不十分な状態であることが示された．そのため2014〜2017年には日本病院薬剤師会学術委員会の学術小委員会で調査研究を行い，「根拠に基づいた周術期患者への薬学的管理ならびに手術室における薬剤師業務のチェックリスト」を公表し，2021〜2024年には周術期薬剤管理加算の新設時の算定要件に本チェックリストを参考にする旨が明記され，改訂2022年度版を公表し，医薬品の供給管理にとどまらず薬剤師としての薬学管理の充実を後押ししてきた．

　2023年6月8日に報告された厚生労働省保険局医療課令和4年度調査結果（速報）概要において，病院薬剤師確保が優先される現況にあるが，周術期の薬剤師業務の展望として，自家麻酔，区域麻酔への関与ならびに緊急時の対応に対する薬剤師の有用性を明らかにし，かつ術後感染（surgical site infection：SSI）予防目的の抗菌薬投与実施率の向上からSSI発生率の軽減のように，周術期医療全体のより質の高い患者安全，薬物療法の向上が期待されている．

　改訂2版の発行から早6年が経過し，本書を単に知識にするのではなく，本書をもって手術室さらには入退院支援センター等での術前術後管理への参画，歯科との連携が評価されるよう薬剤師は地域へ出向いていただきたい．そのための薬剤師のバイブルになれば幸いである．

2024年秋

医療法人鉄蕉会 亀田総合病院　薬剤部長
一般社団法人 日本病院薬剤師会 2014/2015/2016 学術第8・5・3小委員会委員長
2021/2022/2023 学術第7・5・2小委員会委員長
舟　越　亮　寛

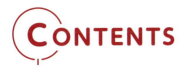

第1章　手術前に確認すべき患者プロフィールと薬歴

1. アレルギー歴，麻酔歴，家族歴 …… 2
2. 小児 …… 7
3. 肥満 …… 12
4. 貧血 …… 15
5. 血小板減少 …… 18
6. 腎機能障害 …… 20
7. 肝機能障害 …… 24
8. 急性上気道炎，喘息，COPD治療薬 …… 26
9. 循環器疾患治療薬 …… 32
10. 糖尿病治療薬 …… 42
11. 甲状腺機能異常治療薬 …… 47
12. 副腎機能異常治療薬 …… 52
13. 膠原病患者の管理 …… 58
14. 神経疾患治療薬 …… 60
15. 抗精神病薬 …… 65

第2章　周術期の指示

1. 絶飲食 …… 72
2. 前投薬 …… 74
3. 術前中止が必要な薬，継続が必要な薬 …… 78
4. 感染管理─抗菌薬─ …… 92
5. 静脈血栓塞栓症予防策 …… 102
6. 長期ステロイド薬服用患者へのステロイド補充 …… 108
7. 自己血輸血 …… 114
8. 術後回復能力強化プログラム─ERAS─ …… 118

第3章 術後に多い患者からの訴えとモニタリング

1. 創部痛（周術期疼痛管理） ……………………………………124
2. 硬膜穿刺後頭痛 ……………………………………………………132
3. 硬膜外血腫と硬膜外膿瘍 …………………………………………133
4. 悪心・嘔吐 …………………………………………………………136
5. 咽頭痛，喉頭痛，嗄声，歯牙損傷 ………………………………141
6. シバリング …………………………………………………………142
7. 手術後のせん妄 ……………………………………………………148
8. 排尿障害・排便障害 ………………………………………………150
9. 末梢神経障害と褥瘡 ………………………………………………151
10. リハビリテーション ………………………………………………156

第4章 はじめての手術室

1. 手術室の環境 ………………………………………………………164
2. 手術室で働く医療スタッフ ………………………………………166
3. 手術申し込みから退室までの流れ ………………………………167
4. 一般的な全身麻酔手術の流れ ……………………………………170
5. 麻酔中に使用する薬剤の種類──全身麻酔と局所麻酔── ………171
6. 薬品管理 ……………………………………………………………180

第5章 術式別 手術の流れ

1. 脳腫瘍摘出術 ………………………………………………………184
2. 経鼻的下垂体腫瘍摘出術 …………………………………………188
3. 冠動脈バイパス移植術 ……………………………………………192
4. 食道悪性腫瘍手術 …………………………………………………195
5. 肺切除術 ……………………………………………………………198
6. 乳腺悪性腫瘍手術 …………………………………………………202
7. 胃切除術 ……………………………………………………………204
8. 膵頭部腫瘍切除術 …………………………………………………207
9. 肝切除術 ……………………………………………………………212

10	▶ 直腸切除術	218
11	▶ 帝王切開術	221
12	▶ 経尿道的前立腺切除術	225
13	▶ 人工膝関節置換術	232
14	▶ 修正型電気けいれん療法	235
15	▶ 眼科手術	238

第6章 便利ツール

1	▶ 手術と麻酔の略語	244
2	▶ 筋弛緩薬比較表	252
3	▶ 麻薬比較表	254
4	▶ 輸液比較表	256
5	▶ 手術室汎用薬の配合変化表	258
6	▶ 局所麻酔時の鎮静薬の選択と投与方法	260
7	▶ 生体組織接着剤の種類と使用方法	261
8	▶ 手術室消毒薬一覧	264
9	▶ 色素製剤の種類と使い分け	265
10	▶ 止血剤，凝固剤などの種類と使い分け	267
11	▶ 出血量と出血性ショック時の使用製剤	269
12	▶ 麻酔導入の種類	271
13	▶ 手術室で使用する院内製剤	272

付録 根拠に基づいた周術期患者への薬学的管理ならびに手術室における薬剤師業務のチェックリスト（2022年度版） ……… 285

索引 ……… 303

mini lecture

- 喫煙 ... 30
- 白内障手術患者の薬剤服用歴—$α_1$遮断薬— ... 39
- 注射薬配合変化試験における基本的な知識とピットフォール ... 55
- ホルマリンと特定化学物質障害予防規則 ... 91
- 直接動脈圧測定法とヘパリン加生理食塩液 ... 122
- 骨吸収抑制薬に関連する顎骨壊死・顎骨骨髄炎 ... 130
- 筋弛緩薬の拮抗（リバース） ... 135
- 体温管理と輸液製剤の加温 ... 145
- 血管吻合時のパパベリンとオルプリノンの局所使用 ... 147
- 術中覚醒 ... 154
- 電気メスによる薬剤の引火 ... 162
- 気化器の医療安全対策 ... 191
- 灌流液 ... 201
- ボスミン希釈液，ボスミン添加局所麻酔薬 ... 210
- 腹腔鏡下手術 ... 216
- 静脈ラインに残存していたレミフェンタニルによる呼吸抑制 ... 228
- 局所麻酔薬レスキュー ... 230
- 手術支援ロボット ... 241

第1章

手術前に確認すべき患者プロフィールと薬歴

手術を目的として入院してくる患者の面談時，薬剤師が周術期薬物療法の計画を立てるために必要な知識をまとめた．入院時持参薬の麻酔や術後回復への影響，継続の有無の評価，または手術直後の薬物療法の計画もこの時点で必要となる．これらの評価を行うための参考としてほしい．

1 アレルギー歴，麻酔歴，家族歴

アレルギー歴

　アナフィラキシーに代表される薬剤性アレルギー反応は，用量非依存型の有害反応であり，あらゆる薬剤で起こり得るとされている．周術期においてアナフィラキシーを誘発させやすい薬剤としては，抗菌薬，筋弛緩薬，消毒薬，さらに筋弛緩拮抗薬である[1～3]．

　周術期におけるアナフィラキシーでは，患者は麻酔導入中であるため自発的な訴えがない，患者が覆布で覆われているため皮膚症状が把握しづらい，麻酔薬自体が循環動態へ影響するためその原因の判断が難しい，さらには人工呼吸器管理のため呼吸器症状に気が付きにくいなどから診断が難しく，迅速な対応への妨げが懸念される[4]．そのため，全身麻酔を導入する患者への薬剤アレルギーの聴取はとくに重要であり，問診時にアレルギーの既往を確認した際は，その発現内容について詳細に聴取することが求められる．

　また，アレルギー情報は，多職種間で共有するべき必要性が高い情報である．そのため，得られたアレルギー情報は，電子カルテの患者基本情報（患者プロファイル）などの所定の場所に必ず登録する．

1 抗菌薬

　術後感染予防を目的とした抗菌薬の使用は，清潔手術と準清潔手術が対象とされている．清潔手術では，皮膚常在菌へ対象とするため第一世代セファロスポリン系やペニシリン系が推奨される[5]．一方，準清潔手術時では，腸内常在菌へ対象とするため第二世代セファロスポリン系やセファマイシン系およびオキサセフェム系が推奨される[5]．抗菌薬は，アレルギー反応を起こしやすい医薬品のひとつとされており，とくにβラクタム系抗菌薬（ペニシリン系やセフェム系）においてその報告が多い[1,6]．

　ペニシリン系抗菌薬による交差反応の頻度は，構造式の6位側鎖の構造が類似している場合に高く，セフェム系では，7位側鎖および3位側鎖が類似している場合に高いとされている．また，ペニシリン系とセフェム系との交差反応としては，ペニシリン系の6位側鎖とセフェム系の7位側鎖の構造の類似性が交差性に関係するとされている[7]．

　βラクタム系抗菌薬にアレルギーの既往がある場合には，クリンダマイシンやバンコマイシン，またはアミノグリコシド系やフルオロキノロン系の抗菌薬の使用が推奨される．

❷ 筋弛緩薬

　周術期では，筋弛緩薬によるアナフィラキシーの報告が多い[8]．手術時に発生したアナフィラキシーの50〜70％が筋弛緩薬によるものとされており，スキサメトニウム，ロクロニウムの順で多い[6, 9]．筋弛緩薬におけるアナフィラキシーの要因として，筋弛緩薬に共通する第4級アンモニウム構造が関与していると推測されており，そのため同系統の筋弛緩薬では交差反応を示す可能性が高い．つまり，筋弛緩薬によるアナフィラキシーが疑われる場合には，筋弛緩薬の使用はできる限り回避することが望ましいといえる．また，筋弛緩薬に含有される第4級アンモニウム基は，化粧品や歯磨き粉などの多くの日用品にも含有されていることから，筋弛緩薬の初回投与の場合であってもアナフィラキシーが生じるリスクがある．

　一方，筋弛緩薬の拮抗薬であるスガマデクスについてもアナフィラキシーの報告が少なくなく，その発現頻度は筋弛緩薬と同程度とされている[10]．また，スガマデクスにおけるアナフィラキシーはほかの薬剤と同様に投与後まもなく発現する傾向がある．スガマデクス使用の注意点として，基本構造が食品や化粧品にも含有されていることから，筋弛緩薬と同様に初回投与時においてもアナフィラキシーを起こすリスクがある．

　また，筋弛緩薬およびスガマデクスによるアナフィラキシーは，おおむね投与5分以内に発症していることから[1, 11]，これらを投与する際は，投与後5分間は最低でも患者モニタリングが必要といえる．

❸ 消毒薬

　手術で主に使用される消毒薬としては，アルコール製剤（エタノール），クロルヘキシジン製剤，さらにはポビドンヨード製剤があげられる．クロルヘキシジンは，皮膚に残留しやすい特性から手術部位の皮膚や創傷部位に対して使用される．アルコールは，注射穿刺部位の消毒薬としても広く利用されており，穿刺部位からの細菌感染を回避できる有効な行為とされている．ポビドンヨードは，抗酸菌やウイルスに対する優れた有効性から皮膚および粘膜に対して汎用されている．

　消毒薬によるアナフィラキシーとしては，クロルヘキシジンおよびポビドンヨードで報告があり[12, 13]，とくに粘膜面の消毒時に多い．アルコールのアレルギー患者に対してアルコールを使用した場合，主な症状としては発赤，発疹さらには膨隆疹などが発現することがある．アルコールアレルギーの既往がある場合はポビドンヨードを使用する．また，ポビドンヨードでは，ヨードアレルギーに加え，甲状腺疾患の症状悪化のリスクがある[14]．そのため，ヨードアレルギーおよび甲状腺疾患の既往を事前に確認しておく必要がある．なお，ヨードアレルギーの既往がある場合はクロルヘキシジンを選択する．

4 局所麻酔薬

　局所麻酔薬はエステル型（プロカイン，テトラカイン）とアミド型（リドカイン，ブピバカイン，レボブピバカイン，ロピバカインなど）に分類され，アレルギー報告としてはエステル型の方で多く報告されている[15]．エステル型は生体内で代謝され，パラアミノ安息香酸を産生するが，この代謝物のパラアミノ安息香酸がアレルギーの一因であるとされている．そのため，エステル型間では交差反応が起きやすい．

　近年，局所麻酔薬としてはアミド型が汎用されている．このアミド型ではアレルギー発現の報告は少ない[16]．しかしながら，リドカインやブピバカインなどのバイアル製剤には，防腐剤（メチルパラベン）が使用されており，パラアミノ安息香酸と類似した構造を有することから，これら保存剤がアレルギーの一因となることが考えられる．そのため，バイアル製剤を使用する際は，アレルギーの発現に注意する必要がある．なお，エステル型とアミド型との間で交差反応は起こりにくい．

5 アスピリン喘息

　アスピリン喘息は，シクロオキシゲナーゼ（cyclooxygenase：COX）阻害作用を有する非ステロイド性消炎鎮痛剤（non-steroidal anti-inflammatory drugs：NSAIDs）によって誘発される鼻閉，鼻汁，さらには喘息発作を呈する過敏反応である．成人女性（ピークは30歳代）に多く認められ，小児では少ないとされている．

　アスピリン喘息の既往のある患者へは，被疑薬はもちろんのこと，ほかのNSAIDsについても避けることが望ましい．これは，アスピリン喘息は，NSAIDs間で交差反応をもつとされているためである．代替薬としては，アセトアミノフェンが選択される．しかしながら，アセトアミノフェンにおいても添付文書上は禁忌対象であり，投与する際は低用量から慎重に開始することが望ましい．

6 ラテックス

　ラテックスは，周術期のアナフィラキシーを誘発する要因のひとつとされている[6]（表1-1）．ラテックスアレルギーは，天然ゴム製品に残留するゴムの木のタンパク質に対して特異的IgE抗体が産生される即時型アレルギー症状である．天然ゴムは，主にカテーテルや医療用手袋，さらには注射バイアル製剤のゴム栓に使用されており，これらに感作され重篤なアレルギー症状を呈するとされている．また，天然ゴム製手袋に使用されているコーンスターチパウダーもラテックスアレルギーを引き起こす一因とされている[17]．

　近年，天然ゴムを使用している医療用具については，添付文書や容器などへ表示することが義務付けられている[18]．さらにラテックスフリーやパウダーフリーの医療用具や医療用器具が登場し，ラテックスアレルギーの発現は減少傾向にある[19]．

　また，ラテックスアレルギーは，バナナ，アボガド，キウイなどの食物と交差反応を示すことがあるため，これら情報は事前に確認しておく必要がある．

表1-1　ラテックスアレルギーハイリスク因子

- 医療従事者，製造業者，清掃業者，介護業者
  天然ゴム手袋または製品を頻繁に使用している
- 手術などを頻回に受けている者
  二分脊椎症患者，先天的な機能障害，乳幼児期の大手術（尿道下裂，骨延長手術，口唇・口蓋裂手術など），頻繁な歯科治療，導尿，浣腸
- バナナ，キウイのアレルギー者
  ラテックス抗原と果物等に含まれる抗原との交差反応
  ラテックスと交差反応のあるその他の主な食物：
  モモ，クリ，イチジク，パプリカ，トマト，メロン，ニンジン，ココナッツ，アンズ，イチゴ，ビワ，ホウレンソウ，パイナップル，チェリモア，ブドウ，パッションフルーツ，パパイヤ，マンゴー，セロリなど
- アトピー性皮膚炎者，接触皮膚炎者，気管支喘息者，アレルギー性鼻炎者
  アレルギー体質者は多くの対象物に対してアレルギーを発現するリスクが高い

7 食物アレルギー

　医薬品のなかには食物成分を含有する医薬品も存在する．周術期医療において全身麻酔および鎮静用剤として汎用されているプロポフォールには，ダイズ油および卵黄レシチンが添加されている．また，静注用非ステロイド性鎮痛剤であるフルルビプロフェンは炎症部位や血管損傷部位へ特異的な集積を目的としてフルルビプロフェンをアキセチル化し，脂肪微粒子に封入したリポ化製剤であり，添加物としてダイズ油や卵黄レシチンが含有されている．そのため，大豆や卵へアレルギーがある患者への投与は注意する必要がある．さらに，超音波検査に使用するペルフルブタンには鶏卵由来の安定剤が使用されていることから，卵や卵製品に対するアレルギー既往者への投与は避ける必要がある．

　また，個人の信仰心や信念などの背景から，牛，豚，さらにはアルコールなどの特定の食物や飲料の摂取を規制している場合がある．宗教上，規制のある食物などの成分を含有する薬剤を使用する可能性がある場合には，代替薬などを検討する必要がある．

麻酔歴および家族歴─悪性高熱症─

1 症状・原因

　悪性高熱症は，全身麻酔薬を投与することで発症するきわめて重篤な麻酔合併症である．主な生理反応としては，骨格筋の硬直，頻脈，さらには全身骨格筋の持続的収縮による体温異常（15分間に0.5℃以上の体温上昇）などを呈する．さらに播種性血管内凝固症候群（disseminated intravascular coagulation：DIC）や腎不全など多臓器不全へ進行する場合もある．悪性高熱症は，揮発性吸入麻酔薬（イソフルラン，セボフルラン，デスフルランなど）や脱分極性筋弛緩薬（スキサメトニウム）によって誘発される．悪性高熱症は，筋小胞体からのCa放出機能が異常に亢進しているが，これら薬剤は，筋小胞体からのCa放出を亢進させる作用を有していることから悪性高熱症のリスクが高いとさ

表1-2　ダントロレン使用上の注意

用法・用量
・静脈投与（単独），1〜2mg/kg（15分） ・症状に応じて適宜増減，最大投与量（7mg/kgまで）
調製方法
・1バイアルを蒸留水60mLで溶解 ・難溶性（澄明になるまでよく振とうする）
副作用など
・脱力感，筋力低下，呼吸抑制，嘔気・嘔吐，けいれんなど ・壊死，腫脹，発赤などを生じるおそれあり

れている．

❷ 悪性高熱症への対処法

　悪性高熱症は，常染色体優性遺伝である．そのため，患者本人の既往歴はもちろんのこと血縁者の麻酔歴や悪性高熱症の既往歴を必ず確認しておく必要がある．次に悪性高熱症の素因をもつ患者へは揮発性吸入麻酔薬や脱分極性筋弛緩薬を避け，静脈麻酔や非脱分極性筋弛緩薬を選択する．

　悪性高熱症を発症した際の対処法としては，まずは原因薬を中止し，速やかにダントロレンを投与する．ダントロレンは，骨格筋における興奮収縮連関に直接作用し，筋小胞体からのCaイオン遊離を抑制する作用を有する．悪性高熱症の発症頻度は，10万件の手術に対して1〜2件とまれな疾患である[20]．しかしながら，発症後の進行はきわめて早く致死的であるため，早期対応が必要であり，疑わしいと判断した場合には，ダントロレン投与が推奨されている[20]．

❸ ダントロレン[21]

　用量は1〜2mg/kg，単独ルートで15分かけて静脈内投与．症状に応じて適宜増減し，最大投与量7mg/kgまでである．調製時の留意点としては，1バイアルを蒸留水60mLで溶解する．難溶性であるためよく振とうする．溶解後は，5〜30℃ 6時間（直射日光を避ける）は安定であり，半減期は6.08時間である（**表1-2**）．

（村川公央）

② 小児

　小児とは，一般的に12歳未満と定義されており，その中には新生児（生後4週間未満），乳児（1歳未満），幼児（6歳未満）が含まれる．この時期は，生体のさまざまな機能が形成される時期であり，小児に対するケアは，成人とは異なる年齢層に応じた特別な配慮が必要となる．

　小児では，手術に対する恐怖心が強いことや多動性が高いことから，全身麻酔を行うケースが多い．そのため，全身麻酔に影響を及ぼす小児ならではの素因について情報収集を行い，対応策を検討する必要がある．また，小児の手術に対しては，患児だけでなく家族側の不安も大きい．家族の不安を患児が察して患児自身の不安が増大することもあるため，家族への精神的なフォローを含めたわかりやすい丁寧な術前面談が必要となる．

　小児では，さまざまな要因から手術の延期や中止をせざるを得ないケースが少なくない．安心で安全な周術期医療を提供するためにも小児の術前評価項目を理解し，術前に漏れなく確認していくことが重要である．

📁 小児の薬物動態

　小児期は各臓器が成長段階であり，臓器の成長とともに薬物動態も変化していく．とくに新生児期および乳児期では，生体機能の顕著な発達の差が認められる．新生児期では，胃内容排泄時間が延長傾向であり，さらに腸管機能が不十分であることから薬剤の吸収率に影響することが予測される．また，小児は体内水分量が多いことから，水溶性薬物の分布容積が増大する傾向となる．さらに，血清アルブミン量については，成人と比較して少ないことから，タンパク結合率の高い薬物では，低用量であっても薬理学的作用の発現が得られる傾向が考えられる．このように，小児という特別な時期においては，PK/PDが変動しやすいことを念頭に置き，通常では想定しない事態が生じる可能性があることも考慮しておかなければならない．

📁 面談による情報収集

　小児ならではの"難しさ"の一つに，患児とのコミュニケーションがある．年齢によっては，医療者からの質問が理解できないこと，また自分自身の状態の正確な把握やそれを言語化する伝達力が乏しい場合がある．そのため，小児への面談の際には，家族から

聴取することはもちろんであるが，患児からの情報収集ができるよう言語によるコミュニケーションだけではなく表情やジェスチャーなどの非言語によるコミュニケーション，または動画や人形などを活用した視覚的な説明が効果的である．また，患児が落ち着くような場所で問診を行うといった環境面での配慮も重要である．

上気道感染

　小児は，免疫機能が十分備わっていないことから，感染症に罹患しやすく，発熱や咽頭症状を伴う上気道感染に罹患することが多い．

　上気道感染は，声門より上部の鼻腔，口腔，咽頭および喉頭にかけて炎症が生じるウイルス感染の一種である．上気道感染を起こしている場合，気道過敏性が亢進している状態となり，この状態での全身麻酔は，咽頭や気管支のけいれん，さらには無気肺や肺炎などの呼吸器系合併症のリスクが高くなり，重篤な状態に陥る可能性がある．これらのことから，術前に上気道感染の罹患状況を確認しておくことは重要であり，体温，咳嗽，鼻汁，咽頭痛，嘔吐，下痢などの症状をチェックしておく．また，上気道感染における気道過敏性は，上気道感染症状の消失後も数日間は継続することから，上気道感染の罹患期間についても合わせて確認する必要がある．上気道感染を有している場合，手術の延期が望ましく，手術の再設定は，上気道感染消失後2〜4週間が目安とされる．また，先天性心疾患および慢性肺疾患を有している患児では，上気道感染を併発しているケースが少なくないことから，これら疾患の既往歴についても確認しておく必要がある．小児における術中の有害事象の多くは"呼吸"に関連することから，上気道炎の評価は重要である[1]．

喘　息

　喘息患者は，主に気道過敏性が亢進していることから，全身麻酔による喘息発作などの症状悪化を伴うリスクがある．小児の喘息累積有症率は，およそ5〜6％であり，2〜3歳までに6〜7割，6歳までに8割が発症するとされている．前述したとおり，気道過敏性は安全な麻酔を左右する重要な要因であるため，術前の問診時に喘息の罹患歴および喘息治療薬についての情報収集は重要である．

　喘息に関する問診では，発作の頻度，最終発作の時期，さらには吸入薬などの使用中の薬剤について確認しておく．小児喘息ではβ_2刺激薬およびステロイド薬の使用が推奨されている[2]．吸入薬は，優れた効果を示す反面，吸入操作が治療効果を大きく左右することから，吸入操作の確認は重要である[3]．喘息のコントロールが良好である場合は，喘息治療薬は継続し，コントロール不良の場合には手術は延期となる．手術および麻酔の延期期間については，気道過敏性は喘息症状が治まってから数週間は亢進している可能性があることから，最終喘息発作から3〜4週間が延期期間の目安とされる[4]．

発熱

　体温の上昇は，循環不全および免疫機能低下に影響するとされており，発熱状態での手術施行は，これら機能のさらなる悪化につながることになる．そのため，咳嗽，鼻汁，嘔吐または下痢を有し発熱している場合は，手術の延期を検討することが望ましい．

　健常児における体温は，36.5〜37.5℃とされている．小児では，成人と比較して皮膚が薄いことから，平熱は成人よりやや高くなる．小児の場合，ワクチン接種，上気道感染および伝染性疾患に対する易罹患性を考慮すると発熱しやすい背景にある．そのため38℃を目安として手術の延期を検討するべきとされている[5]．

　また，小児患者の周術期範囲内における発熱症状は，悪性高熱症のリスク要因でもあることも念頭に入れておくべきである．

予防接種ワクチン

　小児は成人と比較して免疫機能が十分ではないことから，感染症に対する罹患率が高く，さらに感染した際には，遷延化および重篤化しやすい．そのため，感染症を予防することを目的として，数多くの予防接種が小児期を中心に定期化されており，手術を受ける小児において手術と予防接種の時期が重なることも少なくない．小児の術前評価を行うにあたり予防接種に関する情報は収集しなければならない重要な情報である．

　手術および全身麻酔は，生体の免疫機能を抑制する方向に作用する[5]．つまり，ワクチン接種後に手術および麻酔を実施することは，ワクチンの抗体産生に影響を及ぼし，ワクチン接種による病原性感染を引き起こすリスクを生じることになる．また，ワクチン接種後は，数週間にわたり発熱や発疹などの副反応を呈する可能性がある．そのため，ワクチン接種後は一定期間の間隔を設け，手術に臨むことが望ましいとされる．現在，ワクチン接種後の副反応と術後合併症とが鑑別できる期間を踏まえて，生ワクチンは接種後2〜3週間，不活性ワクチンは接種後2日間を手術まで設ける期間とされている[6]（**表1-3**）．なお，全身麻酔後のワクチン接種については，全身麻酔7日間以上の間隔を設けることで問題ないとされている[6,7]．

　主なワクチンの予防接種スケジュールを（**表1-4**）へ示す．ワクチン接種は，一般的に感染症に罹患しやすい年齢に到達する前に実施することが基本とされており，予防接種法で接種が義務づけられているワクチンについては，おおむね小児期に接種することが多い．患児の年齢を確認した際に，その年齢に該当する予防接種を確認し，予防接種施行の有無を確認する必要がある．また，これら情報収集には母子（親子）手帳が有用である．

伝染性疾患の罹患状況

　水痘，耳下腺炎，麻疹，風疹，百日咳などの伝染性疾患に罹患した患児に対しては，

表1-3 日本で接種できる主なワクチン一覧

	麻酔までの間隔	定期接種・臨時接種	任意接種
生ワクチン	2〜3週間	・BCG ・麻疹・風疹混合 (MR) ・麻疹 (はしか) ・風疹 ・水痘 (みずぼうそう) ・ロタウイルス (1価, 5価)	・流行性耳下腺炎 (おたふくかぜ) ・黄熱 ・帯状疱疹 (水痘ワクチンを使用)
不活化ワクチン・トキソイド	2日間	・百日咳・ジフテリア・破傷風・不活化ポリオ混合 (DPT-IPV) ・百日咳・ジフテリア・破傷風混合 (DPT) ・ポリオ (IPV) ・日本脳炎 ・肺炎球菌 (13価結合型) ・インフルエンザ菌b型 (Hib) ・B型肝炎 ・ヒトパピローマウイルス (HPV) (2価, 4価) ・インフルエンザ ・肺炎球菌 (23価莢膜ポリサッカライド) ・新型コロナ ・ジフテリア・破傷風混合トキソイド (DT)	・A型肝炎 ・狂犬病 ・髄膜炎菌 (4価) ・帯状疱疹 ・ヒトパピローマウイルス (HPV) (9価) ・破傷風トキソイド ・成人用ジフテリアトキソイド

表1-4 定期接種ワクチンの推奨期間 (目安)

(年齢)	0	1	2	3	4	5	6	7	8	9	10	11	12	13	14
MR (麻疹・風疹)		①				①1)	①1)	①1)							
水痘			②												
Hib (インフルエンザ菌b型)	③	①													
肺炎球菌	③	①													
B型肝炎	③														
ロタウイルス2)	② ③														
DPT-IPV (4種混合)		④													
DPT (3種混合)		④													
DT (2種混合)											①				
BCG	①														
日本脳炎				③						①					
HPV (ヒトパピローマウイルス)													③		

数字は接種回数
1) 第2期：5歳以上7歳未満で小学校就学前の1年間に1回接種
2) 1価 (2回接種), 5価 (3回接種)
3) 第2期：2種混合ワクチンを1回接種

(文献10) より)

表1-5 伝染性感染症の罹患年齢と潜伏期間（目安）

感染症名	罹患しやすい年齢	潜伏期間	罹患期間
麻疹	2歳以下	9〜12日	10日
風疹	1〜9歳	14〜21日	5日
水痘	1〜5歳	10〜21日	10日
ロタウイルス	2歳以下	2〜4日	7日
流行性耳下腺炎	1〜6歳	11〜27日	7日
インフルエンザ	特定年齢なし	1〜5日	7日
ノロウイルス	1〜12歳	1〜3日	3日
ヘルパンギーナ	4歳以下	3〜5日	5日
手足口病	4歳以下	3〜5日	5日
咽頭結膜熱	5歳以下	5〜7日	5日
溶連菌感染症	5〜10歳	2〜5日	21日
突発性発疹	2歳以下	10日	6日

手術は延期し，接触が疑われる場合においては，各伝染疾患の潜伏期間は手術の延期が望ましい．主な伝染性疾患の潜伏期間の目安を（表1-5）に記す．手術の延期期間としては，感染症の種類によって異なるが，おおむね3〜4週間とされており，全身状態と免疫機能が回復するまでが延期期間の目安とされている．

その他

悪性高熱症は，小児においてその発症は少なくない[8]．初歩行の遅れや側彎の患児に悪性高熱症の素因があるケースが報告されている[8]．

小児てんかんの好発時期は，生後から3歳時までと学童期に起こりやすいとされている．また，小児期の脳は，熱に敏感であり，とくに6ヵ月〜5歳時には38度以上の発熱を伴う意識障害やけいれんを引き起こすことがある（熱性けいれん）．そのため小児では，けいれんの既往を有する場合が少なくない．けいれんの既往がある場合は，発作の既往，抗てんかん薬などの治療薬を確認し，基本的には治療薬は手術当日まで継続する．なお，吸入麻酔薬のセボフルランは小児またはけいれんの既往がある患者へはけいれん誘発のリスクがある[9]．

（村川公央）

3 肥満

肥満の基準

　一般的に肥満指標としてはボディ・マス指数（body mass index：BMI）が広く利用されている．BMIは（体重［kg］）÷（身長［m］）^{2}で算出される体格指数であり，肥満度や低体重を判定する．日本ではBMIが，25以上を「肥満」と分類されている．BMIが25以上で脂質異常症，糖尿病，さらには高血圧などの生活習慣病のリスクが高まるとされており，手術に対しても影響度が高くなるとされている．肥満患者では，除脂肪体重や体内水分量が少ない状態であり，医薬品のクリアランスや分布容積などの薬物動態が影響を受けることを考慮しておかなければならない．

呼吸管理

　肥満患者の場合，過剰な脂肪組織が呼吸器系統に影響を及ぼすことから呼吸系の合併症のリスクが高いことを念頭に置かねばならない．機能的残気量（functional residual capacity：FRC）は，安静時の呼気終末時点で肺内に残存している空気量のことであり，呼吸の基準位とされている．肥満患者では，胸壁や腹壁に脂肪組織が過剰蓄積していることから，胸郭への過重および横隔膜の挙上が起こり，FRCは減少する．さらにFRCの低下は，末梢気道の虚脱および閉塞につながり，ひいては低酸素血症を引き起こす要因となる．全身麻酔はFRCを減少させる方向に作用することから，FRCが低い状態である肥満患者の麻酔導入には呼吸器系リスクが高くなることになる．

　また，閉塞性睡眠時無呼吸症候群（obstructive sleep apnea syndrome：OSAS）を合併している患者は，全身麻酔導入時におけるマスク換気や気管挿管が容易でなく，さらに上気道閉塞による低酸素血症を伴うリスクが高い．肥満患者は，咽頭付近への脂肪組織の沈着により上気道狭窄を生じていることからOSASのリスクが高いとされている．麻酔導入および覚醒時には，咽頭部における閉塞はほぼ発生することから，肥満患者に対してはOSASの既往を確認しておかなければならない．

誤嚥リスク

　肥満の患者では，脂肪の蓄積から腹腔内圧および胃内圧が上昇していることから，下

部食道括約筋の機能低下により，胃酸や胃内容物の逆流を生じやすくなる．そのため周術期において誤嚥のリスクが高いといえる[1]．

周術期関連薬の留意点

1 吸入麻酔薬

脂肪組織の多い肥満患者では，脂溶性の高い吸入麻酔薬の組織移行量は増加する．麻酔量の増加は麻酔薬の排泄遅延を引き起こし，結果的に麻酔からの覚醒遅延につながることになる[2]．

麻酔からの覚醒の目安として，「血液/ガス分配係数」がある．血液/ガス分配係数は，血液1mLに対する吸入麻酔薬の飽和量(mL)を示す係数であり，この係数が小さいほど血液に飽和しやすいと言える．つまり，血液/ガス分配係数が小さいほど麻酔の導入および覚醒が早いことになる．吸入麻酔薬は肺胞に到達してから血液中に飽和し，中枢へ作用する．脂肪組織は，一般的に血液量が少ないとされている[3]ことから，肥満患者では血液への飽和が小さい吸入麻酔薬が適していると考えられる．

吸入麻酔薬の血液/ガス分配係数の一覧を(表1-6)に示す．セボフルランおよびデスフルランは，血液/ガス分配係数が低く，両吸入麻酔薬ともに脂肪組織への蓄積が少ないとされている．とくにデスフルランは，セボフルランと比較して脂肪組織への溶解度が低く，BMIによる影響をあまり受けないことから，デスフルランは肥満患者に適した吸入麻酔薬と考えられている[4]．

さらに，肥満患者は，蓄積した脂肪組織の影響により横隔膜が挙上していることから，FRCが減少傾向にある．FRCが低い場合，肺胞内で麻酔薬が希釈されないため肺胞濃度が高くなり，結果として吸入麻酔薬の導入は早くなる傾向となる．

2 静脈麻酔薬

通常，麻酔薬は体重を基準として投与量の設定を行う[5]が，肥満患者に対する静脈麻酔薬の投与量の設定には，実体重または理想体重を考慮する必要がある．プロポフォールのように脂溶性の高い薬物の投与量については，分布容積が増大していることから実体重での投与量の設定を基準とする．一方，レミフェンタニルのような脂溶性の低い薬

表1-6 吸入麻酔薬の血液/ガス分配係数と最小肺胞濃度

	デスフルラン	亜酸化窒素	セボフルラン	イソフルラン
血液/ガス分配係数	0.42	0.47	0.63	1.43
MAC	6	105	1.71	1.28
気道刺激性	強い	—	少ない	軽度あり

最小肺胞内濃度：minimum alveolar concentration (MAC)　　　　　　　　　　　　　　　　　(文献8)より)

物の投与量については，肥満によるPKパラメータの変動が大きくないことから理想体重を基準として投与量を設定する[5]．

❸ その他

　その他の薬剤として，実体重で用量調整を必要とする薬剤としては，チオペンタール，スキサメトニウム，フェンタニル，さらにはスガマデクスがあり，理想体重を基準とする薬剤としては，ロクロニウムがあげられる．

　また，肥満患者では，抗菌薬の薬物動態が変動することが示されている[6]．周術期に汎用されるセファゾリンの場合，80 kg以上の肥満患者へは1 g/回投与では十分な組織濃度を得られないため，2 g/回が必要とされている[7]．

　肥満患者に対してCockcroft-Gault（CG）式を用いてクレアチニンクリアランスを算出した場合，過大に評価される可能性があり，CG式から算出する際は標準体重を用いるか，もしくは推算糸球体濾過量（eGFR）を活用することが望ましい．

（村川公央）

4 貧血

貧血と周術期の輸血

　貧血とは，循環赤血球数の絶対数および血液容積の赤血球細胞容積の減少であると定義され，組織や臓器への酸素運搬能の低下を意味する．血液中の酸素はそのほとんどがヘモグロビン（Hb）に結合した形で存在するため，貧血のような血液中のHb値が低下した状態では，組織の低酸素が起こる．

　貧血は出血による急性貧血と慢性貧血の2つに分類される．慢性貧血には，栄養素（鉄，ビタミンB_{12}，葉酸）の欠乏による鉄欠乏性貧血や巨赤芽球性貧血，赤血球の喪失による自己免疫性溶血性貧血，エリスロポエチンなどの造血因子の不足による腎性貧血などがある．

　貧血の是正として輸血が考慮されるが，輸血以外の方法でも治療可能な場合は，原則として輸血は行わない．輸血は酸素不足が引き起こす貧血による症状が現れないようにHbを維持することが主たる目的であるが，Hb値による輸血は一律に決めることは困難である．例えば，高度の貧血がある場合は，一般に循環血漿量が増加している状態にあり，輸血により急速に貧血の是正をすると，心原性の肺水腫を引き起こす危険性がある．そのため，特に術前の慢性貧血に対する輸血は必ずしも推奨されない．

　周術期貧血に対する輸血の投与は，トリガー値をHb値7〜8g/dLとすることが推奨されるが[1]，循環不全，肺機能障害，脳循環障害のある患者では，Hb値を10g/dL程度に維持することが目標となる．

術前の貧血治療

▶急性貧血

　出血による急性貧血では，循環血液量も減少することから，Hb値が8g/dLでは術前輸血が必要となる．

▶鉄欠乏性貧血

　慢性貧血の場合，貧血を呈する疾患は多岐にわたるが，なかでも女性の10〜20％にみられる鉄欠乏性貧血は最も頻度が高い．鉄欠乏性貧血の診断基準は**表1-7**[2]に示す．鉄欠乏性貧血の場合は，トランスフェリン飽和度（％）＝（血清鉄（μg/dL）/総鉄結合能（μg/dL））×100が20％以下の場合は鉄欠乏状態であり，鉄の補充療法を開始する．

表1-7 鉄欠乏性貧血と貧血のない鉄欠乏の診断基準

	Hb（g/dL）	総鉄結合能（μg/dL）	血清フェリチン（ng/mL）
鉄欠乏性貧血	＜12	≧360	＜12
貧血のない鉄欠乏	≧12	≧360 or ＜360	＜12
正　常	≧12	＜360	≧12

（文献2より引用）

▶ 腎性貧血

慢性貧血のなかでも，慢性腎障害のある患者にみられる腎性貧血の頻度も高い．腎性貧血は，腎臓からのエリスロポエチン分泌の低下が原因であるため，エリスロポエチン製剤の補充を行う．

周術期の新たな貧血管理

緊急を要する出血の場合に，輸血以外にも血液凝固因子の補充など新たな止血方法による貧血管理が注目されている．ここでは，プロトロンビン複合体濃縮製剤，フィブリノゲン製剤，遺伝子組換え活性型血液凝固第Ⅶ因子製剤および直接作用型経口抗凝固薬（direct oral anticoagulants：DOAC）の中和剤について述べる．

▶ プロトロンビン複合体濃縮製剤（PCC）

手術時の出血を助長する要因として，ビタミンK拮抗薬やDOACの服用歴がある．そのため，重篤な出血事象や緊急手術の際には抗凝固活性を中和する薬剤（中和剤）が必要となる．プロトロンビン複合体濃縮製剤PCCは，ビタミンKの作用により肝臓で合成される凝固因子の血液凝固第Ⅱ，第Ⅶ，第Ⅸ，および第Ⅹ因子を合わせた製剤である．そのため，PCCはビタミンK拮抗薬の投与により減少した第Ⅱ，第Ⅶ，第Ⅸ，および第Ⅹ因子を速やかに補充することができ，ビタミンK拮抗薬の抗凝固作用を中和することが可能となる．わが国で使用可能なPCCは「ケイセントラ®静注用」であり，ビタミンK拮抗薬投与中の患者における，急性重篤出血時，または重大な出血が予想される緊急を要する手術・処置の施行時の出血傾向の抑制に適応がある．

PCCの投与量は，血液凝固因子濃度および凝固能の指標であるプロトロンビン時間－国際標準比（PT-INR）と体重によって設定されている．また，PCC（ケイセントラ®静注用）に含有される凝固因子の半減期は，第Ⅶ因子の約5時間から第Ⅱ因子の約60時間までと幅があり，抗凝固が是正された状態を確実に維持するためにビタミンK製剤の併用を考慮する．実際に，海外とわが国で行われた第Ⅲ相臨床試験においてもビタミンK製剤の併用により試験が実施された．

PCCの重大な副作用としては，血栓塞栓症があり，その他にアナフィラキシー，播種性血管内凝固などがある．

▶ フィブリノゲン製剤（FC）

わが国で使用されているFCは，献血で得られた原料血漿から製造された国産の血漿

分画製剤「フィブリノゲンHT静注用『JB』」である．現在，わが国で販売されているFCは，先天性フィブリノゲン欠損症の適応しか認められていなかったが，「産科危機的出血への対応指針2017」にてFCの投与が記載され，より広く用いられることが期待された．さらに，2021年9月6日付で産科危機的出血に伴う後天性低フィブリノゲン血症に対するフィブリノゲンの補充に対しても保険適用が認められた．

　産科出血ではフィブリノゲン値150 mg/dLを目標とし，凝固能をより確実とするためには200 mg/dLが目標とされている．そのため，フィブリノゲンを急速に補充することができるFCが有効である．FC 3g（150 mL）で新鮮凍結血漿（fresh frozen plasma：FFP）の12〜15単位に相当するフィブリノゲン量を投与することができ，FFP大量投与による循環系過剰負荷とナトリウム負荷が軽減される[3]．

▶ 遺伝子組換え活性型血液凝固第Ⅶ因子（rFⅦa）製剤

　rFⅦa製剤（エプタコグアルファ「ノボセブン®HI静注用」）も凝固障害のない重症出血において止血効果が報告され，生命危機的な産科出血に対する新しい治療手段として注目されている[3]．しかし，rFⅦa製剤の適応は，血液凝固第Ⅷ因子または第Ⅸ因子に対するインヒビターを保有する先天性血友病患者の出血抑制，後天性血友病患者の出血抑制および先天性第Ⅶ因子欠乏症患者における出血傾向の抑制である．そのため，産科や外科領域での止血目的の使用は適応外使用である．

　初回投与量はrFⅦa製剤90 μg/kgを2〜5分かけてゆっくり静注する．rFⅦa製剤投与前にはFFPや血小板製剤の投与により十分量のフィブリノゲンと血小板を補充しないと（フィブリノゲン値100 mg/dL以上，血小板数5万/μg以上）効果が期待できず，合わせて低体温（35℃未満）の回避と，代謝性アシドーシスの補正（pH＞7.2，BE＜－6 mEq/L，乳酸値＜4 mmol/L）を行うことが重要である[3]．

　rFⅦa製剤の副作用として重篤な血栓症があるので，トラネキサム酸の併用は行わず，rFⅦa製剤投与後は，間欠的空気圧迫法や弾性ストッキングを着用し，血栓の予防を心がける必要がある[3]．

　rFⅦa製剤は非常に高価な薬剤でもあり，本人や家族に対してインフォームドコンセントを十分に行うことが必須である．

▶ DOACの中和剤

　わが国で使用可能なDOACの中和剤にはダビガトランに対する中和抗体のイダルシズマブと直接作用型第Xa因子阻害剤（アピキサバン，リバーロキサバンまたはエドキサバン）に対する中和剤のアンデキサネット アルファ（遺伝子組換え）がある．イダルシズマブ（プリズバインド®静注液）では，重大な出血が予想される緊急を要する手術または処置の施行時に対しても適応を有しており，DOACの中和剤の登場により，DOAC服用中の患者における周術期の出血管理の選択肢が拡がっている．

（宮田祐一）

5 血小板減少

　血小板数の減少やその機能の異常により出血リスクが増加するため,術前の血小板の評価は重要である.血小板数の減少または機能異常により重篤ないし出血の予測される病態に対して血小板濃厚液(Platelet Concentrate:PC)を投与し,止血または出血を予防する.

　一般に,血小板数が5万/μL以上では,血小板減少による重篤な出血を認めることはなく,血小板輸血は必要とならない.基本的には周術期における血小板数は5万/μL以上を維持することを目標とする.血小板数と出血リスクおよび血小板輸血の必要性について**表1-8**[1]に示す.

外科手術における血小板減少時の評価

　待機的手術予定患者では,術前の血小板数が5万/μL以上であれば,通常は血小板輸血を必要とすることはなく,周術期については血小板数を5万/μL以上に維持することを目標とする[1,2].

　しかしながら,複雑な心臓大血管手術など長時間の人工心肺を使用する場合や,低体温体外循環を用いた手術などでは,血小板減少や機能異常が起こり,止血困難な出血がみられる場合がある.これを呈する場合には,血小板輸血を行い,血小板数を5〜10万/μLに維持する必要がある.しかし,血小板機能異常による出血が持続する場合には,血小板数を10万/μL以上にすることも考慮する[1].頭蓋内手術のように局所での止血が困難な手術では,血小板数は10万/μL以上であることが望ましい.なお,抗血小板薬使用中に生じた非外傷性の急性頭蓋内出血に対しては,血小板輸血は行わない.

表1-8 血小板数と出血のリスクおよび血小板輸血の必要性

血小板数	出血のリスク	血小板輸血の必要性
5〜10万/μL	通常出血リスクはなく無症状	不要
2〜5万/μL	時に出血傾向を認める	止血困難な場合には必要
1〜2万/μL	時に重篤な出血を認める	必要となる場合もある
1万/μL未満	しばしば重篤な出血を認める	必要

(文献1を参考に作成)

病態・疾患に応じた血小板減少時の術前評価

　血小板減少による出血傾向を来す病態では，原因を特定し，可能な限り取り除いてから手術に臨むことが重要である．末期肝硬変などの肝障害や急性白血病や悪性リンパ腫などの造血器腫瘍のような病態の患者に対しては，手術に際して血小板輸血の準備をする場合もある．また，術中の抗凝固が必要な人工心肺を使用する心臓血管術などで使用されるヘパリンなどの薬剤性による血小板減少にも注意したい．ヘパリン起因性血小板減少症（heparin-induced thrombocytopenia：HIT）ではヘパリンにより惹起された免疫応答によって凝固亢進状態となり，血小板の活性化による血小板減少と高率に血栓塞栓症の発症がみられる．そのため，術前に過去のヘパリンの使用歴やHIT既往歴の確認も重要である．

〔宮田祐一〕

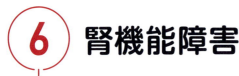

腎機能障害

　わが国では慢性腎臓病（chronic kidney disease：CKD）の患者が約1,330万人（20歳以上の成人の8人に1人）いると考えられ，今後，高齢化に伴いさらに増加することが予想される．CKDを有する患者の大半が糖尿病，高血圧，動脈硬化などの生活習慣病関連の疾患をもち，周術期合併症のリスク，周術期死亡率が高いとの報告がある[1]．またGFR高度低下例では手術に伴う循環血液量の減少や腎血流量の低下によりさらに腎機能が悪化し，維持透析導入の可能性がある．術前に腎機能を評価し腎機能を悪化させる薬剤の中止，腎排泄型の薬剤の投与量，間隔の調節などの介入を行うことが腎機能悪化の防止と周術期合併症の発生予防のために重要である．

腎機能の評価[2]

　腎機能は，血清クレアチニン値，性別，年齢から日本人の推算式JSN（Japanese Society of Nephrology）eGFRを用いて評価する．GFR（mL/min/1.73 m^2）が≧90では正常または高値（G1），60～89では正常または軽度低下（G2），45～59では軽度～中等度低下（G3a），30～44では中等度～高度低下（G3b），15～29では高度低下（G4），＜15保存期では末期腎不全（ESKD）（G5），透析では末期腎不全（ESKD）（G5）となっている．

日本人の推算式JSNeGFR（18歳以上を対象）

$$\text{eGFRcr （mL/min/1.73 m}^2\text{）} = 194 \times \text{Cr}^{-1.094} \text{年齢（歳）}^{-0.287} \text{（女性は} \times 0.739\text{）}$$

手術への影響

　CKD患者は心臓手術後に腎機能の悪化を来す可能性は高く，予後も不良であり，心臓手術患者にとって，CKDは重要な危険因子である[3,4]．非心臓手術においても，周術期合併症の重要な危険因子である[5]．

薬剤への影響

　腎機能の低下は腎排泄型薬剤の副作用発現リスクの増大や薬効を増強する可能性がある．腎機能に応じた減量や投与期間の延長が必要となる．添付文書に記載されている

腎機能評価方法はCcrとGFR，実測と推算，個別化と標準化が混在しているので注意する．

▶ 催眠鎮静薬[6〜8]

- **デクスメデトミジン**：腎機能に応じた投与量の調節なし．重度腎機能障害患者（Ccr：＜30 mL/min）と健康被験者の間で，薬物動態パラメーターの差は認められなかった．しかしながら，重度腎機能障害患者では鎮静作用が強くなる傾向が認められており，頻回の観察，投与量の調節など慎重に投与する必要がある．
- **ヒドロキシジン**：腎機能に応じた投与量の調節なし．中等度または重度の腎障害のある患者で血中濃度半減期が延長したとの報告がある．
- **ミダゾラム**：代謝物に弱い活性があり腎排泄である．Ccr：＜10 mL/min，HD（透析）の患者では50%に減量する．

▶ 吸入・静脈麻酔薬[7]

腎排泄されず腎血流量に変化を来さないため，腎機能障害患者の麻酔に適している．

- **デスフルラン**：生体での安定性が高く，ほとんど代謝されないため，血清無機フッ素の産生はごくわずかで，腎毒性の可能性は少ない．
- **イソフルラン**：腎糸球体濾過量を低下させるが，直接腎機能を悪化させるとの報告はない．また，代謝率が低いため，血清無機フッ素の上昇はわずかで腎毒性の可能性は少ない．
- **セボフルラン**：腎機能に対しては体内代謝産物である血清無機フッ素と，二酸化炭素吸着剤との反応で生じるCompound Aの影響が議論されているが，ヒトにおいて腎障害を起こした報告はない．
- **プロポフォール**：腎機能に応じた投与量の調節なし．プロポフォールは麻酔導入時のボーラス投与量を減量することで血圧低下を避ける．

▶ 麻薬[7]

- **モルヒネ**：腎不全患者および血液透析患者では，代謝物の蓄積によると考えられる遷延性の意識障害または遷延性の呼吸抑制に十分注意し，投与量を減じる．Ccr：60 mL/min以下で75%，Ccr：10 mL/min以下で50%程度が目安となる．
- **フェンタニル**：腎機能に応じた投与量の調節なし．血圧低下作用はゆるやかで，心筋抑制作用はない．このため血行動態が不安定な患者にも使用できる．
- **レミフェンタニル**：腎機能に応じた投与量の調節なし．代謝は血液中・組織内の非特異的エステラーゼにより速やかに行われ，代謝物であるレミフェンタニルの効力は低いため，血中消失速度は速く，半減期は8〜20分と短時間であり，肝・腎の臓器機能障害による薬物動態への影響がない．
- **ケタミン**：腎機能に応じた投与量の調節なし．ケタミンはタンパク結合率が12%と低く肝臓で代謝され，腎臓から排泄されるため腎不全時には蓄積し作用が遷延する．

▶ **筋弛緩薬**[7]

脱分極性筋弛緩薬
- **スキサメトニウム**：尿毒症では禁忌とされているが，腎不全患者においては，尿毒症性ニューロパチーを合併していなければカリウムの上昇は健常人と変わらない．

非脱分極性筋弛緩薬
- **ロクロニウム**：腎不全患者では健康成人と比較してクリアランスが低下し，腎疾患の患者では消失が遅れるため作用が遷延する．筋弛緩モニターの使用が推奨される．

▶ **拮抗薬**[9]
- **スガマデクス**：腎から排泄されるため，重度腎機能障害患者では排泄が遅延するおそれがある．筋弛緩モニター監視下の使用が推奨される．

周術期の急性腎障害

　周術期の急性腎障害（acute kidney injury：AKI）は術後の死亡率など短期間の転帰に与える影響のみならず，透析導入のリスクを高めるなど長期的な転帰への悪影響が示されている．移植手術で最も多く，非心臓手術における周術期AKIの発生率は1％程度であるが[10]，心臓手術後には約20％にも上る[11]．急性腎障害のリスクは多岐にわたり，リスクファクターが多いと術後にAKIを発症する可能性が高くなる．リスクファクターとして65歳以上，緊急手術，ASA-PS Class4以上，開胸，開腹，大血管手術，術前合併症としてうっ血性心不全もしくは虚血性心疾患の存在，revised cardiac risk index（RCRI）2点以上があげられるとの報告がある[12]．その他にも慢性腎臓病，高血圧，末梢血管障害などの併存疾患，輸血，造影剤など術前使用薬剤があげられる．薬剤師の役割は周術期に使用する薬剤による悪影響を軽減または除去し，AKIの発症予防に寄与することである．

▶ **腎毒性のある薬剤の使用は避ける**
- **NSAIDs**：シクロオキシゲナーゼ（COX）の阻害を介してプロスタグランジン（PG）の生合成を阻害し抗炎症作用・鎮痛作用を発揮する．NSAIDsはPGI_2やPGE_2による輸入細動脈拡張作用を阻害するため，血圧低下時に糸球体毛細血管圧の維持に支障を来す可能性がある．腎機能が高度に低下した症例には禁忌である．またアセトアミノフェンとトラマドールの合剤を使用する場合，腎機能低下患者ではトラマドールの半減期，AUCが健常人に比して1.5～2倍となることが報告されており注意が必要である．
- **アンジオテンシン変換酵素阻害薬・アンジオテンシンⅡ受容体拮抗薬**：レニンアンジオテンシン系の活性化を阻害し輸出細動脈の収縮を妨げるため，糸球体毛細血管圧が低下し，大量出血などの際にはGFRが低下する．
- **アミノグリコシド系抗菌薬**[13]：ほとんどが糸球体濾過を受けて体外へと排泄されるが，近位尿細管上皮細胞に発現するメガリンという受容体を介してエンドサイトーシスによって細胞内へ取り込まれる．最終的にはライソゾームに蓄積され，ライソゾーム酵

素漏出へとつながり，細胞の自己消化による尿細管壊死の発現が指摘されている．このため，近位尿細管上皮細胞におけるアミノグリコシド系抗菌薬の消失は遅く，投与終了後に腎障害を発症する症例も存在する．
- **造影剤**[14]：造影剤腎症（CIN）発症のメカニズムの詳細は明らかではないが，2つの機序が想定されている．造影剤投与直後に起こる血管攣縮に伴う腎虚血と造影剤による尿細管の障害である．いずれにしろ発症後の治療はなく，予防が重要である．CINのリスクが高いCKD患者ではCINを予防するため，生理食塩水，重曹輸液などの等張性輸液製剤を造影検査の前後に経静脈的投与をすることが推奨されており，N-アセチルシステイン，アスコルビン酸，ヒト心房性ナトリウム利尿ペプチド（hANP）の投与は推奨されていない．

▶ **予防・治療**[15,16]
- **尿量低下と輸液**：尿量維持と術後の腎機能低下には関係がなく，尿量のみを保つための過剰な輸液負荷は腎障害の要因になることが報告されている．
- **低用量心房性ナトリウム利尿ペプチド**：AKIに対する予防，治療ともに十分なエビデンスが不足しており推奨されない．
- **ループ利尿薬**：AKIに対する予防投与について推奨されない．体液過剰を補正する目的での使用を除き，AKIの治療としてループ利尿薬を投与しないことが示されている．
- **低用量ドーパミン**：AKIの予防および治療目的に対して低用量ドーパミンの有効性は示されておらず，投与しないことが示されている．

（堀川俊二）

7 肝機能障害

肝機能障害患者の術前評価

　急性ウイルス性肝炎患者の周術期における重篤な合併症発生率は12％，開腹手術後の死亡率は10％であり[1]，急性肝機能障害における肝機能の評価は，周術期死亡率を低下させるために重要である．急性肝機能障害の患者では，AST・ALTが正常上限値の3倍以上の場合は肝炎の活動性が高いため，手術適応を慎重に考慮する．緊急手術が必要な場合は，可能な限り検査を行い，肝機能障害の原因やその程度を評価する必要がある．患者の状態に応じて，電解質の補正，輸液，原因薬物の除去および凝固因子の補充などを行う．待機的手術であれば，肝機能検査値が正常化するまで手術を延期することが望ましい．

　症状のない慢性ウイルス性肝炎患者は，術後の肝機能検査値は増悪せず，死亡率への影響も低いため，術前の肝機能評価により非活動性と判断されれば通常の手術管理が可能である．ただし，肝硬変患者は合併症も多臓器にわたり，肺炎などの呼吸器合併症での死亡率も高い．このことから，術前に肝機能の評価を行い，周術期死亡率を低下させるための手術適応や麻酔管理の検討を実施し，合併症の発生や増悪を予防する必要がある．肝硬変患者の予後予測因子としてChild-Pugh分類（**表1-9**）がよく用いられる．元々，肝硬変患者の死亡率は非肝硬変患者と比べると高い．さらに心臓外科手術では，肝硬変患者での周術期死亡率は，Child-Pughスコアが高いほど増加したという報告がある[2,3]．

　手術による侵襲により総肝血流量が減少すると，肝臓の代謝機能などが抑制され，薬物の代謝が遅延することがある．さらに，重症な肝機能障害がある患者では，肝臓でのタンパク合成能が低下し，血中のタンパク質が低下する．その結果，薬物のタンパク結

表1-9　Child-Pugh分類

	1 点	2 点	3 点
肝性脳症	なし	軽度（1～2度）	重度（3～4度）
腹水	なし	軽度	中等度以上
血清ビリルビン (mg/dL)	＜2.0	2.0～3.0	＞3.0
血清アルブミン (g/dL)	＞3.5	3.5～2.8	＜2.8
プロトロンビン時間延長 (％)	＞70	40～70	＜40

Grade：A（5～6点）　B（7～9点）　C（10～15点）

合率が低下し，タンパク非結合型の薬物の血中濃度が上昇することで，その作用が遅延する可能性もある．そのため，全身麻酔薬など術中に使用する薬剤は，肝機能障害による影響を多方面から受ける可能性が考えられる．

　また，肝機能障害患者の麻酔管理において，麻酔薬を投与後に一過性のASTやALTの上昇がみられることがあり，麻酔薬による肝機能障害や麻酔薬の代謝による肝機能への負荷および麻酔薬の肝血流への影響を考慮することが必要となる．また，肝血流の遮断を伴う手術の場合は，さらに肝機能への影響も考慮することが必要であり，手術の術式も肝機能障害への影響を検討する上で重要となる．肝機能障害のある患者に使用する麻酔薬は，ほかの麻酔薬と比べて肝機能への負担が少なく，代謝・排泄が肝機能に依存せず，さらには血液凝固機能障害の影響を受けにくい薬剤が望ましい．

（宮田祐一）

8 急性上気道炎，喘息，COPD治療薬

急性上気道炎

　急性上気道炎（かぜ症候群）は，最も頻度の高い呼吸器感染症である．急性上気道炎は，原因微生物としてはウイルスが80～90％を占め，抗菌薬治療の適応となることは少ない．残りはマイコプラズマ，クラミジア，一般細菌が原因となり，その際は抗菌薬治療の適応となる．急性上気道炎の患者では気管支の反応性が増加している．上気道炎の診断の目安として，小児版かぜスコアを**表1-10**に示す[1]．健常群では通常通りの麻酔が可能．境界群では合併症への対策を検討する．危険群では気管内分泌物の増加，気管支閉塞，気管支けいれん，低酸素血症の高リスクとなるため，手術を延期する．

気管支喘息

▶術前評価

　気管支喘息（以下，喘息）は，臨床的には繰り返し起こる咳，喘鳴，呼吸困難，生理学的には可逆性の気道狭窄と気道過敏性の亢進が特徴的で，気道が過敏なほど喘息症状が著しい傾向がある．長期罹患患者では，気道のリモデリングがみられ，非可逆的な気流制限と持続的な気道過敏性の亢進をもたらし，喘息が難治化する原因になると考えられる．
　成人の喘息治療のガイドラインである「喘息予防・管理ガイドライン」では，喘息の重症度に応じて薬物治療を分類している[2]．喘息の重症度は，喘息症状と呼吸機能（ピー

表1-10　小児版かぜスコア項目（各1点）

①鼻閉，鼻汁，くしゃみ	0～2点：健常群
②咽頭発赤，扁桃腫脹	3～4点：境界群
③咳嗽，喀痰，嗄声	5点以上：危険群
④呼吸音異常	
⑤発熱（乳児38.0，幼児37.5℃以上）	
⑥食思不振，嘔吐，下痢	
⑦胸部X線写真異常	
⑧白血球増多（乳児12,000，幼児10,000/mm³以上）	
⑨かぜの既往（入院前2週間以内）	
⑩生後6ヵ月未満	

（文献1より引用）

クフロー：PEF）から分類される．PEFは肺からの努力性最大呼気流量を表し，PEF値は携帯用の呼吸機能検査器であるピークフローメーターを用いて，肺に吸い込んだ息を一気に吐き出したときの空気の流れのスピードを測定することにより求められる．未治療患者においては，喘息症状と呼吸機能を目安にして治療ステップを選択し，表1-11に示すような治療ステップに適した治療薬の選択を行う．薬物治療の目標は最小限の薬剤で最大限の効果を得ることである．喘息症状の悪化，または現在の薬物療法で十分にコントロールできない場合は治療をステップアップする．その後，喘息症状，PEF値を参考に維持治療を決定する．

　術前の対応としては，病歴，臨床症状，PEF値より喘息の重症度およびコントロール状況をできるだけ正確に把握する．また喘息発症後の非ステロイド性抗炎症薬（NSAIDs）の使用歴の有無は，アスピリン喘息の可能性を考慮する上で重要であり，術後の鎮痛薬

表1-11　喘息の治療ステップ

		治療ステップ1	治療ステップ2	治療ステップ3	治療ステップ4
長期管理薬	基本治療	ICS（低用量）	ICS（低〜中用量）	ICS（中〜高用量）	ICS（高用量）
		上記が使用できない場合，以下のいずれかを用いる	上記で不十分な場合に以下のいずれか1剤を併用	上記に下記のいずれか1剤，あるいは複数を併用	上記に下記の複数を併用
		LTRA テオフィリン徐放製剤 ※症状が稀なら必要なし	LABA （配合剤使用可[5]） LAMA LTRA テオフィリン徐放製剤	LABA （配合剤使用可[5]） LAMA （配合剤使用可[6]） LTRA テオフィリン徐放製剤 抗IL-4Rα抗体[7, 8, 10]	LABA （配合剤使用可） LAMA （配合剤使用可[6]） LTRA テオフィリン徐放製剤 抗IgE抗体[2, 7] 抗IL-5抗体[7, 8] 抗IL-5Rα抗体[7] 抗IL-4Rα抗体[7, 8] 経口ステロイド薬[3, 7] 気管支熱形成術[7, 9]
	追加治療	アレルゲン免疫療法[1] （LTRA以外の抗アレルギー薬）			
発作治療[4]		SABA	SABA[5]	SABA[5]	SABA

ICS：吸入ステロイド薬，LABA：長時間作用性β₂刺激薬，LAMA：長時間作用性抗コリン薬，LTRA：ロイコトリエン受容体拮抗薬，SABA：短時間作用性吸入β₂刺激薬，抗IL-5Rα抗体：抗IL-5受容体α鎖抗体，抗IL-4Rα抗体：抗IL-4受容体α鎖抗体

* 1：ダニアレルギーで特にアレルギー性鼻炎合併例で，安定期%FEV₁≧70の場合にはアレルゲン免疫療法を考慮する．
* 2：通年性吸入アレルゲンに対して陽性かつ血清総IgE値が30〜1,500IU/mLの場合に適用となる．
* 3：経口ステロイド薬は短期間の間欠的投与を原則とする．短期間の間欠投与でもコントロールが得られない場合は必要最小量を維持量として生物学的製剤の使用を考慮する．
* 4：軽度増悪までの対応を示し，それ以上の増悪については「急性増悪（発作）への対応（成人）」の項を参照．
* 5：ブデソニド/ホルモテロール配合剤で長期管理を行っている場合は同剤を増悪治療にも用いることができる（本文参照）．
* 6：ICS/LABA/LAMAの配合剤（トリプル製剤）．
* 7：LABA，LTRAなどをICSに加えてもコントロール不良の場合に用いる．
* 8：成人および12歳以上の小児に適応がある．
* 9：対象は18歳以上の重症喘息患者であり，適応患者の選定の詳細は本文参照．
*10：中等量ICSとの併用は医師によりICSを高用量に増量することが副作用などにより困難であると判断された場合に限る．

（文献2より）

の選択に関わってくるので必ず聴取する．

　手術は，喘息発作のない状態が長期間にわたって維持されている時期に行うべきである．喘息薬物治療が無治療状態の患者，あるいは短時間作用型$β_2$刺激薬の頓用吸入使用しか行っていない患者では，十分なコントロールを得るために，手術までに時間的余裕があるならば，吸入ステロイド薬を開始したほうがよい．症状のコントロールが不十分な場合や，FEV_1あるいはPEF値が予測値の80％未満の場合は，経口ステロイド薬の短期投与（プレドニゾロン換算0.5mg/kg/日，1週間以内）を考慮する．緊急を要する手術の場合は，術前に全身性ステロイド薬を使用し，術中・術後の喘息発作を予防する．手術前6ヵ月以内に全身性ステロイド薬を2週間以上投与した患者（経口ステロイド薬常用を含む）に対しては，副腎不全のリスクを考慮し，術前・術中にステロイド薬の点滴静注（術前にヒドロコルチゾン100mg，術中にヒドロコルチゾン100mg，8時間ごとが投与量のめやす）を行う．

▶術中・術後管理

　揮発性吸入麻酔薬は気管支平滑筋弛緩作用があると考えられているが，デスフルラン，イソフルランは気道刺激性があるため，咳嗽が起こりやすい．喘息患者ではセボフルランが第一選択薬となる．プロポフォールは気管支拡張作用があるため，喘息患者の麻酔導入に使用されるが，気管支攣縮を誘発し得るため，注意を要する．

　術中喘息発作の際は，ネブライザーを用いた$β_2$刺激薬の吸入，ステロイド薬，アミノフィリンの静脈内投与，アドレナリン皮下注射の投与，酸素投与を行う．

　術後も喘息患者は種々の刺激で発作が起こることが多いため，術後の管理は重要である．術後疼痛に対してアスピリン喘息が否定できない場合には，NSAIDsの使用を避ける．またモルヒネはヒスタミン遊離に伴う気管支収縮の可能性があるため，使用を避ける．

二　慢性閉塞性肺疾患

▶術前評価

　慢性閉塞性肺疾患（COPD）は，タバコ煙を主とする有害物質の長期吸入曝露によって生じた肺の炎症性疾患で，慢性気流閉塞を示す．COPD患者の90％は喫煙者である．自覚症状は，労作時呼吸困難や慢性の咳嗽・喀痰である．しかし，これらの症状はCOPDに特異的な症状ではなく，また軽症では無症状な場合がある．また以前から喘息とCOPDの病態を併せもつ患者は認知されていたが，近年，喘息COPDオーバーラップ症候群（asthma-COPD overlap syndrome：ACOS）が提唱され，その患者は増加している．喫煙はCOPDの最大の危険因子である．COPD患者を含め，全ての喫煙者に禁煙指導を行うべきである．

　わが国においては，成人のCOPDのガイドラインである「COPD診断と治療のためのガイドライン」では，COPDの重症度に応じて治療アプローチが示されている[3]．

　COPDにおける薬物療法は，その症状を緩和することで急性増悪の頻度や重症度を軽

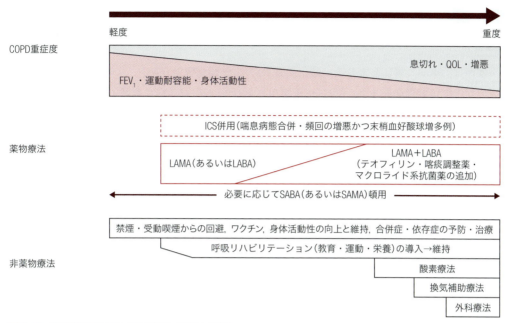

図1-1 安定期COPDの重症度に応じた管理
（日本呼吸器学会：COPD（慢性閉塞性肺疾患）診断と治療のためのガイドライン第6版より転載）

減し，患者のQuality of life（QOL）を改善することである．安定期COPDの治療は，患者の重症度に応じた段階的治療が推奨されている（**図1-1**）．

　COPD患者の肺・気道の炎症や，それに伴う閉塞性障害の進行を直接抑制する有効な薬剤は，未だ開発されていない．そのため，COPDの主要な自覚症状である労作時息切れを改善するための長時間型の気管支拡張薬（抗コリン薬・β_2刺激薬）が，薬物治療の中心となっている．また，インフルエンザワクチンや肺炎球菌ワクチンの接種が望ましい．インフルエンザワクチンは上・下気道の感染を予防し，COPD患者の重篤な病状や死亡を約50％減少させる．さらには，呼吸リハビリテーションや栄養管理などの非薬物療法は，薬物療法と同様にCOPDに対する重要な治療法である．

▶ 術中・術後管理

　COPD患者の術中・術後管理としては急性増悪の出現に注意が必要である．急性増悪時の対応としては，①酸素投与，短時間作用型β_2刺激薬と吸入抗コリン薬の併用，②アミノフィリンの静脈内投与，③ステロイド薬の全身投与，④（細菌感染合併時では）抗菌薬投与があげられる．

　COPD患者では麻酔薬による呼吸抑制が強く現れやすいため，注意が必要である．またCOPD患者では喀痰が粘稠になりやすいため，輸液量を適切な量で投与し，術中は頻回に喀痰を吸引する必要がある．

（宮崎雅之）

mini lecture

■ 喫　煙
喫煙が周術期に与える影響

　喫煙は，タバコ煙に含まれる一酸化炭素（CO），一酸化窒素（NO），ニコチンやタールなどの成分が生体に影響を与える．COはヘモグロビン（Hb）との親和性が酸素の200〜300倍高く，酸素とHbとの結合を阻害し，血液の酸素含有量を低下させる．またCOと結合したHbは，血液中で一酸化炭素ヘモグロビン（COHb）となり，酸素化ヘモグロビン（O_2Hb）からの酸素の解離を妨げて，組織での酸素利用を難しくする．その他，COは筋肉での酸素貯蔵量を減少させ，ミトコンドリアでのエネルギー産生を抑制する．NOは元来血管拡張因子としてはたらき，局所の血管を拡張させる．しかしながら慢性曝露では結合織破壊を促進し，局所での内因性NO産生を抑制する．ニコチンは急性の影響としては交感神経興奮状態を生じ，心筋の酸素消費量が増加する．冠動脈疾患，脳卒中，末梢血管疾患等の循環器疾患において，喫煙が危険因子であることは疫学的に確立している．

　またニコチンは，気道の分泌を増加させ，気管支を収縮させる．その他，タールなどは気管を収縮させ，気道の易刺激性を高めるとともに気道の線毛運動を抑制する[1]．その結果，喫煙は呼吸器系の形態的および機能的変化を来し，種々の症状や疾患を引き起こす．喫煙がリスクを高めることが知られている呼吸器疾患を表1に示す．また喫煙者では術中に喀痰量が多いことが報告されている[2]．

　喫煙者では，禁煙者や非喫煙者に比べ，呼吸器系，循環器系，創関連，感染などの合併症が多く，死亡率が高いことが示されている[3]．

　システマティックレビューでは，喫煙者で術後の合併症発生率が有意に高く，特に創感染，感染症，肺合併症，脳神経合併症，ICU入室は有意に高かったとされている[4]．手術前の慢性気管支炎合併率は，非喫煙者は約5％であるのに対し，喫煙者では約25％だったと報告[5]されている．術中の呼吸器合併症（再挿管，咽頭痙攣，気管支痙攣，誤嚥，低換気，低酸素血症）の発生率は，非喫煙者で3.1％であるのに対し，喫煙者では5.5％であり，特に気管支痙攣の発生率が喫煙者で高いとされている[6]．術後合併症として成人呼吸促迫症候群（ARDS），急性心筋梗塞，心房細動の発生あるいは周術期死亡と喫煙の関連性も示されている．腹部や胸部の手術において喫煙者は，非喫煙者に比べて呼吸器合併症が約2倍になると報告されている[7]．

　また，受動喫煙は能動喫煙と同様に有害であり，30分程度の受動喫煙によっても冠血管の内皮障害を引き起こす可能性が示唆されているため，受動喫煙は能動喫煙と同様に周術期のリスクとなる．

表1　喫煙がリスクを高める呼吸器疾患

- 肺がん
- 慢性閉塞性肺疾患（COPD）
- 気管支喘息
- 自然気胸
- 間質性肺炎
- 睡眠呼吸障害（睡眠時無呼吸症候群など）
- 呼吸器感染症
- 急性好酸球性肺炎
- その他

禁煙が周術期に与える影響

　安全な手術のために禁煙は必須の術前準備の一つである．術前禁煙によりさまざまな周術期合併症の発生頻度が減少する．術前禁煙のみならず禁煙介入を行うだけでも，さまざまな周術期合併症発生頻度が減少する[8]．一般的に術前4週間以上前からの禁煙介入が理想であるが，術前2～4週間ほどの短期禁煙でも合併症は増加しないと報告されている[9]．術前の禁煙期間は長いほどよいが，短い禁煙期間でも合併症発生率は増加せず，術前禁煙はいつから始めてもよい[10]．また術前の禁煙期間を長くするために手術を延期する必要はない．術前禁煙は創治癒改善効果をもたらす．

　しかし，周術期に多くの患者は禁煙するが，一度禁煙したとしても術後に再喫煙する患者が多いことが問題となる．再喫煙の防止，禁煙継続について患者教育を継続的に行うことが重要である．

禁煙補助薬の使用

　喫煙習慣は程度の差はあるが，ニコチン依存が関係しているとされている．喫煙習慣から脱却するためには禁煙補助薬が有効である．禁煙補助薬としてわが国で認可されている薬剤は，ニコチン置換療法（NRT）で用いるニコチンパッチおよびニコチンガムと経口のニコチン受容体パーシャルアゴニストであるバレニクリンがある（**表2**）．NRTはニコチンのみが含まれており，口腔粘膜や皮膚から徐々に体内に吸収されることにより，禁煙に際して生じる離脱症状を軽減し，禁煙を補助する仕組みである．吸収されるニコチンの量も喫煙者が喫煙によって吸収するニコチンより少量であるため，安全に使用できる．NRTは有意に禁煙率を上げることが示されているため，禁煙の薬物療法として使用が推奨されている．

　NRTは心血管イベントの増加が報告されているが，イベントは主に動悸や頻脈など軽症なもので，重篤なイベントの頻度は増加しないと報告されている[11]．ニコチン貼付剤は気管挿管時の心拍数を増加させるため，虚血性心疾患患者では手術当日には除去すべきである．

表2　禁煙補助薬の特徴

一般名	ニコチン	ニコチン	バレニクリン
剤　形	外用剤（ガム）	外用剤（貼付）	経口剤（錠剤）
長　所	短時間で効果が発現 ニコチン摂取量を調節可能 食欲抑制効果	ニコチンを皮膚から吸収 安定した血中濃度 食欲抑制効果	使用法が簡単 ニコチンを含まない 循環器疾患でも使用可能
短　所	噛み方の指導が必要 義歯では使用しづらい	突然の喫煙欲求に対応できない 発汗の多い患者には使用しづらい	突然の喫煙欲求に対応できない 傾眠の副作用あり，自動車運転注意
主な副作用	口腔・咽頭ヒリヒリ感 関節痛，吐き気 胃部不快感	皮膚の発赤，痒み 不眠	嘔気，便秘，頭痛， 異常な夢，不眠
その他	OTC 12週を目安に減量	医療用医薬品・OTC 8週を目安に減量	医療用医薬品 禁煙開始1週間前から内服し，1週間内服

（宮崎雅之）

9 循環器疾患治療薬

周術期の病態と主な合併症

　超高齢社会を迎えた近年，循環器疾患を有する患者が手術を受ける機会が多くなり，術後の心血管合併症が増加している．なかでも急性心筋梗塞・急性心不全・不整脈は非心臓手術において最も死亡率の高い合併症として知られている[1]．

　周術期における循環器疾患治療薬の薬学管理を行ううえで重要なことは，術前のリスク評価と手術に伴う病態の変化（図1-2）について考慮することである．手術に伴う出血や浸出液，術野からの不感蒸泄により循環血液量は減少する．その後，数日の間に起こる体液の再分布に伴い循環血液量が大きく変動し，虚血に伴う急性心筋梗塞や不整脈，体液過剰に伴う急性心不全を発症することがある．また，手術侵襲に伴う交感神経の亢進や炎症性サイトカイン分泌もまた，急性心筋梗塞や不整脈の原因となると考えられている．

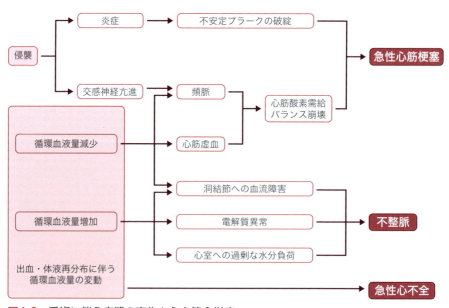

図1-2　手術に伴う病態の変化と心血管合併症

9 循環器疾患治療薬

1 急性心筋梗塞

　周術期の急性心筋梗塞には2つのタイプが考えられている．1つはもともと冠血管に有意狭窄がある患者が，手術侵襲による冠血流量低下と疼痛や出血による心拍数増大に伴う心筋酸素消費量増大により，心筋酸素需給バランスが崩れ心筋虚血に至ると考えられており，β遮断薬によるレートコントロールが有効である．もう1つは，不安定プラークの破綻とその局所における血栓形成により発症すると考えられており，プラーク安定化作用のあるスタチンが有用である[1]．

2 不整脈

　周術期に不整脈が発生する原因として，術中の心筋虚血や出血，輸液不足・過剰投与，電解質異常，酸塩基平衡異常，低酸素，低体温，手術操作による刺激，手術侵襲や虚血に伴う炎症反応の関与が考えられる．不整脈の多くは治療不要であるが，高度房室ブロック，MobitzⅡ型2，3度房室ブロック，有症状の心室性不整脈や徐脈，安静時心拍数100以上の上室性不整脈については，冠動脈疾患や弁膜疾患，心筋症などの原因となる器質的心疾患について術前に評価・治療を検討すべきである．明らかな徐脈症状を認める症例では，先にペースメーカーの植込みを検討する．血行動態が維持できない持続性心室性頻拍や心室細動が生じた場合は，電気的除細動やアミオダロン，ニフェカラント，再発予防にはアミオダロン，ソタロール，β遮断薬の内服が推奨されている．術後心房細動は開心術の術後に特に多く発生する不整脈であり，治療の第一選択薬はβ遮断薬，禁忌の場合はCa拮抗薬（ベラパミル，ジルチアゼム），アミオダロン，ソタロールの順に推奨されている．

　先天性QT延長症候群患者の場合は，麻酔時の交感神経緊張に伴うtorsade de pointesの発現を回避するため，QT時間を延長させる麻酔薬（セボフルランなど）の使用を控え，その作用のない薬物（プロポフォールなど）の使用も検討する[2]．

3 急性心不全

　周術期合併症の一つである急性心不全は，手術侵襲に伴いレニン-アンジオテンシン-アルドステロン系（RAS），抗利尿ホルモン，交感神経などが亢進し，体液貯留を来すことにより引き起こされる．従来より急性心不全は，カテコラミンやフロセミドといった血行動態の改善に重きをおいた治療がなされてきた．しかしながら近年，より臓器保護を考慮した治療が重要視されるようになり，従来の治療にカルペリチドやトルバプタンを併用することによる効果が数多く報告されている[3,4]．これらの薬剤は心臓外科周術期の体液管理においても，術後に亢進しているRAS，抗利尿ホルモンに拮抗し，心保護だけでなく腎保護作用も期待できる，理に適った治療として注目されている[5,6]．低心機能，慢性腎臓病（CKD）患者の場合，体液量の許容範囲が狭く，周術期の体液管理が予後に影響を及ぼすため，中心静脈圧（CVP）や肺動脈楔入圧（PAWP）により前負

表1-12 RCRI score

1	ハイリスク手術 ・胸腔内手術 ・腹腔内手術 ・鼠径部より上の大血管手術
2	虚血性心疾患 ・急性心筋梗塞の既往 ・運動負荷試験陽性 ・虚血による胸痛の存在 ・亜硝酸薬の使用 ・異常Q波
3	心不全の既往
4	脳血管障害の既往（一過性脳虚血，脳梗塞）
5	インスリンが必要な糖尿病
6	腎機能障害（Cr＞2.0 mg/dL）

（文献1，7より引用改変）

表1-13 非心臓手術における心血管合併症の術前評価項目

ステップ1	非心臓手術の緊急度
ステップ2	循環器緊急症のチェック（急性冠症候群，重症不整脈，急性心不全，症候性弁膜症）
ステップ3	手術自体のリスク
ステップ4	周術期心血管イベントリスク予測（RCRIで推測）
ステップ5	運動耐容能評価またはBNP値，NT-pro BNP値の測定

荷をモニタリングしながら輸液量を調節し，静脈血酸素飽和度（SVO_2）と心係数（CI）により心機能，乳酸値により各臓器灌流について評価しながら，場合によってはカテコラミンを併用しつつ適切な血管内volumeを保つ必要がある．

術前の心血管合併症リスク評価

手術は治療であると同時に医原性の侵襲でもある．一般的な外因性・病態的侵襲とは違い，ある程度の予測と制御が可能な侵襲である．手術侵襲によるリスクを最小限にとどめるためには，手術自体のリスクと患者の病態による心血管合併症リスクについて術前に評価し，治療計画を検討することが重要である．周術期心血管合併症リスクについては，患者がもつリスク因子の合計数で評価するReviced Cardiac Risk Index（RCRI）score[7]が広く用いられている（表1-12）．

非心臓手術の周術期管理のガイドラインとしては，米国心臓病学会／米国心臓協会（AHA/ACC）のガイドライン[8]，欧州心臓病学会（ESC）のガイドライン[9]，日本循環器学会の『非心臓手術における合併心疾患の評価と管理に関するガイドライン』[1]がある．日本循環器学会のガイドラインでは表1-13の項目についてフローチャート形式で術前評価の流れが示されている[1]．

周術期における各薬剤の推奨と注意点

1 β遮断薬

- 非心臓手術の24時間以内にβ遮断薬の投与を開始すべきではない
- 非心臓手術の周術期に長期的服用中のβ遮断薬は継続する

　周術期は交感神経活性が亢進し，心筋虚血や不整脈が誘発されやすい状況にある．術中は麻酔深度により制御可能であるが，術後は炎症や脱水，貧血，疼痛，感染，シバリングなどが交感神経刺激の引き金となり得る．β遮断薬は交感神経系を抑制し，心保護作用・心室性不整脈抑制作用を有する薬剤であり，周術期の心血管合併症抑制効果が報告されている[10]．しかしながら，どのような症例に対しても一律の有効性を示すわけではない．米国で約75,000人を対象にβ遮断薬の効果を後ろ向きに検討した大規模臨床試験では，RCRI score 2点以上の心血管合併症高リスク群でのみ有意な死亡率の低下が示され，1点以下の低リスク群では有意差は認められなかった[11]．これらの報告から，ESCガイドラインでは心血管合併症高リスク患者へのβ遮断薬の術前開始について考慮してもよいとされている．一方，低リスク症例についての記述は「低リスク患者へのβ遮断薬の術前開始による心血管合併症リスク低減効果は明確になっていない（AHA/ACC）」，「ルーチンはβ遮断薬の術前開始は推奨しない（ESC）」となっている．

　β遮断薬の急激な中止はリバウンド現象による交感神経の刺激性が高まる危険性があるため，もともとβ遮断薬を長期服用している場合は，周術期も継続することが推奨されている．またPOISE試験[12]において手術の2～4時間前にβ遮断薬を開始した群では，非致死性心筋梗塞が減少したものの，脳梗塞・死亡率が増加したと報告されており，投与開始の際は時間をかけて慎重に漸増すべきである．β遮断薬の開始時期については，手術当日の開始は避け理想的には手術の30日前から，少なくとも2日前までに低用量より開始し，徐脈や血圧低下に注意しながら慎重に用量調節を行うことが推奨されている．一方，日本循環器学会のガイドラインでは，術前24時間以内に投与が開始された研究のメタ解析では，死亡リスク増加が示されたことから，手術の24時間以内にβ遮断薬の投与を開始することは推奨されていない．

　日本循環器学会のガイドラインの周術期のβ遮断薬の投与に関しては，網掛け部分が推奨されている[1]．

2 スタチン

- 血管手術の少なくとも2週間以上（できれば1ヵ月）前にスタチン開始を考慮する
- 非心臓手術の周術期に長期的に内服中のスタチンは継続する

　スタチンは抗炎症作用や血管内皮機能改善作用を通じて不安定プラークを安定化する

効果がある．スタチンの非心臓手術周術期の心血管合併症抑制効果は臨床試験において示されており，もともと服用している患者の周術期服用継続だけでなく，高リスク非心臓手術患者に対する術前の投与開始も推奨されている．その他，術後心房細動の発生にも手術侵襲に伴う炎症や心房内皮機能障害との関連が報告されており，術後心房細動予防の目的においてもスタチンの服用が推奨されている[13]．日本循環器学会のガイドラインの周術期のスタチンの投与に関しては，網掛け部分が推奨されている[1]．

❸ 抗不整脈薬

- 服用継続か否かについては個々に判断が必要

もともと抗不整脈薬を服用している患者が手術を受ける場合，術前より休薬するのか，継続したまま手術に臨むのか，周術期のみ注射薬に切り替えるのかについては，不整脈の種類・重症度と手術の内容によって個々に判断する必要がある．特に心疾患に対する手術を行う場合は，術前後で心機能や病態が大きく変わるため，術前に服用していた抗不整脈薬は不要になることもある．

❹ ジゴキシン

- 服用継続か否かについては個々に判断が必要

非心臓手術の場合は服用を継続する場合が多い．心疾患に対する手術を行う場合は，不整脈薬と同様に個々に判断が必要である．腎排泄薬のため，手術侵襲に伴い腎機能が低下した場合，血中濃度が上昇しジゴキシン中毒に陥ることがあるので注意が必要である．

❺ ACE阻害薬，ARB

- 長期服用中のACE阻害薬，ARBを手術当日は休薬することを考慮してもよい
- HFrEFの維持治療として服用中のACE阻害薬，ARBを術前に中止した際は，術後，なるべく早期に再開する

日本循環器学会のガイドラインでは，ACE阻害薬を内服していると麻酔導入後に昇圧薬が必要な血圧低下イベントリスクが増加するという報告がある一方で，ACE阻害薬を内服中の患者は，当日の朝のみ服用を控えるだけで低血圧リスク，脳卒中などの神経系イベントリスク，心血管イベントリスクは全く内服していない患者と同等であったという大規模な後ろ向き観察研究もあることから，当日の朝は内服を控えることを考慮すると記載されている．ただし，非周術期ではあるが，HFrEFにおいてACE阻害薬の中止により患者の予後が悪化するという報告があることから，HFrEF患者で術前にACE阻害薬を中止した場合は，術後すみやかな内服再開が推奨される．ARBに関するデータは少ないが，ACE阻害薬と共通の薬理学的特性を有することを考慮すると，

ARBをACE阻害薬と同等に扱うことは妥当と考えられるとの記載がある[1]．一方，ESCのガイドラインでは，安定した心不全患者以外では，RAS阻害薬は手術当日中止，安定した心不全患者では継続も考慮することが推奨されている[9]．

6 利尿薬

- 服用継続か否かについては個々に判断が必要

術中の低血圧や術後の脱水，低K血症などが懸念される場合は，術前の中止を検討する[14]．周術期の急性心不全に対しては，フロセミド，カテコラミン，カルペリチドが汎用されており，術後内服が可能になればトルバプタンもよく併用されている．水分出納の変動とともに電解質バランス（特にK，Mg）が崩れると，不整脈が起こりやすくなるため適宜補正していく[1]．

7 降圧薬

- 原則として服用継続が望ましいが，個々に判断が必要

周術期は血圧の変動により脳・心臓・腎臓・血管などの合併症を引き起こす危険性が高いため，術前に血圧コントロールが不良の場合は注意が必要である．待機的手術で術前の血圧が180/110 mmHg以上であれば，手術を延期することのリスクを勘案したうえで血圧コントロールを優先させる．降圧薬は原則として手術当日まで服用させ，術後も速やかに再開する[14]．一方，日本循環器学会のガイドラインではCa拮抗薬は心筋酸素需要・供給のバランスを安定化させるため，理論的には周術期のリスク低減には有効であると考えられるが，非心臓手術の周術期におけるCa拮抗薬の効果は一貫していないとの記載がある[1]．ESCガイドラインでは血管攣縮性狭心症でCa拮抗薬を投与している患者では，手術当日の投与は中止するが，周術期の投与は継続することが推奨されている[9]．術中の血圧上昇に対してはCa拮抗薬（ニカルジピン，ジルチアゼム），ニトログリセリン，ニトロプルシドなどの持続静注により降圧と維持を図る．脱カプセルしたニフェジピンの投与は行わない．術後の疼痛・不安や興奮を取り除くことも，血圧コントロールを行ううえで重要である[14]．

8 SGLT2阻害薬

- 2型糖尿病を合併したSGLT2阻害薬を使用中の心不全患者が，食事摂取制限を伴う手術を受ける場合には，手術3日前から休薬し，術後は食事摂取が可能になってから再開する
- 2型糖尿病を合併しない心不全患者では，術前の終日絶食日にSGLT2阻害薬を休薬し，術後は食事摂取が可能になってから再開する

SGLT2阻害薬（ダパグリフロジンとエンパグリフロジン）は，心血管疾患のハイリスク2型糖尿病患者における心不全予防のみならず，2型糖尿病の合併や左室駆出率を問わず心不全患者における標準的治療薬のひとつとして，その使用機会が増加している．SGLT2阻害薬の糖尿病患者に対する周術期の使用に関しては，ストレスや絶食によりケトアシドーシスが惹起される危険性があるため，手術が予定されている場合には手術3日前から休薬することとなっている．2型糖尿病を合併しない心不全患者では，3日間の中止が心不全治療に与える影響が大きいために術前の終日絶食日のみの休薬とすることが推奨されている．なお，2型糖尿病の合併・非合併にかかわらず，SGLT2阻害薬を服用中の心不全患者が緊急手術を受ける場合には，同薬の休薬についてリスクとベネフィットを十分に勘案して現場での判断を許容する．いずれの場合においても，再開後のケトアシドーシスの症状に留意することと，心不全患者においてSGLT2阻害薬を休薬する場合には，休薬に伴う心不全増悪時も含め，必要に応じて循環器専門医への紹介を考慮することが推奨されている[15]．

　周術期における循環器疾患治療薬の使い方については，エビデンスが不十分で未だ一定の見解が得られていない部分が多く残っており，患者個々に慎重に判断していく必要がある．周術期の薬学管理は，薬学的観点からのみではなく患者を総合的にみたうえでリスクとベネフィットを考える必要があるため，内科医・外科医・麻酔科医・薬剤師がそれぞれの専門的な視点から話し合い，合併症リスクを低減し安全な手術が施行できるよう個々の症例に応じて判断をしていくことが重要であると考える．

（和田恭一）

> **mini lecture**

白内障手術患者の薬剤服用歴 ─α₁遮断薬─

虹彩と瞳孔

「虹彩」は，眼球の色がついている部分（白目に対して薄い黒）をいう．その中心部の一段黒く見えるところは実は穴があいており，これを「瞳孔」という．光が瞳孔を通って眼の中に入るときに，明るさに応じて瞳孔の大きさは変化し（2〜6mm），光の量の調節を行っている．このような縮瞳と散瞳は，虹彩の筋肉（瞳孔を縮める瞳孔括約筋と瞳孔を広げる瞳孔散大筋）が伸び縮みして，カメラの絞りの役割を担っている（図1，2）．

白内障手術（p.238参照）

「超音波水晶体乳化吸引術PEA＋眼内レンズ挿入術IOL」が主流である．白目（強膜）と黒目の境を3mm切開し，水晶体の前の膜（前嚢）を直径5mmの円形に切開する．眼灌流液を水晶体嚢内に灌流させながら，超音波乳化吸引装置で，白内障で濁った水晶体を乳化させ砕いて吸い取る．その後，人工の眼内レンズを挿入する．

α₁遮断薬とIFIS

α₁遮断薬服用患者は，白内障手術において術中虹彩緊張低下症候群（intraoperative floppy iris syndrome：IFIS）が起こる可能性がある．

IFISは，白内障手術時の以下の3徴候を示す．

❶ 眼灌流液の水流による虹彩のうねり．
❷ 水晶体の乳化吸引処理方向への虹彩脱出または誤吸引．
❸ 術前の散瞳薬（フェニレフリンなど）投与にもかかわらず生じる術中の進行性の縮瞳．

手術操作が困難になるため，手術時間の延長や虹彩損傷，虹彩離断などの重篤な合併症の原因となる．2005年Changらにより報告された[1]．

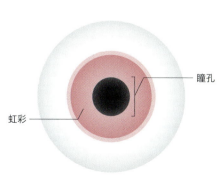

図1　虹彩と瞳孔

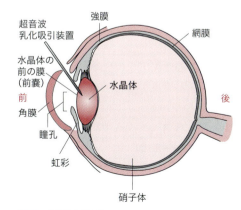

図2　眼球の解剖

α_1遮断薬のIFIS発現リスク（表1）

　α_1アドレナリン受容体（以下，α_1受容体）は，心臓血管系や下部尿路，瞳孔散大筋などに分布し，交感神経性反応に関与していることから，α_1遮断薬には，降圧薬，排尿改善薬，眼圧下降薬などがある．

　IFISの発症は薬理作用によるため，すべてのα_1遮断薬で起こる可能性があるが，特に，α_1受容体サブタイプ（α_{1A}，α_{1B}，α_{1D}）のうちα_{1A}受容体サブタイプに選択性が高い薬剤に生じやすい．これは瞳孔散大筋にα_{1A}およびα_{1L}サブタイプ（α_{1A}受容体サブタイプと同様α_{1a}遺伝子由来）[2]が分布するからである．

薬剤管理指導

　白内障手術時にはIFIS発現の可能性を念頭におき，適切な対策を講じることで，対処が可能である．そのため，術者がα_1遮断薬服用歴を事前に把握することが最も重要である．高齢化社会に伴い前立腺肥大症患者が増加し，α_1遮断薬は，第一選択の薬物療法として汎用されて

表1　α_1遮断薬のIFIS発現リスク

一般名（商品名）	適応 ④①褐高色血細圧胞症腫②による本高態血性圧高症血圧症③腎性高血圧症	適応 前立腺肥大症に伴う排尿障害	適応 神経因性膀胱に伴う排尿困難	適応 緑内障・高眼圧症（点眼薬）	α_1受容体サブタイプ親和性（Ki値*） α_{1A}受容体（前立腺，下部尿路平滑筋に分布）	α_1受容体サブタイプ親和性（Ki値*） α_{1B}受容体（血管平滑筋に分布）	α_1受容体サブタイプ親和性（Ki値*） α_{1D}受容体（前立腺，下部尿路平滑筋に分布）	α_1受容体サブタイプ選択性	IFIS発現リスク
ドキサゾシン（カルデナリン®）	①④							非選択性	低
ブナゾシン（デタントール®）	①②③④			●				非選択性	低
ウラピジル（エブランチル®）	②③④	●	●					非選択性	低
テラゾシン（バソメット®）	②③④	●						非選択性	低
プラゾシン（ミニプレス®）	②③	●						非選択性	低
タムスロシン（ハルナール®D）		●			0.012	0.12	0.03	$\alpha_{1A} = \alpha_{1D} \geq \alpha_{1B}$	高
ナフトピジル（フリバス®）		●			23	7.8	4.4	$\alpha_{1D} \geq \alpha_{1A} = \alpha_{1B}$	高
シロドシン（ユリーフ®）		●			0.039	6.5	2.2	α_{1A}	高

＊Ki値：結合解離係数．小さいほどその受容体への親和性が高い．

いる．またエブランチル®は女性の神経因性膀胱に使用され，その他のα₁遮断薬も女性の尿路閉塞性排尿障害に適応外として処方されることがある．また高血圧症に対するα₁遮断薬やα₁遮断薬点眼剤によるIFISの報告もあることに注意する．α₁遮断薬の長期使用により，瞳孔散大筋の組織学的変化による不可逆的な変性が起こり，服用中止後も薬剤の影響が継続する可能性があるため，過去の服用歴の確認も必要となる．手術前に休薬しても手術への影響がなくなるわけではない．IFISは，虹彩が眼灌流液の水流にさらされるため発症するもので，日常生活において自覚症状を感じることはないことを患者に説明する．

α₁遮断薬服用歴のため，IFISが懸念される超音波白内障手術の対処法

IFISの特徴は虹彩が脆弱なことであり，散瞳が不十分のため，術野の確保が困難となる．以下のような対処法が報告されている．

❶ 眼粘弾剤ヒアルロン酸ナトリウム製剤（ヒーロンV®，ビスコート®，オペガン® など）を十分に前房に注入し，脆弱な虹彩を安定化させる．
❷ 虹彩リトラクター（虹彩を把持し，瞳孔径を確保し，虹彩の誤吸引を防ぐ機器）の使用．
❸ 吸引圧と吸引流量を低設定にし，慎重な核処理，皮質吸引を行う．
❹ 水流が虹彩に直接当たらないように配慮して虹彩の「うねり」を少なくする．
❺ 散瞳薬フェニレフリンの前房内注入（適応外）．

（柴田ゆうか）

10 糖尿病治療薬

　近年，糖尿病患者の増加や耐糖能異常の患者の増加に伴い，周術期血糖管理の重要性はますます増大している．糖尿病患者では手術部位感染，低血糖，高血糖，脱水などの周術期合併症を起こしやすく，安全に手術が行えるよう血糖コントロールが必要となる．

　現在，国内で使用できる経口血糖降下薬（経口薬）は9種類に大別され，さらにインスリンを加えた薬物療法[1]は多岐にわたる．各薬剤の特徴を知った上で，手術の侵襲の大きさ，絶食の期間，治療法，血糖コントロールなどを把握し薬の調節を行う必要がある．

術前の血糖管理

① 術前の血糖管理のポイント

- 術前のコントロールの目標は尿ケトン陰性，空腹時血糖値100〜140 mg/dL，もしくは食後血糖160〜200 mg/dL，尿糖は1＋以下，または1日の糖質摂取量の10％以下の尿糖排泄量，尿ケトン陰性である[2]．術前コントロールが必要であれば，インスリン導入を含め1週間程度前に入院し，血糖コントロールを行うことが望ましい．
- 術前の良好な血糖コントロールのために患者指導を行い，コンプライアンスを高める必要がある．また高齢者糖尿病患者の場合，医療連携による保険薬局の薬剤師の介入が有用な症例もある．
- 手術延期の目安としては尿ケトン陽性，空腹時血糖値 200 mg/dL以上，食後血糖値 300 mg/dL以上のいずれかであり[2]，糖尿病性昏睡に陥る可能性が否定できない場合である．現場ではHbA1cを重視することがあるが，HbA1cは過去1〜2ヵ月間の平均血糖の指標であり，現在の血糖値を示すものではない．手術前の血糖値を手術可否の判断に用いる．

② 経口血糖降下薬の術前の対応[2]

　原則として経口血糖降下薬は中止し，インスリン注射を用いる．ただし，侵襲の小さい手術や日帰り手術等の場合，経口血糖降下薬は当日のみの中止で対応は可能である．

【インスリン分泌非促進系】

▶ αグルコシダーゼ阻害薬
- **中止**：手術当日．
- **再開**：通常の食事量が摂れてから．
- **備考**：重症感染症，手術前後，重篤な外傷のある患者において使用禁忌である．消化管術後は中止のままとする．開腹手術歴のある症例では腸閉塞の誘引に注意を要する．

▶ SGLT2阻害薬
- **中止**：手術3日前．
- **再開**：通常の食事量が摂れてから．
- **備考**：重症感染症，手術前後，重篤な外傷のある患者において使用禁忌である．浸透圧利尿を来しやすく高浸透圧高血糖症候群を起こす危険が高い．尿路感染を起こしやすい．血中・尿中ケトン体陽性になりやすいため，ケトアシドーシスを発症させる危険が増える[3]．
2型糖尿病を合併しない心不全患者については循環器疾患治療薬の項(p.37)を参照．

▶ チアゾリジン薬
- **中止**：手術当日．
- **再開**：通常の食事量が摂れてから．
- **備考**：重症感染症，手術前後，重篤な外傷のある患者において使用禁忌である．尿細管でNaと水の再吸収を促進するため体液貯留をまねきやすい．

▶ ビグアナイド薬
- **中止**：手術2日前[2]．
- **再開**：通常の食事量が摂れてから．
- **備考**：外科手術（飲食物の摂取が制限されない小手術を除く）前後の患者には禁忌である．手術中に乳酸アシドーシスを起こす危険がある．腎機能低下のある患者では，ヨード造影剤検査の前あるいは造影時にメトホルミンを中止して48時間後にeGFRを再評価して再開する．
ビグアナイド薬による乳酸アシドーシスは頻度は低いが致死率が高いので注意が必要である[4]．

【インスリン分泌促進系（血糖依存性）】

▶ イメグリミン
- **中止**：手術2日前．
- **再開**：通常の食事量が摂れてから．
- **備考**：重症感染症，手術前後，重篤な外傷のある患者において使用禁忌である．ビグアナイド系薬剤と作用機序の一部が共通している可能性があることから同様の中止時期とした．

▶ DPP-4阻害薬
- **中止**：手術当日．
- **再開**：通常の食事量が摂れてから．
- **備考**：重症感染症，手術前後，重篤な外傷のある患者において使用禁忌である．血糖依存性の血糖降下作用を有し，DPP-4阻害薬単独使用による低血糖は少ない．持続性製剤は早めの中止を検討する．

▶ GLP1-受容体作動薬
注射薬の術前の対応（後述）を参照．

【インスリン分泌促進系（血糖非依存性）】
▶ スルホニル尿素（SU）薬
- **中止**：手術2～3日前（中止後も効果が数日間継続することがある）．
- **再開**：通常の食事量が摂れてから．
- **備考**：重症感染症，手術前後，重篤な外傷のある患者において使用禁忌である．

▶ 速効型インスリン分泌促進薬（グリニド薬）
- **中止**：手術当日．
- **再開**：通常の食事量が摂れてから．
- **備考**：重症感染症，手術前後，重篤な外傷のある患者において使用禁忌である．SU薬と比べ，血中濃度の上昇が速やかで，かつ作用時間が短いためSU薬より低血糖が少ない．

❸ 注射薬（GLP-1受容体作動薬・インスリン）の術前の対応

▶ GLP-1受容体作動薬
- **中止**：手術当日．
- **再開**：通常の食事量が摂れてから．
- **備考**：重症感染症，手術などの緊急の患者においては使用禁忌である．腹部手術のある患者では腸閉塞を起こすおそれがあるため慎重投与である．消化管術後は中止を検討する．持続性製剤は早めの中止を検討する．

▶ インスリン
- BOT（Basal Supported Oral Therapy），混合型製剤の2～3回打ちを行っている場合も，可能な限り強化インスリン療法へ切り替えるのが望ましい．術前の絶食時からは，1日4回の血糖測定とスライディングスケールによる速効型インスリンの投与で管理を行う．
- 術中に持効型溶解インスリンの影響が及ばないように投与を中止する．ただし，侵襲の小さい手術や日帰り手術などの場合，術前に通常の1/2用量の持効型溶解インスリンを投与し，血糖値をモニターしながら速効型（超速効型）インスリン投与を行う場合もある．
- インスリンポンプはX線，CTスキャン，MRIに通してはならない．その他，手術時

に使用する電気メスなどにポンプ本体が影響を受ける可能性があるので外しておく．また，カニューレが手術野にかかる場合は外しておく．

術中の血糖管理

- 目標血糖値を140～180mg/dLとする[5, 6, 7]．特に低血糖や糖尿病性ケトアシドーシスに注意する必要があり，1時間ごとに血液ガスや血糖値測定キットで血糖管理を行う．
- 術中輸液はブドウ糖を含む輸液とし，ブドウ糖投与速度は0.1～0.3g/kg/hrとする．術中の糖の投与は脂肪代謝やタンパク異化の抑制に有用である[2, 8]．
- インスリンの投与はシリンジポンプなどを用いて，1単位/mLの速効型インスリンを50mL準備し（生理食塩液あるいは5％ブドウ糖液 49.5mL＋速効型インスリン0.5mL）時間あたり0.5～1単位で持続静注投与する．
- ブドウ糖とインスリンが投与されることにより血清カリウムが低下するので注意する．

術後の血糖管理

- 低血糖を避け，目標血糖値を140～180mg/dLとする．180mg/dL以上が持続する場合はインスリン療法を開始する[5, 6, 7]．
- 簡易型の自己測定機器では貧血，低酸素血症，酸素吸入，浮腫により不正確になるため注意が必要である．精度の高い検査機器での血糖測定が望ましい．
- 術後は皮下からの吸収が不安定となるため血糖コントロールはインスリンの静脈投与が効果的である．
- 術後に高カロリー輸液を行う場合，著しい高血糖を来し，高浸透圧高血糖症候群を引き起こすことがあるので注意が必要である．
- ブドウ糖入りの輸液に，ブドウ糖5～10gあたり1単位の速効型インスリンを混注して投与する場合も多いが，輸液バッグやルートへ吸着するため血糖変動に注意しながら投与量を調節する．
- 手術によるストレスは3日～1週間で治まりインスリン投与量が減少するため，低血糖に対する注意が必要である．
- 食事量が安定している患者に，血糖値に応じてインスリン量を決定するスライディングスケールを漫然と使用しない．固定打ちに変更する．

術後に特別な対応が必要な病態

1 膵切除[9]

- 膵がんの治療として膵切除が行われる．もともとの膵臓の機能や，切除の部位によっ

て異なるが，インスリン分泌低下による耐糖能悪化が起こる可能性が高く，膵全摘では全例糖尿病を発症する．
- インスリン分泌の残存度にもよるが，通常強化インスリン療法が用いられる．
- グルカゴンの分泌低下により低血糖になりやすく，低血糖からの回復が遷延しやすいので注意が必要である．
- インスリン自己注射の指導，低血糖への対応など患者支援が重要となる．
- DPP-4阻害薬やGLP-1受容体作動薬等のインクレチン関連薬では急性膵炎や腸閉塞の副作用に注意が必要である．

❷ 胃切除[10]

- ダンピング症候群は胃切除手術後に発生する急速な食物の排泄に伴う諸症状である．胃切除により胃内容物の排泄調節機構の低下や消失が起こり，食物が急速に胃から小腸に排泄されることで引き起こされるとされている．食事と時間の関係から食後10〜30分後に起こる早期ダンピングと食後2〜3時間後に起こる晩期ダンピングに分類される．
- 晩期ダンピング症候群は食物の小腸への急速な流入により引き起こされる急峻高血糖と，高血糖によりインスリンの過剰分泌による低血糖症状のことである．
- 胃切除後の血糖管理は，急峻高血糖をできるだけ抑え，反応性低血糖を予防することが重要になる．αグルコシダーゼ阻害薬は，食後早期の高血糖抑制と晩期ダンピング症候群における反応性低血糖の予防に有効であることが報告されている．しかしながら腹部膨満感などの主訴の増大に繋がることがあり，腸管癒着のある患者では注意が必要である．

（堀川俊二）

MEMO

　　持続血糖モニタリング（continuous glucose monitoring：CGM）が糖尿病の治療機器として急速に普及しつつある．CGMはグルコースセンサーを皮下組織に留置し，組織間質液中のグルコース濃度を測定するものである．リアルタイム持続グルコース測定（リアルタイムCGM），間歇スキャン式持続グルコース測定（intermittently scanned CGM：isCGM），通称フラッシュグルコースモニタリング（flash glucose monitoring）といった方法がある．いずれの機器も磁気の影響を受ける可能性があり，X線，CT，MRIの放射検査前には取り外しが必要である[11]．

甲状腺機能異常治療薬

　甲状腺は頸部前面で気管の前方輪状軟骨と胸骨上切痕の間に位置する内分泌器官である．甲状腺機能亢進症および甲状腺機能低下症の周術期におけるチェックすべきモニタリング項目について解説する．

　甲状腺内ではチロシンを前駆体として甲状腺ホルモンが分泌される．甲状腺ホルモンはトリヨードサイロニン（T_3），サイロキシン（T_4）があり，その働きは酸素消費量を促進する各種臓器の機能，特に心機能が亢進して基礎代謝を高め体温上昇に関与する．この新陳代謝を高めるホルモンを作る甲状腺機能に障害が起こり，機能が活発になる疾患を甲状腺機能亢進症，その反対に低下してしまう状態が甲状腺機能低下症であり，これらを併せて甲状腺機能異常症と総称される．

甲状腺機能亢進症における周術期管理の留意点

　甲状腺機能亢進症の代表的疾患として，バセドウ病や甲状腺炎，プランマー病などがある．

　甲状腺機能亢進症を有する手術は，甲状腺機能が正常コントロールされている状態であれば，周術期を通して重篤な事態に陥ることはまれである．しかし，機能異常を見過ごし外科的侵襲を加えた場合，甲状腺機能亢進症が重篤化した状態である甲状腺クリーゼなどを起こし，短期間に致命的な病態になりかねない．

▶甲状腺機能異常治療薬の主な概要
- **治療薬**：チアマゾール，プロピルチオウラシル，ヨウ化カリウム
- **使い分け**：チアマゾール，プロピルチオウラシルは，いずれも腸管からの吸収が速やかで，投与後1時間で最高血中濃度に達するが，両剤ともすでに蓄えられている甲状腺ホルモンの分泌に対する抑制効果はないため，効果発現には2〜4週間を要する．

　チアマゾールは顆粒球減少症などの重篤な副作用が相対的に少ないなどの理由から，第一選択薬として用いられる場合が多い．ただし，本剤は催奇形性が報告[1]されており，妊娠中や妊娠を希望する女性ではプロピルチオウラシルが推奨されている（**表1-14**）[2,3]．一方，ヨウ化カリウムは抗甲状腺薬を使用することができない場合や，バセドウ病クリーゼ治療に限定され使われる．
- **検査項目**：T_3上昇，T_4上昇（いずれか片方または両方），TSH低下，抗TSH受容体抗体陽性

表1-14 抗甲状腺薬の使い分け

	チアマゾール (MMI)	プロピルチオウラシル (PTU)
薬効	甲状腺ホルモンの合成抑制作用	
効果発現	早い	緩い
投与回数	1〜4回/日	1〜4回/日
半減期 (hr)	6.4	1.36±0.41
消失	24時間	不明
胎児への移行性	高い	低い
妊娠初期希望の場合	回避	推奨

（文献2, 3より作成）

表1-15 問診および理学所見チェック項目

問診チェック項目	甲状腺腫大*, 血管雑音, 頻脈*, 手指振戦*, 筋低下*, 発汗過多*, 体重減少*, 精神症状, 眼球突出* など
理学所見チェック項目	血中ALP高値 (ほかの胆道系酵素が正常な場合は甲状腺機能異常症を疑う)

＊：モニタリングしやすい.

- **自覚症状**：食事摂取量に無関係な体重減少, 頻脈, 発汗, 手指振戦, 甲状腺腫大, 眼球突出または特有の眼症状（小児では学力低下, 落ち着きのなさなど）

▶術前管理

問診および理学所見で甲状腺機能異常の確認を行う（**表1-15**）[4,5]．これらを背景に, 心房細動や心不全の徴候, 貧血, 血小板減少などを併せて臨床所見をモニタリングする必要がある．ただし, 高齢者は胃腸障害や精神神経症状, 循環器症状が表出しやすく, 典型的な症状を呈しないこともある.

甲状腺機能の正常化には6〜8週間程度の時間を要する．可及的速やかに甲状腺機能を正常化させて手術を施行するケースは, 抗甲状腺ホルモン薬に加えて, β遮断薬, 無機ヨード剤, デキサメタゾン（またはプレドニゾロン）の投与を検討する（**表1-16**）．ただし, 急速に甲状腺機能を正常化させることで術後にクリーゼ様症状を認める場合がある.

抗甲状腺薬の投与によりT$_3$, T$_4$が下降傾向にある場合, 悪心・血圧下降および徐脈を呈する脳貧血様発作を発現した症例も報告されている．T$_3$, T$_4$の推移が安定している時期であれば, 処置時の循環動態の変動が少ないことが示唆されている[6]．一方で, 術前に甲状腺機能が正常であっても, インターフェロン製剤やペムブロリズマブなど抗悪性腫瘍薬の投与により機能異常を来すことがあるため, 術前に甲状腺機能検査が欠かせない（**表1-17**）[7].

▶術中管理

甲状腺機能が十分にコントロールされている症例は特別な管理は不要であるが, 機能亢進症例では甲状腺クリーゼを発症することがある.

表1-16　甲状腺機能異常患者の術前管理

	甲状腺機能亢進症	甲状腺機能低下症
待機手術	・抗甲状腺薬：MMI錠 軽症時15mg/day 中等症以上30mg/day またはPTU錠 軽症時150mg/day 中等症以上300mg/day（分3）[*1] ・β遮断薬：プロプラノロール錠 30～60mg/day（分3）[*2] ・無機ヨード剤：ルゴール液 20～30滴/day またはヨウ化カリウム丸 1～2錠/day ・副腎皮質ホルモン薬：DEX 4～8mg/day（またはPSL 30～60mg/day）	・レボチロキシン（経口）： 開始量 25～50μg/day 維持量 100～150μg/day
緊急手術	・抗甲状腺薬：MMI注60～90mg ・β遮断薬：プロプラノロール注 1～2mg ・無機ヨード剤：ルゴール液 30滴/day（経管投与） またはヨウ化ナトリウム 1～2g（経静脈） ・副腎皮質ホルモン薬：ヒドロコルチゾン注 100～300mg	・レボチロキシン（注射）： 開始量 25～50μg/day 維持量 100～150μg/day

MMI：チアマゾール，PTU：プロピルチオウラシル，PSL：プレドニゾロン，DEX：デキサメタゾン
[*1]：軽症：治療開始前のfreeT$_4$が5ng/dL以下．
[*2]：10～90mg/日まで調整可能．

（文献4，5，8，9より作成）

表1-17　甲状腺機能に関する検査基準値

	略語	基準範囲
遊離トリヨードサイロニン	free T$_3$	2.3～4.3pg/mL
遊離サイロキシン	free T$_4$	0.9～1.7ng/dL
甲状腺刺激ホルモン	TSH	0.5～5.0μIU/mL

（文献7より作成）

▶術後管理

　術前より甲状腺機能が正常化している症例では，問題となる術後反応はほとんどみられない．ただし，薬剤併用により急速に甲状腺機能を正常化させた場合，クリーゼ様症状を認める場合がある．この際，抗甲状腺薬，無機ヨード剤およびステロイド薬の経静脈投与に加え，対症療法として鎮静薬や解熱消炎薬の投与により，軽度な反応であれば数日内に治まることが多い（**表1-18**）[5, 10]．

甲状腺機能低下症における周術期管理の留意点

　甲状腺機能低下症は，自己免疫機序による濾胞上細胞に障害を来す慢性甲状腺炎（橋本病）などによる原発性や，TSH分泌不全による下垂体性，その他バセドウ病の治療に伴う医原性も多い．全身倦怠感，食欲不振，体重減少，消化器症状，皮膚の色素沈着，脱毛，精神症状など，副腎不全と類似する症状を示すため鑑別が重要である．
　甲状腺機能亢進症と同様に，手術を行う際に甲状腺機能が正常な状態であれば，周術期を通して重篤な事態に陥ることは少ない．しかし，機能低下を見逃がして外科的侵襲

表1-18 甲状腺機能急性増悪時の症状と治療

	バセドウ病による甲状腺クリーゼ	粘液水腫性昏睡
原因	甲状腺機能亢進症の急性増悪	甲状腺機能低下症の急性増悪
症状	甲状腺中毒症の存在，中枢神経症状（不穏，せん妄，昏睡など），発熱（38℃以上），頻脈（130回/分以上），心不全（心房細動，不整脈など），消化器症状（嘔吐，下痢）など	低体温（35℃以下），意識障害，全身浮腫，微弱な脈（心電図で低電位），浅くて遅い呼吸，胸部レントゲン写真で心拡大，UCGで心嚢液貯留など
治療	・MMI錠60mg/dayまたはMMI注30mg/dayまたはPTU錠600mg/day ・ヒドロコルチゾン注100mg×3/dayまたはDEX注8mg/day（$T_4 \to T_3$への変換抑制のため） ・ヨウ化カリウム200mg/day内服または内服用ルゴール液で同等量 ・全身クーリング，アセトアミノフェン投与1,500mg/dayより開始 　上記4項目で奏功しなければ血漿交換，人工透析 ※頻脈に対してランジオロール，エスモロール（静注用），もしくはビソプロロールなどのβ遮断薬を投与	・毛布などで保温 ・初期：5〜10%ブドウ糖を含有したハーフ生食 　低Na血症：等張食塩水 ・レボチロキシン（注射）50〜400μg/day 　2日目以降50〜100μg/day ・ヒドロコルチゾン注200〜400mg/day ・一般的なショック対策（ナルコーシスを認めれば人工呼吸器管理）

MMI：チアマゾール，PTU：プロピルチオウラシル，PSL：プレドニゾロン，DEX：デキサメタゾン　　　（文献5，8，10より作成）

を加えた場合，粘液水腫性昏睡*を発症する可能性があるため，注意を要する．

*粘液水腫性昏睡：甲状腺機能低下症が基礎にあり，重度で長期にわたる甲状腺ホルモンの欠乏に由来する．また，何らかの誘因（薬剤・感染など）により惹起された低体温・呼吸不全・循環不全などが中枢神経系の機能障害を来す病態を示す．

▶ 甲状腺機能異常治療薬の主な概要

- **治療薬**：チラーヂン®S（レボチロキシン：T_4製剤），チロナミン®（リオチロニン：T_3製剤），乾燥甲状腺末
- **使い分け**：通常は効果発現が緩徐であり，作用が持続するT_4製剤のレボチロキシンを用いる．T_3製剤のリオチロニンは作用発現が早いが，半減期はレボチロキシンと比較して短い（リオチロニン：レボチロキシン，約1日：約7日）．また，乾燥甲状腺末はT_3/T_4混合製剤であり，製剤ロット間で比率が変動するため血中濃度の調整困難から使用されることは少ない．
- **検査項目**：T_3低下，T_4低下，TSH上昇
- **自覚症状**：悪寒，脈拍低下，むくみ，筋力低下，心嚢液・胸水貯留，無気力，下痢など

▶ 術前管理

甲状腺機能低下症には甲状腺ホルモン薬の補充を行い，血中ホルモン濃度を正常化させる必要がある．効果発現はT_3製剤が早いが，急激な甲状腺ホルモン濃度上昇により不整脈や心筋梗塞を招くおそれがあり，T_4製剤の使用が推奨される．

長期にわたり甲状腺機能低下状態にあった症例では，甲状腺ホルモンに対する感受性が高く，特に高齢者では心悸亢進や狭心症を発症することが懸念され，1/3量程度から開始し，2〜3週間程度かけて漸増する．ただし，術前に甲状腺機能が正常であっても，スニチニブなど抗悪性腫瘍薬の投与により機能異常を来すことがあるため術前の検査は

欠かせない．

▶ 術中管理

甲状腺機能低下症例では粘液水腫性昏睡を発症することがあるため注意が必要である．未治療の甲状腺機能低下症ではカテコラミンへの反応が低下する傾向から循環不全をきたし，代謝率低下により低体温になりやすい．

▶ 術後管理

術前処置により甲状腺機能が正常化している症例では問題となる術後反応はほとんど認めない．ただし，代謝の低下により麻酔薬の作用は延長しやすいため，覚醒延長に注意する．

memo

甲状腺自体に異常がないにもかかわらず血中甲状腺ホルモン値が異常値を示すことがある．総称して非甲状腺疾患(non-thyroidal illness：NTI)とよばれる状態であり，飢餓・絶食，拒食症やタンパク漏出症などの低栄養状態をはじめ，熱傷や大手術後，敗血症，急性心筋梗塞，急性肝炎などの急性疾患，そして糖尿病，慢性肝炎，肝硬変，腎不全，精神疾患などのような慢性疾患が含まれる．その他にも各種薬剤(ステロイド薬，β遮断薬，胆嚢造影剤，抗不整脈薬，抗けいれん薬，多量の利尿薬など)の投与によっても惹起されることが報告[11]されている．

（髙瀬久光）

12 副腎機能異常治療薬

副腎は両側腎の上方に存在する内分泌器官である．

本項目では，主に副腎皮質機能異常，副腎髄質機能異常および副腎皮質機能不全について解説する．

副腎皮質および副腎髄質機能異常

副腎皮質は束状層より糖質コルチコイド（コルチゾール），球状層より鉱質コルチコイド（アルドステロン），網状層より性ホルモン（アンドロゲン）が分泌され，副腎髄質からカテコラミンが生成・分泌される．これらの過剰分泌により異常を来すが，その要因の一つに腫瘍形成がある．

副腎皮質および副腎髄質機能異常で副腎腫瘍摘出を行った場合には，術後数ヵ月～数年間は視床下部−下垂体−副腎系の機能が回復しないためヒドロコルチゾンの補充を行う．両側副腎摘出術を行った患者については生涯にわたり補充継続が欠かせない．状況により，フルドロコルチゾンなどのミネラルコルチコイドの補充も考慮するべき点である．

1 副腎皮質機能異常

▶ クッシング症候群

コルチゾールの過剰分泌により，高血圧，低カリウム血症，高血糖，ムーンフェイス，骨粗鬆症，多毛症などが発生する．通常，原因は副腎でのコルチコステロイドの過剰産生を引き起こす下垂体の腫瘍のほか，副腎内での副腎腺腫の発生などがあげられる．

治療法は，原因が副腎，下垂体，あるいはそれ以外の部位によって決定し，下垂体腫瘍の切除や破壊には手術や放射線療法が必要となる．

- **術前管理**

  手術などの治療を待つ間，コルチゾール低下に有効なメチラポン 500 mg/回 1日3回（最大 6 g）や殺虫剤の o, p'-DDD の誘導体であるミトタンなどの副腎皮質ホルモン合成阻害薬などを投与する[1]．

- **術後管理**

  術後の副腎機能低下症の場合には，術直前より術後数日間は高用量ステロイド薬を経静脈投与し，その後，経口投与にスイッチングし術後7日間程度でヒドロコルチゾン 30 mg/day まで減量，以降，外来にて約半年から1年かけて減量を中止する[2]．急速な

減量は副腎不全を生じる可能性があるため注意を要する．

▶ 原発性アルドステロン症

アルドステロンの過剰分泌により高血圧，低カリウム血症などが発現する．カリウム欠乏の程度にもよるが，易疲労感，筋力低下がみられることもある．本態性高血圧と比較しアンジオテンシンⅡが有意に上昇しており，心臓の左室肥大，アルブミン尿症，脳卒中のリスクが上昇することが特徴である．片側性のアルドステロン産生腫瘍では，腹腔鏡下副腎摘出術が一般的であり，術後に速やかに血清カリウムは回復し，血圧は緩徐な低下傾向にある．

- **術前管理**

術前ではアルドステロン拮抗薬およびほかの降圧薬にて高血圧と低カリウム血症を治療する．アルドステロン拮抗薬投与は術後の急激な循環動態の変動，電解質異常，腎機能低下を予防する効果が期待できる．アルドステロン拮抗薬のうちエプレレノンは，同効薬のスピロノラクトンと比較して女性化乳房などの副作用はきわめて少ない．その他，Ca拮抗薬ではアルドステロン分泌を抑制することが報告されている[3]．

腫瘍からの急激なホルモン分泌は高血圧発作のリスクにもなるので，体位変換はゆっくり行う．また，腫瘍摘出時にステロイドホルモンが低下するので補充も考慮する．

- **術後管理**

腫瘍摘出により血中アルドステロン濃度は速やかに低下し，それに伴い循環血流量も低下する．十分な輸液を行い，必要な塩分を摂取させる．術後のステロイド薬補充は不要であるが，コルチゾール自律分泌能を有するケースがあるため注意する．高血圧の残存例に対しては必要量の降圧薬を再開する[4]．

❷ 副腎髄質機能異常

▶ 褐色細胞腫

褐色細胞腫は交感神経系や副交感神経系のカテコラミン産生腫瘍である．動悸，頭痛，発汗過多，高血圧が特徴的であり，致死的な高血圧クリーゼを引き起こす可能性もある．外科手術による切除が治療の第一選択である．

術前の血圧管理と循環血漿量補正および術中のクリーゼ防止のため，ドキサゾシンなどの$α_1$遮断薬を投与する[1,3]．

- **術前管理**

高血圧クリーゼを含む心血管障害，肺水腫のコントロールが重要である．術前10〜14日頃から血圧コントロールを行い，160/90mmHg未満を目標に，$α_1$遮断作用をもつラベタロールやCa拮抗薬を併用して血圧管理を行うが，β受容体作用により血圧が上昇することもあるためラベタロールは単独で用いない．また，本疾患は起立性低血圧が発生しやすくなることから，立位で80/45mmHg未満まで血圧を下げるのは避けたい．

- **術後管理**

術後24時間はICU管理とすることが望ましい．輸液投与により循環動態を保ち，低

血圧，低血糖の管理を重点的に行う．

副腎皮質機能低下症

　副腎機能異常のうち，副腎皮質機能低下症（副腎不全）は前項の甲状腺機能異常症（p.47）とも類似した点が多く，鑑別が重要となる．類似する症状として全身倦怠感，食欲不振，体重減少，消化器症状，皮膚の色素沈着，脱毛，精神症状などがある．

　副腎不全の際は，特に糖質コルチコイド（ステロイド薬）の補充療法が原則となり，活動性やストレス・侵襲性に応じ必要量が変化する．また，副腎不全患者以外であっても，アレルギー疾患や自己免疫疾患など副腎皮質ステロイド薬が処方されるケースは少なくない．

　内服薬や吸入薬の長期連用では，視床下部－下垂体－副腎皮質系（hypothalamic-pituitary-adrenal：HPA axis）が抑制されることが知られている[5]．このような副腎皮質の機能低下状態に，手術などのストレスにさらされることで副腎不全患者は相対的な欠乏，その他の長期投与患者ではステロイド投与中止に伴い，副腎機能不全を生じる可能性が懸念される．副腎不全患者をはじめ，ステロイドの長期間投与*では，手術侵襲の程度に応じてステロイド補充療法（ステロイドカバー）が行われることが多く，特にプレドニゾロン換算で過去1年間に20mg/day相当以上を3週間以上投与されている患者はHPA axis抑制リスクが高く，副腎機能低下状態として対応し，ステロイドカバーを考慮する．

＊長期投与の目安[6]：①現在1週間以上ステロイド継続，②過去1年以内に3週間以上ステロイド投与とされている．

（髙瀬久光）

mini lecture

注射薬配合変化試験における基本的な知識とピットフォール

　配合変化試験は，注射薬を直接混合し配合変化の有無を確認する試験方法であり，有用性が非常に高い．さまざまな方法で評価される配合変化試験の基本とピットフォールを紹介する．

配合変化試験

・配合方法
　配合変化試験の配合方法は評価の目的に応じ，大きく3つに分類される．

①Y字（Y-site）配合変化試験：点滴ルート内での配合変化を評価する試験方法では，Y字管を想定した試験と医療機器を用いた試験が存在する．前者の試験では配合比率は，1：1用量比が一般的であるが，1：9，9：1用量比での試験も存在する[1]．また，実臨床と同様にシリンジポンプや輸液ポンプを用いて輸液ルート内で配合する後者の試験では，臨床に即した濃度および投与速度で評価される[2]．

②点滴ボトル（admixture）内配合変化試験：生理食塩液などの点滴ボトル内に複数薬剤を配合する方法である．製薬会社が実施している配合変化試験の多くがこれに該当する．

③シリンジ（syringe）内配合変化試験：注射剤のシリンジ内での配合を想定した試験方法であり，調製時やシリンジポンプ内での配合を想定した試験方法である．そのため，原液配合など臨床濃度を超えた濃度で試験される場合も少なくない．

・評価方法
　配合変化試験の評価方法は，国内で一般的な化学的配合変化試験（stability）と外観変化を中心とした物理的配合変化試験（physical compatibility）に区別される．化学的配合変化試験は一般的に高速液体クロマトグラフィー（high performance liquid chromatography：HPLC）法により残存率を測定し評価される．一方，物理的配合変化試験は，目視もしくは顕微鏡による外観変化，チンダル現象，もしくは散乱光測定法に基づいた濁度値（nephelometric turbidity unit：NTU）の変動などにより評価される．濁度値での評価では，配合前と比較し0.5 NTU以上の増加で配合変化ありと定義される[3,4]．

　日本医科大学多摩永山病院では院内配合変化試験環境の認可を受けており，チンダル現象を含めた外観変化および濁度による評価を実施している．周術期領域では，新規麻酔薬であるレミマゾラムと麻薬鎮痛薬，鎮静薬および筋弛緩薬との配合変化試験を実施している[3]（**表1**）．

・配合変化の基準
　配合変化の定義として，配合後24時間以内に物理的な外観変化を認める，もしくは配合した1種類以上の成分が10％以上分解することとされている．実臨床では，24時間以内に配合変化が生じる場合であっても，配合変化が生じる時間以内に投与できれば配合可能と判断されている[5]．例えば，点滴投与ルート内の配合可否は，配合3～4時間時点での配合変化の有無にて評価することが可能である[1,3]．

表1 レミマゾラムと鎮痛薬，鎮静薬および筋弛緩薬との物理的配合変化試験

		主薬	配合対象薬①	配合対象薬②	試験結果
2剤	薬剤名 試験濃度 製薬会社	レミマゾラム 5 mg/mL[a] ムンディファーマ	フェンタニル 0.05 mg/mL テルモ		配合4時間まで外観変化・濁度およびpH変動なし
	薬剤名 試験濃度 製薬会社	レミマゾラム 5 mg/mL[a] ムンディファーマ	レミフェンタニル 0.1 mg/mL[a] 第一三共		配合4時間まで外観変化・濁度およびpH変動なし
	薬剤名 試験濃度 製薬会社	レミマゾラム 5 mg/mL[a] ムンディファーマ	ロクロニウム 10 mg/mL 丸石製薬		配合4時間まで外観変化・濁度およびpH変動なし
	薬剤名 試験濃度 製薬会社	レミマゾラム 5 mg/mL[a] ムンディファーマ	ミダゾラム 5 mg/mL サンド		配合4時間まで外観変化・濁度およびpH変動なし
	薬剤名 試験濃度 製薬会社	レミマゾラム 5 mg/mL[a] ムンディファーマ	デクスメデトミジン 4 μg/mL[a] サンド		配合4時間まで外観変化・濁度およびpH変動なし
3剤	薬剤名 試験濃度 製薬会社	レミマゾラム 5 mg/mL[a] ムンディファーマ	フェンタニル 0.05 mg/mL テルモ	ロクロニウム 10 mg/mL 丸石製薬	配合4時間まで外観変化・濁度およびpH変動なし
	薬剤名 試験濃度 製薬会社	レミマゾラム 5 mg/mL[a] ムンディファーマ	レミフェンタニル 0.1 mg/mL[a] 第一三共	ロクロニウム 10 mg/mL 丸石製薬	配合4時間まで外観変化・濁度およびpH変動なし

[a] 生理食塩液で希釈し調製した
配合変化試験は，対象薬剤を等用量比で配合し実施した．配合前と比較し，チンダル現象も含めた外観変化の有無，濁度値0.5 NTU以上の増加，および配合直後と比較しpHが10％以上の変動を認めた場合を配合変化と定義した．

配合変化試験結果の解釈で注意すべきこと

　オキシコドン（オキファスト®）とメトクロプラミド（プリンペラン®）およびハロペリドール（セレネース®）の配合変化試験[6]を例に注意すべき点を述べる．

- **残存率**

　残存率は，配合直後（0時間）を基準に算出されることが一般的である．配合直後より含有量が低下する組合せが存在するが，配合直後を基準とした残存率は常に100％である[6]（**表2a**）．残存率のほかに含有量で評価された表示含量（％）が代替として評価されているが，表示含量（％）を検討している試験は少ない．そのため，残存率の低下を認めない場合でも含有量が低下している可能性を理解しておくことが重要である．

　製薬会社が実施している配合変化試験は，残存率は通常自社製品のみで評価されており，他剤配合の安定性は評価されない．オキファスト®注とセレネース®注の配合変化試験では，配合48時後にオキファスト®注の残存率99.3％と変動を認めないが，白色結晶を認めている[6]（**表2b**）．これは，残存率が評価されていないセレネース®注，もしくは両薬剤に含有する添加物などにより配合変化が生じたと考える．

- **配合変化が生じた時間**

　配合変化が生じた時間帯は，投与方法を検討するうえで有用な情報源である．オキファスト®

表2 オキシコドンとの配合変化試験

a

配合剤				配合方法	試験期間	試験項目	保存期間			
販売名（会社名）	試験実施年月	配合量					0時間	6時間	24時間	48時間
プリンペラン®注射液10mg（アステラス）2mL【含量低下】	2011年3〜9月	1管		Ⅱ	48時間	性状	無色澄明	無色澄明	無色澄明	無色澄明
						pH	4.92	4.90	4.84	4.76
						残存率(%)	100	97.4	100.5	99.7
						表示含量(%)注1	77.2	75.2	77.6	77.0

Ⅱ法：配合薬剤1管の全量を大塚生食注100mLに溶解したものに，オキファスト®注10mg（液量1mL）1管を混合した．

残存率（%）：0時間（配合直後）を100%として算出
注1：表示含量に対する割合（%）は0時間（配合直後）の含量が90%以下に低下した場合のみ示す．

> 残存率100%であるが，表示含量（%）では77.2%と低下を認めている

b

配合剤				配合方法	試験期間	試験項目	保存期間			
販売名（会社名）	試験実施年月	配合量					0時間	6時間	24時間	48時間
セレネース®注5mg（大日本住友）1mL【性状変化】	2014年5〜6月	5管		Ⅺ	48時間	性状	無色澄明	無色澄明	無色澄明	無色澄明白色結晶析出
						pH	3.84	—	—	3.94
						残存率(%)	100	100	101	99.3

Ⅺ法：セレネース®注5mg（液量1mL）5管（液量計5mL）にオキファスト®注50mg（液量5mL）1管を混合した．

> 結晶析出しているが，残存率の変化を認めない
> 結晶析出は48時間時ではなく，24〜48時間のどこかで結晶が出現している

注とセレネース®注の配合変化試験では，48時間に白色結晶が生じている[6]（**表2 b**）．配合変化は，48時間時点で生じたのではなく，配合24〜48時間内で結晶が生じたと解釈する必要があると考える．

（近藤匡慶／髙瀬久光）

13 膠原病患者の管理

　リウマチ（RA）や全身性エリテマトーデス（SLE）などの膠原病は自己免疫疾患の一種で，全身の複数の臓器に炎症が起こり，臓器機能障害をもたらす一連の疾患群の総称である．本疾患における薬物治療の重要性は高く，ステロイド薬や免疫抑制薬を長期に使用していることが多いため，予定手術の際にはこれらの薬剤の使用状況を把握することが重要である．

　膠原病患者は，健常人と比較し術後の合併症のリスクが高いとされており，その理由として，広範かつ多彩な血管炎に伴う多臓器機能障害，貧血，血小板減少，白血球減少などの造血機能障害，ステロイド薬の長期投与による易感染性，創傷治癒の遷延などが挙げられている．

メトトレキサート

　整形外科予定手術において，メトトレキサート（以下，MTX）12.5 mg/週以下の場合は周術期投与継続が可能であり，術後感染症，術後創傷治癒遅延には影響しないとしているが，術後感染症の合併には注意する[1]．12.5〜16 mg/週使用中の患者においては個々の合併症を慎重に考慮し，投与の継続・一時中断・再開を判断する．また，整形外科予定手術以外の手術の場合は低用量でも個々の症例に応じて投与の継続・中断・再開を慎重に判断する．

生物学的製剤

▶ TNF阻害薬

　生物学的製剤の使用に関しては，術後の創部感染が増えることが報告されているので手術前後は中止したほうがよい．全身麻酔による外科手術はTNF阻害薬の最終投与より2〜4週（インフリキシマブでは半減期が長いため4週間）以降に行うことが望ましい．手術後は創がほぼ完全に治癒し，感染の合併症がないことを確認できれば再投与が可能である．

　TNF阻害薬を投与されている患者で感染リスクが高い場合は発熱や呼吸困難などの症状出現に注意するほか，胸部画像所見の推移や血中リンパ球数，β-D-グルカン，KL-6などの検査値の推移にも留意する．

▶ T細胞活性化阻害薬―アバタセプト―

手術後の創傷治癒，感染防御への影響に関しては経験が少なく確定はしていないが，創傷治癒が遅延したり，感染リスクが上昇したりする可能性がある．したがって本剤投与中に手術を施行する場合はアバタセプトの半減期(約10日)を考慮して，最終投与より一定間隔を空けて行うことが望ましい[2]．

▶ IL-6阻害薬―トシリズマブ―

生物学的製剤の継続は手術部位感染(surgical site infection：SSI)，創傷治癒遅延などの合併症のリスクを上げる可能性がある．トシリズマブが血中に残っている間に手術が施行されると，術後CRP上昇が認められない，さらにWBC上昇も正常範囲にとどまることが指摘されている．本剤投与中に手術を施行する場合にはCRPや白血球に依存せず，局所症状に注意してSSIの早期発見に努めるとともに，手術後に創傷治癒が遅延する可能性に留意する[3]．

▶ JAK阻害薬―バリシチニブ―

本剤投与中の周術期リスク，また，手術後の創傷治癒に関するエビデンスは十分でない．現段階では，周術期には本剤の休薬を含む慎重な対応を行い，局所症状に注意してSSIの早期発見に努める[4]．

副腎皮質ステロイド

ステロイド薬を一定量長期間服用中の患者は，視床下部－下垂体－副腎皮質系HPA axis (hypothalamic－pituitary－adrenal axis)が抑制されるため，副腎皮質機能が低下する．手術や感染などのストレスに対し循環不全を中心とした重篤な急性腎不全を発症するリスクがあり，予防として周術期にステロイド薬の補充(ステロイドカバー)を検討する[5]．

一方，ステロイド薬長期服用患者に対しては維持量を継続するのみでステロイドカバーを必要としないとの報告[6]もあり，対象患者や投与量や期間などについては議論の余地がある．

ヒドロキシクロロキン

RA患者を対象とした調査において，ヒドロキシクロロキンはNSAIDs，ステロイド薬，MTXまたは金製剤と比較して，創部の治癒または術後感染のリスクが増加しなかったとの報告に加え，本剤の半減期は約40〜50日間と長く，一般に低レベルに分類される毒性プロファイルのため，周術期における休薬の必要性は低いと報告されている[7]．

（千崎康司／山田清文）

14 神経疾患治療薬

　神経疾患は，てんかんや頭痛などの発作性神経疾患，アルツハイマー病やパーキンソン病などの神経変性疾患，脳卒中などの脳血管障害，多発性硬化症，重症筋無力症などの免疫介在性神経疾患など，多岐にわたる．本項では，上記よりてんかん，パーキンソン病，重症筋無力症患者における周術期の薬学管理について概説する．

重症筋無力症患者

　外科治療は重症筋無力症（severe muscle gravis：MG）急性増悪の要因の一つとして挙げられるため，術後早期に呼吸症状が悪化する可能性があることに留意する．術後クリーゼを生じるリスクファクターについては，MGの症状が術前に増悪傾向にあること，球症状の合併，血中抗AChR抗体価高値，クリーゼの既往，年齢（50歳以上），肺活量（vital capacity）が2.0L以下などが指摘されている[1]．これらのリスクのある場合は，術後に呼吸症状の悪化に伴う人工呼吸器の使用を想定する．

　抗コリンエステラーゼ薬であるピリドスチグミンの半減期は，60mg単回投与では約200分である．ムスカリン作用による副作用（嘔吐，流涎，徐脈，房室ブロックなど）が，全身麻酔時の障害となることを避けるために，術前休薬を検討する．術当日の朝から抗コリンエステラーゼ薬を休薬することが多いが，ステロイド薬併用例では継続投与が可能とする報告[2]もある．術後の抗コリンエステラーゼ薬の再開時は，MG症状，活動性に加えて，休薬による感受性の変化を考慮して投薬量を設定する必要がある．通常，ピリドスチグミンとして60mg/dayまたは術前投与量の半量から始め，症状をみながら，あるいはエドロホニウムテストで確認しながら増量することが勧められる．過剰投与により，コリン作動性クリーゼが生じることがあるので注意を要する[3]．

　その他のMG治療薬としてはステロイド薬や免疫抑制薬が使用されていることも多い．ステロイド薬の使用量や使用期間により副作用の程度や頻度は異なるが，一般に，易感染性，創傷治癒の遅延，耐糖能異常，精神症状，血栓形成などのリスクがあることに留意する．シクロスポリンは腎機能障害，高血圧，タクロリムスは耐糖能異常による高血糖を来すおそれに注意し，検査値のモニタリングを行う．

　MG患者への投与が禁忌となっている薬剤は多数あるため薬剤の使用には注意が必要である．また術後管理薬としては，禁忌ではないもののアミノグリコシド系抗菌薬およびポリペプチド系抗菌薬，NSAIDs（ジクロフェナクなど）は症状を悪化させると報告[3]

があるため使用は慎重に判断する．鎮痛薬としてNSAIDsの投与は慎重に行い，できればアセトアミノフェンかペンタゾシンを用いることを推奨する報告[3]がある．麻酔管理に加えて周術期の疼痛症状の緩和には硬膜外麻酔が有用である．

MG患者では，アセチルコリン受容体が減少しており，非脱分極性筋弛緩薬に対する感受性が亢進していると考えられている．しかし最近，MG患者におけるロクロニウムのED_{95}は0.10mg/kg未満から約0.60mg/kgまでと非常に幅が広く，一様にロクロニウムに対する感受性が亢進しているとは限らないとの報告もある．いずれにしろ，筋弛緩モニター下に必要に応じて適切に投与する[4]．

２ パーキンソン病

一般的に麻酔薬の多くは，パーキンソン病の症状に影響を与えるものが多いため注意が必要である（**表1-19**）[5]．周術期の内服薬は休薬せず通常の量を使用するが，術後早期の内服再開が困難な場合は点滴あるいは経鼻胃管によるL-ドパの補充を行う．

L-ドパは半減期が4時間と短いため，中断によりドパミン補充療法が不十分になるとパーキンソニズムの悪化，悪性症候群を惹起する可能性がある．「パーキンソン病診療ガイドライン2018」によれば，外科手術や全身状態の悪化に伴い絶食しなくてはならないときにどう治療するかとのCQに対し，「経口摂取困難な際には，L-ドパ/DCI（末梢性ドパ脱炭酸酵素阻害薬）配合剤100mgにつきL-ドパ50〜100mg程度を静脈内に1〜2時間かけて点滴投与する」と記載されている．内服薬をL-ドパ静脈内投与に切り替えた際の正確な換算用量・換算式に関する明確な報告はないことから，一つの方法として

表1-19 パーキンソン病患者と麻酔関連薬剤

吸入麻酔薬	セボフルラン	L-ドパ，ドパミンアゴニスト使用患者で血圧低下
	イソフルラン	L-ドパ，ドパミンアゴニスト使用患者で血圧低下
	ハタロン	不整脈の可能性
	亜酸化窒素	筋固縮の可能性
静脈麻酔薬	プロポフォール	振戦の消失，ジスキネジア誘発，定位脳手術では避ける
	チオペンタール	おそらく安全
	ミダゾラム	使用可能，せん妄の発生に注意
	ドロペリドール	錐体外路症状増悪
	ケタミン	筋固縮の可能性
オピオイド	フェンタニル	筋固縮の可能性
	モルヒネ	筋固縮の可能性，少量でジスキネジア減少，増量で無動症増悪
	ペチジン	セレギリン使用患者で興奮，筋固縮，異常発汗，高熱
筋弛緩薬	スキサメトニウム	高カリウム血症の可能性
	非脱分極性筋弛緩薬	おそらく安全

表1-20 ドパミンアゴニスト間での用量比

ドパミンアゴニスト(mg/日)	用量			
ロピニロール	2	4	6	8〜9
プラミペキソール	0.5	1	1.5	2
ブロモクリプチン	5	10	15	20
カベルゴリン	0.8	1.5	2〜2.5	3
ペルゴリド	0.5	1	1.5(適応外)	2(適応外)
ロチゴチン	4.5	9	13.5	18

理解しておくとよい(**表1-20**)[6]．内服薬のL-ドパ単剤とL-ドパ/DCI配合剤の効力比は1：5であることから，単剤の500 mgは，配合剤の100 mgに相当する．

ドパミン受容体作動薬については，経鼻胃管または，ロチゴチン貼付剤へ用量換算したうえで切り替えをする．イストラデフィリン，ゾニサミドの半減期は約54時間，約100時間と長いことから周術期の一時的な中断も検討できる．モノアミン酸化酵素B(MAO-B)阻害薬であるセレギリンは，エフェドリンやペチジン投与により異常高血圧や高熱を起こすことが知られており，以前は3週間前からの中止が推奨されていた．しかしMAO-B阻害薬を中止することによるリスク(抑うつ，自殺)が上昇することから，現在は本剤との相互作用のない麻酔薬，オピオイドの使用を選択することが推奨されている．

手術によりドパミン系治療の不十分あるいは中断により，parkinsonism-hyperpyrexia syndrome(PHS)，あるいはdyskinesia-hyperpyrexia syndrome(DHS)が出現することがある．発熱，高CK血症などの症状を呈し，前者は筋硬直，後者はジスキネジアも出現するため注意が必要である．ドパミン治療を継続中であっても脱水，感染症に伴い誘発されるため，術後の管理が重要である．パーキンソン病患者の外科手術では，非パーキンソン病患者のそれと比較して，入院期間の延長，術後合併症のリスクが高くなるとされ，尿路感染症，誤嚥性肺炎，低血圧，術後せん妄の発生頻度が高いとする報告[7]がある．これらへの術後合併症を念頭に置いた対応が必要となる．術後は廃用症候群を防ぐため早期の離床とリハビリテーションの開始が望ましいが，パーキンソン病の重症度を判断するHoehn & Yahr分類においてstage 3以上の場合は姿勢反射障害を伴うため，入院中の転倒リスクが高くなることにも留意する．

せん妄に対しては，記憶欠損，失見当識，幻視，睡眠障害の変化の有無を確認する．せん妄の原因除去が優先されるが，過活動性のせん妄に対しては血糖変化に注意しながら低用量の抗精神病薬の使用も検討する．

てんかん

抗てんかん薬の多くは肝臓で代謝される薬剤が多く，またてんかん薬同士でもシトクロムP450の活性を誘導または阻害し，作用が減弱するため相互作用を把握することは複雑となる場合が多い（**表1-21**）．抗てんかん薬は，通常，手術直前まで服用を継続することから，術中使用される筋弛緩薬の効果に影響を与える可能性があることに留意する．抗てんかん薬のうちカルバマゼピン，フェニトインは，非脱分極性筋弛緩薬の一つ

表1-21 主な抗てんかん薬の相互作用

併用抗てんかん薬	血中濃度の変動															
	VPA	PHT	PB	CBZ	ZNS	CLB	ESM	GBP	TPM	LGT	LEV	STP	RFN	LCM	PMP	OXC	VGB
バルプロ酸(VPA)			↑	↑	↓	↓	↑		↓	↑↑	—		↑				
フェニトイン(PHT)	↓↓			↓	↓↓	↓↓ *2	↓		↓↓	↓↓	↓	↓↓	↓	↓	↓↓	↓	
フェノバルビタール(PB)	↓↓				↓↓	↓↓ *2	↓		↓↓	↓↓	↓	↓↓			↓	↓	
カルバマゼピン(CBZ)	↓↓				↓↓	↓↓ *2	↓		↓↓	↓↓	↓	↓↓	↓	↓	↓↓	↓	
ゾニサミド(ZNS)				↑ *1													
クロバザム(CLB)												↑					
エトスクシミド(ESM)										↓							
ガバペンチン(GBP)																	
トピラマート(TPM)	↓	↑															
ラモトリギン(LTG)	↓									↓							
レベチラセタム(LEV)																	
スチリペントール(STP)	↑	↑↑	↑↑	↑↑	↑	↑↑ *3			↑								
ルフィナミド(RFN)		↑	↑	↓						↓							
ラコサミド(LCM)																↓	
ペランパネル(PMP)	↓			↓		↓				↓							
オクスカルバゼピン(OXC)	↓	↑	↑	↓					↓	↓	↓		↓		↓↓		
ビガバトリン(VGB)		↓											↓				

↑↑または↓↓：血中濃度が大きく上昇／減少する．
↑または↓：血中濃度の上昇／減少の可能性あり．
＊1：エポキシ体の血中濃度，＊2：クロバザムの濃度低下，N-デスメチルクロバザムの濃度上昇，
＊3：クロバザム，N-デスメチルクロバザムの濃度上昇

（文献11より引用）

であるロクロニウムの作用を減弱する可能性が報告[8, 9]されており，筋弛緩モニターの使用による厳重な管理も検討する．筋弛緩薬以外にも，循環作動薬のアミオダロン，ベラパミル，ジルチアゼムなどは抗てんかん薬との間に相互作用があり血中濃度の変動を引き起こすため，事前に服用している抗けいれん薬と，術中使用予定のある薬剤の相互作用について確認することが必要である．なお静脈麻酔薬のうちケタミンはけいれん誘発作用を有するため，けいれん発作の既往歴のある患者への使用は禁忌となっている．

　てんかん患者は，通常，薬剤によるけいれんのコントロールしたうえで手術に臨む．そのため原則，抗てんかん薬の服用は手術当日まで継続し，術後はなるべく早期に術前の投与量で内服薬を再開する．投薬中断が複数回に及ぶ場合は，非経口薬への一時的な代替も考慮する．フェノバルビタール，フェニトイン，レベチラセタムは注射薬が存在する．

　フェニトインは，一般的な治療域10～20μg/mLであり，血中濃度＞30μg/mLで運動失調が現れるとされる．血中濃度の上昇に伴う臨床症状としては，眼振，発作の機能活動，不随意運動の誘発，運動失調，知的能力の低下などがあり，さらに血中濃度が上昇すると意識障害，血圧低下，呼吸障害を生じる[10]．治療域と中毒域が近接していること，非線形性の薬物動態を示すこと，タンパク結合率が高いこと，相互作用が多いことから，使用するときはTDMを適切に行い，きめ細かなアプローチが必要な薬剤となる(**表1-21**)[11]．

　フェニトインの経口から静注への一時的な代替療法としては，プロドラッグであるホスフェニトインの使用率が高い．ホスフェニトインの投与量は，経口フェニトインの1日投与量の1.5倍量を，1日1回または分割にて静脈内投与する．投与回数は，内服時と同じ用法とするが，維持投与は初回投与から12～24時間あけて行う．一方，レベチラセタムの内服から注射薬への一時的な切り替えの際は，経口投与と同じ1日用量および投与回数にて点滴静注をする．ただし，本剤は主に腎から排泄されるため，腎機能に応じた投与量の減量が必要であることに留意する．

（千崎康司／山田清文）

15 抗精神病薬

　精神疾患に代表される統合失調症，うつ病，双極性障害は，治療薬の単剤化が進んでいる一方で，患者個々の症状，これまでの治療反応性によっては，抗精神病薬，抗うつ薬，気分安定薬が併用される．本項ではこれらの薬剤について概説する．

　多くの場合，上記薬剤は手術直前（手術前日の夜）まで服用するとともに，術後，経口可能になってから再開しても問題は少ない．ただし，周術期に使用する麻酔薬などとの相互作用を考慮して周術期管理を行う．消化器系の開腹術など，術後早期に内服が困難な場合には，投薬継続が可能な形態へ剤形を変更することも考慮する．注射薬を使用する場合は，術前に服用していた薬剤とその服用量をもとに，力価換算表から代替となる注射薬の必要投与量を設定する．

抗精神病薬

　ハロペリドール，クロルプロマジンに代表される定型抗精神病薬は，強いドパミンD_2受容体遮断作用を有するため幻覚・妄想・思考障害などの陽性症状に有効であり，古くから使用されてきた．しかし錐体外路症状が出現しやすいこと，感情の平板化，意欲の減退，思考低下などの陰性症状には効果が弱いなどの課題があった．その後，これらの課題を改善した非定型抗精神病薬が開発され，治療の主体となっている．非定型抗精神病薬に分類される薬剤は，受容体プロファイルによって異なる（**表1-22**）[1]．

　$α_1$受容体は心臓血管系や下部尿路に広く分布し，アドレナリンが$α_1$受容体に結合すると血圧上昇作用を示す．一方，$β_2$受容体に結合すると末梢の血管が拡張され血圧降下作用を示す．通常の場合$α_1$受容体へ優位に作用することから，アドレナリン投与により血圧は上昇するが，$α_1$受容体の阻害作用を有する抗精神病薬を服用した状況下では，$β_2$受容体への作用が優位となり低血圧が起こる（エピネフリン反転）．そのため$α_1$受容体遮断作用を有する抗精神病薬を服用中の患者に対してアドレナリンの使用は禁忌である．この場合は代替薬として選択的$α_1$刺激薬であるフェニレフリンや$β_2$受容体への親和性が低いノルアドレナリンの使用を検討する．

　ただし，日本アレルギー学会より提出された「アドレナリンと$α$遮断作用のある抗精神病薬の併用禁忌に関する添付文書改訂の要望書」を受け，厚生労働省は2018年3月15日に，アナフィラキシーの救急治療時においてはアドレナリン製剤と$α$遮断作用を有する抗精神病薬の併用禁止を解除した．エピペン®注射液，ボスミン®注，アドレナリ

表1-22 抗精神病薬の in vivo 受容体結合親和性（Ki値，nM）

受容体	ブレクスピプラゾール	アリピプラゾール	オランザピン	クエチアピン	リスペリドン	パリペリドン	ブロナンセリン	ハロペリドール
D₂	0.3	0.34	11	180	2.2	6.6	0.142	1.4
D₃	1.1	0.8	16	940	9.6	7.5	0.494	2.5
5-HT₁A	0.12	1.7	>1,000	230	210	1,030	804	3,600
5-HT₂A	0.47	3.4	2.5	220	0.29	0.83	0.812	120
5-HT₂C	34	15	28.6	1,400	10	19	26.4	4,700
5-HT₇	3.7	39	104	1,800	3	6.8	183	1,100
α₁	3.8	57	19	15	1.4	11	26.7	4.7
H1	19	61	7	8.7	19	34	765	440
M1	>1,000	>1,000	1.9	100	2,800	>10,000	100	1,600

（文献1より転載）

ン注0.1％シリンジ「テルモ」®，およびα遮断作用を有する抗精神病薬の添付文書が改訂されている．

　抗精神病薬のうちムスカリン受容体への親和性が高い薬剤として，クロルプロマジンやオランザピンが挙げられる．特にこれらの薬剤を使用している場合，術中のアトロピン使用は抗コリン作用を増強するため使用を避け，徐脈に対してはエフェドリンまたはイソプレナリンの使用を検討する．

　ドパミンD₂受容体機能が低下している場合，悪性症候群による体温上昇，意識障害，筋硬直，発汗などが生じる場合がある．一般的に抗精神病薬の急激な増量や中断，脱水，ストレスなどがリスク因子とされている．非定型抗精神病薬はそのリスクが低いとされるが，術中・術後に注意するとともに，重症時には筋強剛に対する治療薬としてダントロレンを必要量準備しておく必要がある．

　クエチアピンやオランザピンは，糖尿病性ケトアシドーシスによる死亡例が報告されていることから，両薬剤は糖尿病患者に対する使用は禁忌，クロザピンは原則禁忌とされていることは周知である．しかし，リスペリドン，アリピプラゾールなどの非定型抗精神病薬についても血糖の上昇や低下など変動を来す可能性があることから，添付文書上でも注意喚起がされている．周術期に関して抗精神病薬の使用時には経時的な血糖値，血液pHの測定が必要である．

　抗精神病薬を服用している患者で，QT延長，T波の平低化や逆転などの心電図異常が報告されている．QT延長から重症心室頻拍が起こる可能性があり，突然の心停止に注意が必要である．QTcに対する抗精神病薬の影響について**表1-23**に示す．ただしQTcの測定に関しては誤差も多いこと，統合失調症自体がQT延長に関連する可能性もあること，症例報告レベルではほとんどの抗精神病薬は心臓突然死の増加に関与することから一つの目安である点に留意したうえで，定期的に心電図を測定し変化に留意する[2]．

表1-23 QTcに対する抗精神病薬の作用

作用なし	わずかな作用	中等度の作用	大きな作用
治療量および過量投与でQTc延長の報告がない薬剤	過量投与のみで重度のQTc延長が報告されているか,臨床用量では平均でごくわずかな延長（＜10 msec）が観察されている薬剤	通常臨床用量で平均＞10 msecのQTc延長が認められるか,特定の状況で心電図モニタリングが公式に推奨されている薬剤	通常臨床用量で,＞20 msecの著明なQTc延長が認められる薬剤
・アリピプラゾール[*1]	・アセナピン ・フルフェナジン ・ペルフェナジン ・プロクロルペラジン ・オランザピン[*2] ・パリペリドン ・リスペリドン ・スルピリド	・クロルプロマジン ・ハロペリドール ・レボメプロマジン ・クエチアピン	・抗精神病薬の静注薬すべて ・ピモジド ・推奨される最大用量を超えた場合はすべて（単剤も併用も含む）

[*1]：torsade de pointes 1例が報告されている.
[*2]：単発的なQT延長の報告, 心臓イオンチャネルへの作用あり, その他のデータではQTcへの作用は示唆されていない.

（文献2を改変）

抗うつ薬

　選択的セロトニン再取り込み阻害薬（SSRI）や, セロトニン–ノルアドレナリン再取り込み阻害薬（SNRI）などが第一選択薬として汎用されているが, 難治例や重症例へは三環系（TCA）, 四環形の抗うつ薬など古典的抗うつ薬が使用されることもある. TCAは主作用であるモノアミントランスポーターの阻害作用に加え, 抗コリン作用, 抗アドレナリン作用, 抗セロトニン作用を強く併せもっていることに注意する.「手術医療の実践ガイドライン2013」では, TCAの一つであるイミプラミンについて麻酔薬の作用を増強することから手術2週間前に中止を検討することが望ましいとされるが, うつ病のコントロールとどちらを優先するかについては精神科医とも相談するなど個別に慎重な検討が必要である.

　セロトニン症候群は, 主として抗うつ薬などを服用している患者においてセロトニンが過剰となって発症する病態である. 体温上昇, 腱反射亢進, ミオクローヌス, 興奮など, 悪性症候群と類似した症状を示す. 抗うつ薬のなかでもSSRIに多いとされる. 悪性症候群と臨床症状がかなり重複し, 頻脈, 発汗, 血圧変動は両症候群に共通である. 一方, 筋強剛などの錐体外路症状は悪性症候群で頻度が高いのに対し, セロトニン症候群に特徴的なものは, 不安・焦燥・興奮などの精神症状およびミオクローヌスと反射亢進とされる（表1-24）[3].

　SSRIなどに代表されるセロトニンを増やす作用を有する薬剤は, 急な中断により退薬症候群が, また, 投与開始初期や増量時にはアクチベーション・シンドローム（賦活症候群）が起こる可能性を念頭に置く. 退薬症候群の症状としては, めまい, 嘔気・嘔吐, 疲労倦怠感, 頭痛, 不眠であり, アクチベーション・シンドロームのそれは, 不安・焦燥・パニック発作, 不眠・易刺激性, 敵意, 衝動性, アカシジア, 軽躁・躁状態である.

表1-24 セロトニン症候群と悪性症候群の鑑別

	セロトニン症候群	悪性症候群
原因物質	セロトニン作動薬 ドパミン作動薬（？）	ドパミン拮抗薬 ドパミン作動薬の中断
症状の発現	数分から数時間以内	数日から数週間
症状の改善	24時間以内	平均9日
発熱（38℃以上）	46％	90％以上
意識状態の変化	54％	90％以上
自律神経症状	50〜90％	90％以上
筋強剛	49％	90％以上
白血球増加	13％	90％以上
CK値上昇	18％	90％以上
GOT／GPT値上昇	9％	75％以上
代謝性アシドーシス	9％	しばしば
腱反射亢進	55％	まれ
ミオクローヌス	57％	まれ
治療効果		
ドパミン作動薬	症状悪化	症状改善
セロトニン拮抗薬	症状改善	効果なし

（文献3より引用）

　術後せん妄のリスク因子として，認知障害，認知症の既往，高齢，高血圧，複数疾患，せん妄・脳卒中・神経疾患・転倒または歩行障害の既往，向精神薬（特にベンゾジアゼピン系）の使用，5種類以上の多剤併用，アルコール依存症があり，特に睡眠障害やせん妄ハイリスク薬の同定が重要である．誘発薬剤として，鎮静薬，オピオイド，抗コリン作用をもつ薬，抗パーキンソン薬，抗うつ薬，抗けいれん薬，ステロイド薬，ジゴキシンなどが挙げられている．

　SSRIやSNRIの多くは肝で代謝を受ける．特にエスシタロプラムの主要代謝酵素はCYP2C19であるが，日本人の18〜23％が本代謝酵素のpoor metabolizer（PM）であり代謝活性が欠損または著しく低いとされる．フルボキサミンは強力なCYP1A2の阻害薬である．服用している抗うつ薬の相互作用について確認するとともに，周術期において肝機能が低下した場合は，これらの代謝が遅延し，QT延長などの副作用のリスクが高くなる可能性があることに留意する．

　また，SSRIはセロトニンの血小板への取り込みに関するセロトニン・トランスポーターを阻害する作用も有する．血小板のセロトニン濃度が低下することにより血塊形成能の減弱を引き起こし，結果的に出血のリスクを増加させると考えられている．SSRIには胃酸分泌亢進作用もあるとされ，胃粘膜の刺激をすることがあるため，上部消化管の出血リスクが高いとされる．特にSSRIとNSAIDsの併用は，SSRI単剤と比較して出

血のリスクが4倍になるとの報告[4]もあるため，注意が必要である．

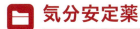 気分安定薬

▶ リチウム

治療域が狭いことは周知である．添付文書上では「1.5 mEq/Lを超えたときは臨床症状の観察を十分に行い，必要に応じて減量すること，また2.0 mEq/Lを超えた場合は中毒を引き起こすことがあるので，減量または休薬すること」との記載がある．しかし，「日本うつ病学会診療ガイドライン双極性障害（双極性）2023」では，維持療法の治療として同薬剤の治療血中濃度は，トラフで0.5〜1.0 mEq/Lを目安としている．低用量に比べ，高用量のほうが有効性は高いが，腎障害などの副作用も強くなることから，術前のリチウム濃度を測定し，目標とする血中濃度を確認しておく．なお同薬剤の急激な中止は，双極性障害の再発リスクを高めることから，リチウム療法を中止する場合は2週間〜1ヵ月以上かけてゆっくり減量する必要がある．またリチウムを間欠的に使用すると，双極性障害の経過を悪化させることが報告されているため，薬剤の中止については精神科医師とも慎重に検討を行う．

リチウムは腎排泄薬であり，腎クリアランスを低下させる薬剤との併用により排泄遅延が生じ，血中濃度は上昇する．NSAIDsや，ACE阻害薬，チアジド系およびループ系利尿薬が代表的である．また作用機序は不明であるがメトロニダゾールとの併用でもリチウムの血中濃度が上昇し，リチウム中毒を引き起こす可能性があるため併用薬には注意が必要である．その他，リチウム中毒により，洞機能不全と意識障害を来した報告[5]もあり，定期的な血中濃度の測定と心電図検査を行うとともに，下痢や脱水などの全身管理にも留意する．

うつに対する治療の一つとして電気けいれん療法（ECT）がある．ECTとリチウムの併用によりせん妄や錯乱が起こる可能性がある．またリチウムは，スキサメトニウムなど非脱分極性神経遮断薬の効果を増強することに注意する．これらの点から，リチウム使用患者へのECTの適応時は，低刺激から開始し，注意深くモニタリングする必要がある．

▶ カルバマゼピン

電気生理学的に刺激電動系の細胞膜の反応抑制作用を示すことから，洞機能不全，徐脈，房室ブロックを起こす可能性があることに留意する．カルバマゼピンは主にCYP3A4によって代謝を受けるが，その一方でCYP3A4を誘導する作用も有することから，併用薬だけでなく自身の代謝を変化させる．投与初期の血中半減期は約30時間であるが，長期間の使用により約12時間に減少する．カルバマゼピンの服用期間について事前に把握しておく．

また非脱分極性筋弛緩薬や催眠薬，鎮痛薬についても代謝を促進する可能性があるため相互作用を調べておく．

▶ バルプロ酸

　投与開始6ヵ月以内に多いとされるが，重篤な肝障害が現れることがあり，定期的な肝機能のモニタリングが必要である．術後の下痢，あるいは消化管からの吸収が低下している場合は，徐放製剤では血中濃度が十分に上昇しない可能性があることに留意する．カルバペネム系抗菌薬はバルプロ酸の血中濃度を低下することから，併用禁忌であることは周知である．また併用禁忌ではないものの，エリスロマイシンなどはバルプロ酸の血中濃度を上昇させる．さらにバルプロ酸はワルファリンやベンゾジアゼピン（ジアゼパムなど）の遊離型薬物血中濃度を上昇させる．維持期におけるリチウムやカルバマゼピンに比べると，血中濃度モニタリングの有用性は低いとされるが，相互作用によりバルプロ酸の血中濃度が変動する可能性がある点には注意が必要である．

（千崎康司／山田清文）

第2章

周術期の指示

手術や麻酔の侵襲に対応するため，術前と術後に限定的に使用する薬剤がある．侵襲度や出血量などの手術リスクと，全身状態や誤嚥，深部静脈血栓など患者リスクを考慮して周術期に処方が必要な薬剤の用法・用量やその投与タイミングの評価を行うための知識をまとめた．

1 絶飲食

術前絶飲食の必要性

　手術時に投与される麻酔薬や筋弛緩薬は，胃括約筋弛緩作用や咳反射抑制作用を有するため，これら薬剤を投与された患者では胃液の逆流や胃内容物の残留を起こしやすく，嘔吐した際は窒息や誤嚥性肺炎のリスクが危惧される[1]．また，麻酔導入後のマスク換気においても，一部の酸素が胃へ送り込まれることがあり，胃内容物の逆流が生じやすくなる．これらのことから，待機的全身麻酔手術を受ける患者に対しては嘔吐および誤嚥の予防を目的として，一定期間の絶飲食で胃内容物を軽減させておく必要がある．

　一方で，絶飲食（とくに長時間）は，口渇や空腹感の助長によって精神的なストレスが高まり，ストレスホルモンの増加によりインスリン抵抗性を拡大させ，術後の血糖コントロールにも影響を及ぼすことにつながる．また，体内水分量の減少は術後合併症を増加させることが指摘されている[2]．

　近年，術前の絶飲食の有用性と安全性について多くの臨床研究が実施され，手術2時間前までの経口補水液の摂取は，胃内容物の増加に影響しないことが明らかとされた．また，輸液療法と同等の水電解質補給効果があり，さらには患者の口渇や空腹感軽減に対する満足度に関しても高い評価が得られた．これらのことから，経口補水液などの電解質や糖質が調整された飲水の術前の摂取が推奨されている[3]．わが国においても「術前絶飲食ガイドライン」が作成され，待機的手術における絶飲食の目安が示されている[3]．

絶飲食の目安（表2-1）

　清澄水（水，茶，果肉を含まない果物ジュース，牛乳を含まないコーヒーなど，透明な液体）は，術前に摂取した際も胃内容物および胃内pHに対して顕在的な影響が認められないため，年齢に関係なく麻酔導入2時間前までの摂取は安全であるとされている．

　母乳の摂取は，麻酔導入の4時間前までには中止しておくことが推奨されている．各国のガイドラインにおいても同様に4時間前までの摂取が推奨されている．

　人工乳および牛乳は，麻酔導入の6時間前には中止しておくことが推奨されている．母乳を摂取した際，2時間後の胃内残存量は摂取量の18%であるのに対し，人工乳および牛乳の摂取2時間後の胃内残存量は，47%および55%と報告されている[4]．欧米各国のガイドラインにおいても6時間前までの摂取が推奨されている．

表2-1 摂取物ごとの術前絶飲食時間の目安

分類	絶飲時間	推奨度	備考
清澄水	2時間	推奨度A	摂取量は患者が飲水できる範囲内で可
母乳	4時間	推奨度C	カゼインが少なく，消化時間が短い
人工乳・牛乳	6時間	推奨度C	牛乳はカゼインが多く，消化吸収に時間がかかる
固形物	6〜8時間前	—	欧米のガイドラインを参照

(文献1，3）より引用）

固形物については，含有される栄養素が食物によって多彩であり，その定義が難しいことから絶飲食時間に関する十分なエビデンスが示されていない．そのためガイドラインでも推奨する明確な絶食時間は示されていないが，トーストなどの軽食については，麻酔導入の6時間前，また揚げ物，肉類，さらには脂質含有量が高い食物については8時間以上をあけることが目安とされている[3]．

浸透圧や熱量が高い飲料，さらにアミノ酸含有飲料は胃排泄時間の遅延に影響を及ぼすことがあるため術前3時間以上はあけることが必要とされている[5]．脂肪含有飲料，食物繊維含有飲料およびアルコールは術前飲水としては推奨されていない．

また，消化管狭窄や消化管機能障害を有する患者，妊婦，さらには緊急手術の患者に対しては，当該患者の状態に応じた対応が必要とされる[3]．

術後回復力強化プログラム

術後回復力強化プログラム（enhanced recovery after surgery：ERAS）は，周術期医療における安全性および術後回復力の向上を目的とした包括的な周術期管理の手法であり，エビデンスに基づいた周術期ケアを統合的に取り入れている周術期管理のプロトコルである．術前における炭水化物の負荷がインスリン抵抗性を軽減させることに踏まえて[6]，ERASでは，手術2時間前までの炭水化物含有飲水の摂取を推奨している．

経口補水液

術前の体液管理および術前の絶飲食期間の短縮を目的として，経口補水液（oral rehydration solution：ORS）の術前摂取が実践されている．ORSとは，NaやKなどの電解質と糖質で構成された飲料水のことであり，水分および電解質の補給，さらには輸液の代用として頻用されている[7]．術前におけるORSの摂取は，絶飲食による口渇ストレスの軽減ならびに脱水の予防，さらには点滴ラインの確保が不要になることから安全性および業務の効率化を図ることができる．ERASでは，ストレス軽減およびインスリン感受性を維持する目的として，高濃度の炭水化物含有飲料の術前摂取を推奨している[8]．

（村川公央）

2 前投薬

前投薬の目的

　前投薬とは，術前日または出棟時に患者へ投与する薬のことをいう．前投薬の主な目的としては，不安軽減，鎮静，唾液および気道内分泌物の抑制，迷走神経反射の抑制，さらには誤嚥性肺炎の予防などがあげられる．いずれも円滑な麻酔導入，術中の副作用の未然回避，さらには麻酔薬の効果増強を期待している．前投薬として使用される主な薬剤としては，ベンゾジアゼピン受容体作動薬（BZ薬），鎮静薬，抗コリン薬およびH_2受容体拮抗薬などがある（**表2-2**）．

　前投薬については，これまで周術期においてさまざまなリスクを未然に回避するべく多用されてきたが，むしろさまざまなリスクが高くなる可能性が近年では指摘されており，術前投薬を使用しない医療機関が増えてきている．しかしながら，「前投薬が不必要」というわけではなく，不安の強い患者や小児などでは，前投薬は効果的である．重要なことは「前投薬が必要な患者」を評価し，その患者に適した前投薬を提案することである．

不安軽減

　手術は患者にとって精神的に過大なストレス負荷をかけ，不眠などの精神的に不安定な状態に陥ることがある．このような精神的ストレスは，安全な麻酔導入に影響を及ぼす可能性があることから，患者の不安に対する状態を評価し，必要に応じて睡眠および鎮静薬の使用を検討する必要がある．

　しかしながら，近年，医療安全対策の観点から，手術室への歩行入室や麻酔導入時の患者名乗り確認の必要性が高まってきており，意識レベルの低下を伴う鎮静薬の使用は控える傾向にある．また，高齢者では，鎮静薬によって呼吸および循環抑制が強く発現するリスクがあることや，過鎮静になると呼吸および循環器系の身体活動を抑制するとともに全身麻酔作用を強めることも麻酔導入時に問題となる．とくに短時間手術の場合は，覚醒遅延の原因にもなりかねない．さらに，BZ薬はせん妄発症の直接因子のひとつとされており，せん妄リスクの高い高齢者などに対する安易な投薬には注意を払わなければならない．

　しかしながら，極度の不安や緊張により血圧の上昇や心疾患への影響などが懸念される場合に前投薬は効果的であり，不安が強い場合にはミダゾラム，痛みを伴う処置の場

表2-2　前投薬に使用される主な薬剤とその目的

目　的	薬効分類	主な薬剤
不安軽減	ベンゾジアゼピン受容体作動薬	ミダゾラム，ジアゼパム，ロラゼパム
	抗ヒスタミン薬	ヒドロキシジン
気道分泌物抑制	抗コリン薬	アトロピン，スコポラミン
迷走神経反射抑制	抗コリン薬	アトロピン
胃酸分泌の抑制	H_2受容体拮抗薬	ファモチジン
悪心および嘔吐の抑制	ドパミン受容体(D_2)拮抗薬	メトクロプラミド
アレルギー抑制	ステロイド	ヒドロコルチゾン
	抗ヒスタミン薬	ヒドロキシジン，ジフェンヒドラミン
	H_2受容体拮抗薬	ファモチジン
鎮痛効果	麻薬性	モルヒネ，ペチジン
	非麻薬性	ペンタゾシン，ブプレノルフィン

(文献2, 8)より作成)

合にはフェンタニルが頻用される．

腸管洗浄

　術前の腸管洗浄は，便失禁による術中汚染および感染症の予防を目的に行われている．さらに，腸を対象とした消化管手術においては，術中汚染の防止に加え，縫合不全の予防，術後腸管麻痺および腸管運動低下による便秘予防などが目的とされている[1]．

　このように術前の腸管洗浄はこれまでほぼ慣例的に実施されてきたが，腸管洗浄に用いられる緩下剤および刺激性下剤などによる弊害が近年クローズアップされている．緩下剤および刺激性下剤は，糞便を液状化させることから術中感染のリスクや下痢症状の誘発による脱水症や電解質異常のリスクを生じることになる[2]．経口腸管洗浄剤では，腸管穿孔および腸閉塞の報告や浣腸製剤による腸損傷などが報告されている．また，術前の腸管処置は，術後吻合部リークや創部感染の増加，さらには腸管粘膜障害や腸内細菌叢を乱すことが指摘されている．これらのことから，術前の腸管洗浄を実施しないケースが増えてきている．しかしながら，腹腔鏡下での大腸手術では，視野の問題や鉗子などの操作性の観点から術前の前処置を必要とするケースも存在する．術前の"ルーチン"として腸管洗浄を行うのではなく，腸閉塞の有無，便塊の停滞状況，さらには手術部位や術式などを踏まえ，その必要性を十分に評価して実施していくことが必要といえる．

唾液および気道内分泌物の抑制

　唾液および気道内分泌物による誤嚥性肺炎を予防するため，アトロピンなどの抗コリ

ン薬が使用される．アトロピンは消化管運動を抑え，消化液の分泌を抑制する．また，胃液分泌量を減少させるが，膵液，胆汁，腸液の分泌へはほぼ影響しない．ケタミンは，気道分泌を増加させるため，ケタミンを使用する際は，アトロピンを気道内分泌抑制目的として使用することがある．

しかしながら，近年汎用されている麻酔薬では，気道に対する刺激も少なく，唾液や気道内分泌物への影響度が軽減されている．また，抗コリン薬は口渇やせん妄が問題となること[3]を含め，前投薬として使用する機会は減っている．なお，抗コリン薬は，閉塞隅角緑内障，前立腺肥大，さらには重症筋無力症を有する患者へは禁忌とされている点にも留意しておく．

一方で，麻酔薬や筋弛緩薬は，胃括約筋弛緩作用や咳反射抑制作用を有することから，胃液の誤嚥による誤嚥性肺炎のリスクが存在する．酸性が強い胃液の誤嚥は，重篤な肺炎を招きかねないことから，前投薬としてヒスタミンH_2受容体拮抗薬（ファモチジン）が使用されることがある．

術後悪心・嘔吐

術後悪心・嘔吐（postoperative nausea and vomiting：PONV）は，麻酔後に起こる術後合併症のひとつであり，その発現頻度は25～30％とされている[4]．PONVは，患者要因（女性，PONVや乗り物酔いの既往，非喫煙者など），麻酔要因（揮発性麻酔薬，麻酔時間，術後のオピオイド），さらには手術要因がリスク因子とされており，これら要因を複数有する患者ではその発現率が高くなるとされている[5]．

PONVへの予防措置として，複数のPONVリスク因子を有する患者への制吐剤の予防投与が推奨されている．そのため，術前にPONVのリスク評価を行い，制吐剤の使用を検討する．予防薬としては，メトクロプラミドをはじめとして，デキサメタゾン（適応外）やドロペリドール（適応外）などが用いられている．最近では$5\text{-}HT_3$受容体拮抗薬であるグラニセトロンとオンダンセトロンがPONVに対して適応が追加された．

小児に対する前投薬

小児の場合，手術時における保護者との分離，さらには手術に対する不安などから号泣する場面に遭遇することは少なくない．とくに生後6ヵ月から4歳では人見知りなどからその傾向が強い．必要以上の興奮は，麻酔導入へも大きな影響を及ぼすことから，安全な麻酔導入のため鎮静を目的として前投薬が使用されることがある．

主に使用される鎮静薬としては，ミダゾラムやケタミンなどがあげられ，さらに最近では，デクスメデトミジン（経口または経鼻投与）でも報告がある[6]．なお，体動が極度に激しく麻酔導入へ悪影響を及ぼす場合には，鎮静の度合いを深めることを考慮する．

❶ ミダゾラム[7]

　麻酔前投薬としては，1～6歳の小児に対し，ミダゾラムを通常0.5mg/kg（範囲：0.2～1.0mg/kg）で経口投与する．ミダゾラムの経口投与は，苦味が強いことから，シロップなどで矯味する工夫が必要である．その他，経直腸投与，やむを得ない場合として筋注および鼻腔内投与ができる．なお，肥満の小児患者は，理想体重に基づいて用量を算出する．

❷ ケタミン[7]

　前投薬としては，5～6mg/kgを経口投与する．ケタミン投与20分後にはミダゾラム経口投与（0.5mg/kg）と同等な鎮静効果が得られる．ケタミンは，麻薬区分であること，さらには，静注用製剤（10mg/mL）と筋注用製剤（50mg/mL）があるため，誤投与に注意する．

❸ デクスメデトミジン[6,7]

　デクスメデトミジンは，α_2受容体を刺激して催眠および抗不安作用を示す鎮静薬であり，その特徴として呼吸抑制が軽微である点があげられる．CTやMRIなどの検査や処置前をはじめとして麻酔前投薬として使用されている．さらに，覚醒時興奮や嘔気・嘔吐が少ないことも特徴のひとつである．

　　　　　　　　　　　　　　　　　　　　　　　　　　　　　　　　（村川公央）

3 術前中止が必要な薬，継続が必要な薬

📛 出血リスクのある薬（抗凝固薬・抗血小板薬など）

1 周術期と抗血栓療法

　アスピリンは急性冠症候群（acute coronary syndrome：ACS）の予後改善に有用であり，また経皮的冠動脈インターベンション（percutaneous coronary intervention：PCI）の普及により，抗血小板薬2剤併用療法（dual antiplatelet therapy：DAPT）が用いられることも多い．また，心房細動に伴う脳梗塞予防を目的として，直接作用型経口抗凝固薬（direct oral anticoagulants：DOAC）が選択される患者も増えている．周術期では術中の出血リスク軽減目的で，抗血栓薬は原則として術前の一定期間，休薬することが推奨される．しかしながら，患者の状態を考慮せずに行った抗血栓薬の休薬により，ステント内の再血栓化や脳梗塞の再発リスクを増加させることも懸念される．したがって，術前の抗血栓薬の休止は，「抗血栓薬の服用理由，休止した場合の原疾患リスク評価」という患者側の要因と，「麻酔方法の選択や手術の緊急度，手術部位，侵襲度」といった医療者側の要因の両者を把握したうえで，周術期に休止することのリスクとベネフィットを十分に考慮し，判断しなければならない．病態によっては，抗血栓療法を継続した状態で手術することもあり，周術期に関与するスタッフ間での情報共有が必要である．

2 施設ごとの休薬ガイドライン作成と患者へのインフォームド・コンセントの重要性

　2020年，日本循環器学会より「2020年 JCS ガイドライン フォーカスアップデート版 冠動脈疾患患者における抗血栓療法」が作成された[1]．このガイドラインでは心臓手術と非心臓手術における抗血栓薬の術前使用に関する推奨とエビデンスレベルが示されており，非心臓手術においては手術の出血リスクを低リスク，中リスク，高リスクの3つに分類し，術前抗血栓薬の継続と中止に対する考え方を示している．施設ごとに関係部署や診療科と協議して術前休薬ガイドラインを作成するとともに，休薬可否の判断に関しては診療科医師，麻酔科医師と情報を共有したうえで，患者には十分な説明に基づく同意を得る必要がある[2,3]．

3 区域麻酔と抗血栓薬の休薬

術後疼痛に対して硬膜外麻酔を代表とする区域麻酔が選択される．術後の硬膜外麻酔は，オピオイドの全身投与による鎮痛やIV-PCA（intravenous patient controlled analgesia）よりも鎮痛効果が大きく，鎮痛の質としてもより優れていると報告されている[4]．また，手術侵襲に伴うストレス反応を抑制することにより，手術後の長期予後に対する効果も期待されている[5]．一方，硬膜外麻酔の合併症である硬膜外血腫の発生頻度は非常に低く，一般的には15〜20万人に1人と言われているが，発生した場合，後遺症発生率や死亡率が高い．抗血栓薬を服用している患者では硬膜外血腫の発生頻度が大幅に増加するため，抗血栓薬を服用している患者の麻酔方法に区域麻酔が選択される場合では，服薬状況に関して患者と医療者間で情報を共有し，確実な休薬指導を行うことが重要となる．

4 抗血栓療法中の区域麻酔ガイドライン

周術期における抗血栓療法中患者に対する区域麻酔に関する管理および対応として，米国区域麻酔学会（American Society of Regional Anesthesia and Pain Medicine：ASRA）は抗凝固療法と区域麻酔を併用する際のガイドラインを作成している[6]．また，ASRAと欧州局所麻酔学会（The European Society of Regional Anaesthesia & Pain Therapy：ESRA）などの6学会が合同で発表したペインクリニック領域の手技に関するガイドラインが公開されている[7]．日本では2016年に日本麻酔科学会，日本ペインクリニック学会，日本区域麻酔学会の3学会合同で「抗血栓療法中の区域麻酔・神経ブロックガイドライン」を作成している[8]．日本のガイドラインでは安全性の観点から，DOACの休薬期間に関しては諸外国のガイドラインが推奨する設定期間を参考に，添付文書で設定される最低の休薬期間よりも安全域を設けた休薬期間を設定しているが，科学的情報は非常に限られ，随時更新されつつある状況であるとしている（表2-3[3,9]，2-4[7,9]）．そのため，区域麻酔に対する休薬期間は，各施設にて麻酔科医師や診療科と慎重に協議し，施設内にて統一された基準を作成したうえで，共通の指標に従った管理と対応を行う必要がある．

血栓リスクのある薬（エストロゲン・プロゲステロンなど）

1 エストロゲン・プロゲステロンと血栓症リスク

合成エストロゲンとプロゲステロンの混合ホルモン剤として，日本では，1999年に低用量経口避妊薬（低用量ピル，oral contraceptives：OC）が承認された．2008年には，「子宮内膜症に伴う月経困難症」の治療薬として，OCと実質的には同等ながら保険診療のみに用いられる低用量エストロゲン・プロゲステロン配合剤（low dose estrogen progestin：LEP）が保険収載された．現在では避妊のみならず，月経調整，月経痛や月経不順の改善，閉経後骨粗鬆症，更年期症状や更年期障害の治療目的で閉経前後に体内で不足してきた

女性ホルモンを補充するホルモン補充療法（hormone replacement therapy：HRT）などの目的で，広く使用されている．一方で，エストロゲンとプロゲステロンは静脈血栓塞栓症（venous thromboembolism：VTE）のリスク因子となる．The American College of Obstetricians and Gynecologists（ACOG）やUS Food and Drug Administration（FDA）では，OC非使用者のVTE頻度は女性1万人に対して年間で1～5人に対し，OC使用者は3～9人に上昇することが報告されているが，妊婦や褥婦（分娩終了後12週間）のVTE頻度はそれぞれ5～20人と40～65人であり，OC使用者ではリスクは増加するものの，絶対的危険度は低いと考えられる[10]．

❷ エストロゲンとプロゲステロンの血液凝固系への関与

エストロゲンは生体内の生理的凝固抑制タンパクであるアンチトロンビンⅢ（antithrombin Ⅲ：ATⅢ）を低下させ，また凝固抑制系である活性化プロテインC（activated protein C）の作用を助けるプロテインSを低下させることで，凝固促進的に作用する．プロゲステロンはLDLコレステロールを増加させ，糖代謝異常やインスリン抵抗性を増加させることで，動脈硬化などの血管障害を誘導し，間接的に血栓形成に関与する[9]．凝固および線溶系に関連するタンパクのほとんどが肝臓で合成されるため，エストロゲンによるVTE発現リスクは内服後に初回通過効果によるものと考えられる．したがって，初回通過効果の影響を受けないエストロゲン経皮製剤は，理論的にはVTEリスクを回避できると推測されるが，経皮製剤でもVTEリスクが上昇する可能性が示唆されており[10]，添付文書では血栓性静脈炎や肺塞栓症のある患者には禁忌となっている．

❸ 周術期におけるOCと血栓症リスク

VTE形成の3大要因は血流の停滞，血管内皮障害，血液凝固能の亢進であり，その要因として考えられる後天的危険因子の一つが手術である．手術による飲水制限や不動状態，術後の安静臥床に対してエストロゲンとプロゲステロン製剤による血栓化傾向への影響が加わることで，より血栓症発現リスクは増加すると考えられる．世界保健機関（WHO）の適格基準では，安静臥床を要しない小手術は「カテゴリー1－使用制限なし」に，長期間の安静臥床を要しない大手術は「カテゴリー2－リスクを上回る利益」に分類し，「OCが処方できる場合」としている．一方，長期の安静臥床を要する大手術は「カテゴリー4－容認できない健康上のリスク」に分類され，「OCが処方できない場合」としている[10,12]．日本産科婦人科学会発行の「OC・LEPガイドライン2020年度版」では，45分を超える手術では少なくとも手術の4週間前からOCは中止し，術後，不動状態が解除されるまではOCの再開を避ける必要性を示している[10]．しかしながら，同じ成分であっても製品により添付文書にて術前服用が禁忌である製品と，慎重投与や一般的注意として記載のある製品が混在している（**表2-5**）．また，手術前の薬剤確認時には，既に推奨休薬期間である4週間を満たせないケースもしばしば認める．麻酔科や診療科医師と協議し，術式による周術期の血栓性合併症発現リスクを考慮したうえで，休薬指示

3 術前中止が必要な薬，継続が必要な薬

表2-3 抗血小板薬または抗血小板効果を有する薬剤の手術・区域麻酔施行時の取り扱い

薬剤名称	血小板機能の抑制機序	半減期	作用	休薬期間(手術前)	休薬期間(区域麻酔) 高リスク群	休薬期間(区域麻酔) 中リスク群	休薬期間(区域麻酔) 低リスク群	カテーテル抜去から薬剤再開までの時間
アスピリン	TXA₂阻害	2時間	不可逆的	7日[a]	7日 (5日)[d]	個別検討	なし	術後早期より
クロピドグレル	P2Y₁₂受容体遮断	0.5〜3.0時間	不可逆的	14日[a]	7日 (5日)[d]	7日 (5日)[d]	なし	抜去後より
チクロピジン	AC活性化P2Y₁₂受容体遮断	1.5時間	不可逆的	10〜14日[a]	7〜10日 (5日)[d]	7〜10日 (5日)[d]	なし	抜去後より
プラスグレル	P2Y₁₂受容体遮断	5時間	不可逆的	14日[a]	7〜10日 (5日)[d]	7〜10日 (5日)[d]	なし	抜去後より
チカグレロル	P2Y₁₂受容体遮断	8.7時間	可逆的	5日[a]	資料なし	資料なし	資料なし	資料なし
シロスタゾール	PDE活性阻害	11〜13時間	可逆的	3日 (大手術)[b]	2日	なし	なし	抜去後より
ジピリダモール	PDE活性阻害	10時間	可逆的	1〜2日[c]	2日	なし	なし	抜去後より
イコサペント酸エチル	TXA₂阻害	60〜65時間	不可逆的	7〜10日[c]	7〜10日	7〜10日	なし	抜去後より
サルポグレラート	5-HT₂受容体遮断	0.8時間	可逆的	1〜2日[c]	1日	なし	なし	抜去後より
ベラプロスト	AC活性化	0.5〜0.7時間	可逆的	1日[c]	1日	なし	なし	抜去後より
リマプロストアルファデクス	AC活性化	1.2時間	可逆的	1日[c]	資料なし	資料なし	資料なし	資料なし
トラピジル	TXA₂阻害	1.3時間	可逆的	2〜3日[c]	資料なし	資料なし	資料なし	資料なし

TXA₂：Thromboxane A₂，AC：Adenylate Cyclase，PDE：Phosphodiesterase，5-HT：5-Hydroxytryptamine
a：添付文書より引用
b：文献9より引用
c：文献3より引用
d：冠動脈ステント留置患者や血栓塞栓症の2次予防などの理由で服用している場合には，5日間程度の短い休薬期間も考慮される
休薬期間(区域麻酔前)とカテーテル抜去から薬剤再開までの時間は文献9より改変
高リスク群：血小板数低下時，出血性素因を有する患者への硬膜外麻酔，脊椎くも膜下麻酔，深部神経ブロック
中リスク群：硬膜外麻酔，脊椎くも膜下麻酔，深部神経ブロック，血小板数低下時，出血性素因を有する患者への体表面の神経ブロック
低リスク群：体表面の神経ブロック

表2-4 抗凝固薬の手術・区域麻酔施行時の取り扱い

薬剤名称	阻害する凝固因子	半減期	休薬期間(手術前)	休薬期間(区域麻酔) 高リスク群	休薬期間(区域麻酔) 中リスク群	休薬期間(区域麻酔) 低リスク群	カテーテル抜去から薬剤再開までの時間
未分画ヘパリン(静注)	トロンビン FXa	0.7〜2時間	4〜6時間[b]	4時間	4時間	4時間	2時間
未分画ヘパリン(皮下)	トロンビン FXa	2〜4時間	8〜10時間[c]	8〜10時間	8〜10時間	8〜10時間	2時間
エノキサパリン	FXa＞トロンビン	3〜6時間	12時間[c]	12時間	12時間	12時間	2時間
ダルテパリン	FXa＞トロンビン	2〜4時間	12時間[c]	12時間	12時間	12時間	2時間
フォンダパリヌクス	FXa	17〜20時間	4日[c]	4日	4日	個別検討	6時間
ワルファリン	Vit K依存性凝固因子	4〜5日	3〜5日(大手術)[b]	5日	5日	個別検討	抜去後より
ダビガトラン[d]	トロンビン	Ccr≧60：14時間 30＜Ccr＜60：18時間	24時間 大手術では2日[a]	4日(Ccr≧60) 5日(30＜Ccr＜60)	4日(Ccr≧60) 5日(30＜Ccr＜60)	個別検討	6時間
リバーロキサバン[d]	FXa	5〜9時間	24時間[a]	2日	2日	個別検討	6時間
アピキサバン[d]	FXa	8〜15時間	24時間 出血高リスクでは48時間[a]	3日	3日	個別検討	6時間
エドキサバン[d]	FXa	6〜11時間	24時間[a]	2日	2日	個別検討	6時間

FXa：活性型第X因子，Ccr：クレアチニンクリアランス(mL/min)
a：添付文書より引用
b：文献1より引用
c：文献7より引用(区域麻酔前の設定を参考)
d：文献9にて推奨されている区域麻酔前の休薬期間が，添付文書に記載されている手術前の休薬期間より長いため，医療施設内での協議と休薬規定作成が必要である
休薬期間(区域麻酔前)とカテーテル抜去から薬剤再開までの時間は文献9より改変
高リスク群：血小板数低下時，出血性素因を有する患者への硬膜外麻酔，脊椎くも膜下麻酔，深部神経ブロック
中リスク群：硬膜外麻酔，脊椎くも膜下麻酔，深部神経ブロック，血小板数低下時，出血性素因を有する患者への体表面の神経ブロック
低リスク群：体表面の神経ブロック

表2-5　卵胞ホルモン（合成エストロゲン）と黄体ホルモン（プロゲステロン）製剤および類似製品一覧

分類	商品名（代表例）	剤形	一般名	含有量（1製品単位中）			周術期投与（添付文書）	周術期休薬期間（添付文書）
卵胞・黄体ホルモン配合製剤	ルナベル®配合錠ULD	錠剤	ノルエチステロン	1mg			禁忌	術前4週間 術後2週間
			エチニルエストラジオール	0.02mg				
	ルナベル®配合錠LD フリウェル®配合錠LD	錠剤	ノルエチステロン	1mg			禁忌	術前4週間 術後2週間
			エチニルエストラジオール	0.035mg				
	シンフェーズ®T28錠	錠剤 だいだい色（9錠）はプラセボ		淡青色（12錠）	白色（9錠）		禁忌	術前4週間 術後2週間
			ノルエチステロン	0.5mg	1.0mg			
			エチニルエストラジオール	0.035mg	0.035mg			
	マーベロン®21 ファボワール®錠21	錠剤	デソゲストレル	0.15mg			禁忌	術前4週間 術後2週間
			エチニルエストラジオール	0.03mg				
	マーベロン®28 ファボワール®錠28	錠剤（7錠はプラセボ）	デソゲストレル	0.15mg			禁忌	術前4週間 術後2週間
			エチニルエストラジオール	0.03mg				
	ヤーズ®配合錠	錠剤	ドロスピレノン	3mg			禁忌	術前4週間 術後2週間
			エチニルエストラジオール　ベータデクス	0.020mg				
	ヤーズフレックス®配合錠	錠剤	ドロスピレノン	3mg			禁忌	術前4週間 術後2週間
			エチニルエストラジオール　ベータデクス	0.020mg				
	アンジュ®21錠	錠剤		赤褐色（6錠）	白色（5錠）	黄色（10錠）	禁忌	術前4週間 術後2週間
			レボノルゲストレル	0.050mg	0.075mg	0.125mg		
			エチニルエストラジオール	0.030mg	0.040mg	0.030mg		
	アンジュ®28錠	錠剤 赤色（7錠）はプラセボ		赤褐色（6錠）	白色（5錠）	黄色（10錠）	禁忌	術前4週間 術後2週間
			レボノルゲストレル	0.050mg	0.075mg	0.125mg		
			エチニルエストラジオール	0.030mg	0.040mg	0.030mg		
	トリキュラー®錠21 ラベルフィーユ®21錠	錠剤		赤褐色（6錠）	白色（5錠）	淡黄褐色（10錠）	禁忌	術前4週間 術後2週間
			レボノルゲストレル	0.050mg	0.075mg	0.125mg		
			エチニルエストラジオール	0.030mg	0.040mg	0.030mg		
	トリキュラー®錠28	錠剤 白色大（7錠）はプラセボ		赤褐色（6錠）	白色（5錠）	淡黄褐色（10錠）	禁忌	術前4週間 術後2週間
			レボノルゲストレル	0.050mg	0.075mg	0.125mg		
			エチニルエストラジオール	0.030mg	0.040mg	0.030mg		
	ラベルフィーユ®28錠	錠剤 赤色（7錠）はプラセボ		赤褐色（6錠）	白色（5錠）	淡黄褐色（10錠）	禁忌	術前4週間 術後2週間
			レボノルゲストレル	0.050mg	0.075mg	0.125mg		
			エチニルエストラジオール	0.030mg	0.040mg	0.030mg		
	プラノバール®配合錠	錠剤	ノルゲストレル	0.5mg			一般的注意	記載なし
			エチニルエストラジオール	0.05mg				

表2-5 （つづき）

分類	商品名（代表例）	剤形	一般名	含有量（1製品単位中）	周術期投与（添付文書）	周術期休薬期間（添付文書）
黄体ホルモン製剤	ノルレボ®錠0.75mg	錠剤	レボノルゲストレル	0.75mg	記載なし	記載なし
	ノルレボ®錠1.5mg	錠剤	レボノルゲストレル	1.5mg		
	ミレーナ®52mg	子宮腔内装着	レボノルゲストレル	52mg	記載なし	記載なし
	ディナゲスト錠0.5mg ジエノゲスト錠0.5mg	錠剤	ジエノゲスト	0.5mg	記載なし	記載なし
	ディナゲスト錠1mg ディナゲストOD錠1mg ジエノゲスト錠1mg ジエノゲストOD錠1mg	錠剤	ジエノゲスト	1mg	記載なし	記載なし
	プロゲステロン筋注	注射剤（筋注）	プロゲステロン	25mg 50mg	記載なし	記載なし
	デュファストン®錠5mg	錠剤	ジドロゲステロン	5mg	記載なし	記載なし
	ヒスロン®H錠200mg	錠剤	メドロキシプロゲステロン酢酸エステル	200mg	禁忌	術後1週間
	プロスタール®錠25 プロスタット®錠25mg クロルマジノン酢酸エステル錠25mg ロンステロン錠25mg	錠剤	クロルマジノン酢酸エステル	25mg	記載なし	記載なし
	プロスタール®L錠50mg クロルマジノン酢酸エステル徐放錠50mg	錠剤	クロルマジノン酢酸エステル	50mg	記載なし	記載なし
	ルトラール®錠2mg	錠剤	クロルマジノン酢酸エステル	2mg	記載なし	記載なし
	ノアルテン®錠(5mg)	錠剤	ノルエチステロン	5mg	記載なし	記載なし
卵胞ホルモン製剤	ジュリナ®錠0.5mg	錠剤	エストラジオール	0.5mg	慎重投与	記載なし
	ディビゲル®1mg	貼付剤	エストラジオール	1mg	慎重投与	記載なし
	ル・エストロジェル0.06%	ゲル剤	エストラジオール	0.54mg	慎重投与	記載なし
	エストラーナ®テープ	貼付剤	エストラジオール	0.09mg, 0.18mg, 0.36mg, 0.72mg	慎重投与	記載なし
	プロギノン®・デポー筋注10mg ペラニンデポー筋注10mg	注射剤（筋注）	エストラジオール吉草酸エステル	10mg	慎重投与	記載なし
	ペラニンデポー筋注5mg	注射剤（筋注）	エストラジオール吉草酸エステル	5mg		
	プロセキソール®錠0.5mg	錠剤	エチニルエストラジオール	0.5mg	記載なし	記載なし
	エストリール錠1mg エストリオール錠1mg ホーリン®錠1mg	錠剤	エストリオール	1mg	慎重投与	記載なし
	エストリール錠100γ	錠剤	エストリオール	0.1mg	慎重投与	記載なし
	エストリール錠0.5mg	錠剤	エストリオール	0.5mg	慎重投与	記載なし
	エストリール腟錠0.5mg エストリオール腟錠0.5mg	腟錠	エストリオール	0.5mg	記載なし	記載なし
	ホーリン®V腟用錠1mg	腟錠	エストリオール	1mg	記載なし	記載なし
	プレマリン®錠0.625mg	錠剤	結合型エストロゲン	0.625mg	禁忌	術前4週間 術後2週間
男性・黄体ホルモン製剤	ダイホルモン・デポー注 プリモジアン®・デポー筋注	注射剤（筋注）	テストステロンエナント酸エステル	90.2mg	慎重投与	記載なし
			エストラジオール吉草酸エステル	4mg		
	ルテスデポー注	注射剤（筋注）	ヒドロキシプロゲステロンカプロン酸エステル	125mg	記載なし	記載なし
			エストラジオール安息香酸エステル	10mg		

表2-5 （つづき）

分類	商品名（代表例）	剤形	一般名	含有量 （1製品単位中）	周術期投与 （添付文書）	周術期休薬期間 （添付文書）
SERM	エビスタ®錠60mg	錠剤	ラロキシフェン	60mg	一般的注意	3日前 長期不動状態（術後回復期）は禁忌
	ビビアント®錠20mg	錠剤	バゼドキシフェン	20mg	一般的注意	期間明記なし 長期不動状態（術後回復期）は禁忌

SERM：Selective Estrogen Receptor Modulator（選択的エストロゲン受容体モジュレーター）

や手術日程の再調整など，方針を決定する必要がある．

その他

術前使用薬剤の周術期管理の原則は次の3点に集約される[13]．
- 中断によって離脱症状を来す可能性のある薬剤では継続
- 手術のリスクを高める薬剤や短期のQOLに重要でない薬剤は中止
- 上記のいずれでもない薬剤は個々のケースで判断

術前に使用していた薬剤を継続するか中止するかについては，中止することのリスクとベネフィットを考慮する必要がある（**表2-6**）．個々の薬剤の特徴を理解するとともに，薬剤の使用理由となっている基礎疾患の状態を把握し，判断することは，安全な周術期薬剤管理を実施するうえで重要である．

1 継続すべき薬剤（中止するとリスクの高い薬剤）

- **β遮断薬**：心血管系保護のエビデンスがある．また，虚血性心疾患などで長期間β遮断薬を服用中の患者では，β受容体がアップレギュレーションされているため，急な中止により反跳性高血圧症や頻脈，心筋虚血のリスクとなる．非心臓手術患者の周術期のβ遮断薬中止は30日死亡率と1年死亡率の増加を認める報告もあり，周術期の忍容性に問題がなければ服用継続が推奨される[2,14,15]．
- **α₂作動薬（クロニジン）**：長期間内服継続している場合は，突然の休薬による高血圧，頭痛，振戦などの反跳症状を引き起こすことがあるため注意が必要である[2,14,15]．
- **スタチン（HMG-CoA還元酵素阻害薬）**：血管内のプラークを安定化することで，周術期の心血管系イベントの一次予防と二次予防効果が示されている．また，中止による合併症発生率の上昇や，死亡率の上昇を示唆する報告もあり[17]，長期的に服用中のスタチンは服用継続が推奨される[2,14,15]．
- **ドパミン製剤**：パーキンソン病治療薬として使用されるレボドパ／カルビドパのようなドパミン製剤は，突然の中断によって振戦や固縮などの急性運動症状を誘発するだけではなく，ときに悪性症候群類似のparkinsonism-hyperpyrexia syndrome（PHS）を惹起する危険性があるため，継続すべきである．周術期に内服困難な場合にはレボド

表2-6 術前薬剤管理

	薬剤	備考
継続すべき薬剤	β遮断薬	・中止により反跳性高血圧症,頻脈,心筋虚血
	α₂作動薬(クロニジン)	・中止により反跳制高血圧や心筋虚血,退薬徴候
	スタチン(HMG-CoA還元酵素阻害薬)	・中止により合併症発生率,死亡率上昇の可能性
	ドパミン製剤	・中止によってパーキンソン病症状の悪化,ときにparkinsonism-hyperpyrexia syndrome (PHS)を惹起
継続を考慮すべき薬剤	ACE阻害薬,ARB	・心不全患者では継続 ・麻酔導入時の低血圧,除脈,術後の腎機能悪化の可能性
	Ca拮抗薬	・中止により冠攣縮性狭心症では症状発現の可能性
	利尿薬	・高血圧心不全のコントロールでは特に継続
	メトトレキサート	・12.5mg/週以下の低用量の場合は継続 ・12.5mgを超える高用量ではリスクとベネフィットを考慮して判断
状況により継続する薬剤	ジゴキシン	・心房細動では継続,心不全では3〜4日前より中止
一般的に継続する薬剤	喘息治療薬(ステロイド薬,気管支拡張薬吸入剤,ロイコトリエン受容体拮抗薬)	・テオフィリンは手術前日夜より中止
	甲状腺機能異常治療薬	・甲状腺検査値の正常化を確認
	抗精神病薬	・麻酔時の血圧低下,QT延長や不整脈のリスク ・中止によるせん妄や精神状態増悪の危険性
	三環系抗うつ薬	・中止による離脱症状や精神状態増悪の危険性 ・周術期の不整脈が懸念される場合には7〜14日間かけて徐々に中止
	SSRI	・出血のリスク ・脳外科手術や抗血栓薬継続手術では3週間前より中止を考慮
	抗けいれん薬	・周術期はけいれん発作の発生リスクが上昇
	H₂受容体拮抗薬,PPI	・ストレス性胃粘膜障害,麻酔中の誤嚥性肺炎のリスクを軽減
中止すべき薬剤	モノアミン酸化酵素(MAO)阻害薬	・昇圧薬や麻酔薬との相互作用
	TNF阻害薬(生物学的製剤)	・半減期を考慮した休薬を推奨

パの注射投与が勧められる[18]).

2 継続を考慮すべき薬剤(患者の状態により判断する)

- **ACE阻害薬,ARB**:麻酔導入時の低血圧や除脈,術後の循環血流量低下により腎機能悪化を助長するおそれがあるため,使用を控えるべきとの報告がある.一方で,中止によるデメリットも報告されている.2014年に発表されたACC/AHA(American College of Cardiology/American Heart Association)のガイドラインでは,慢性心不全や高血圧症患者では継続が妥当とし,もし術前に中止された場合には,可能な限り早期に再開するのが合理的としているが[14],ESC/ESA(European Society of Cardiology/European Society of Anaesthesiology)の非心臓手術の周術期管理ガイドラインでは,左心室機能不全患者では継続するが,高血圧で服用している患者では手術開始24時間前に中止を考慮するとしている[15].現時点では統一見解は得られていないが,手術当日朝の内服は控えることを考慮し,術後速やかな内服再開が推奨される[2].

- **Ca拮抗薬**:継続を推奨する高いエビデンスはないが,術前から服用している患者では,継続する方向である.特に,冠攣縮性狭心症に対して使用している患者の非心臓手術では,継続すべきである[14,15].

- **利尿薬**：高血圧症や心不全のコントロール目的で服用している場合は手術当日も継続し，術後は速やかに再開する[15]．
- **免疫抑制薬（メトトレキサート）**：関節リウマチを代表とする慢性炎症性疾患に対して免疫を修飾する薬剤を使用している患者では，周術期の継続による術後の感染症リスクと，中止による疾患の再燃や増悪のリスクとのバランスを判断しなければならない．日本リウマチ学会のガイドラインによると，整形外科予定手術においてメトトレキサートは継続投与できる．整形外科予定手術以外の手術や，メトトレキサート12〜16 mg/週の高用量投与の患者における手術の際には，個々の患者のリスクとベネフィットを考慮して判断するとしている[19,20]．

③ 状況により継続する薬剤

- **ジゴキシン**：心不全の治療で服用している場合には，術前3〜4日前より投与を中止する．心房細動の心室レートコントロールで服用している場合には手術当日まで継続する[3]．

④ 一般的に継続する薬剤

- **喘息治療薬**：ステロイド薬（吸入剤，内服剤），気管支拡張吸入剤（β刺激薬・抗コリン薬），ロイコトリエン受容体拮抗薬は手術当日まで継続する．テオフィリンに関しては，周術期の継続が呼吸器系合併症の減少を明確に示すデータはなく，治療域と中毒域が非常に近く，代謝物が周術期で使用される薬剤に影響を与えるため，手術前日夜に中止する[16]．
- **甲状腺機能異常治療薬**：一般的には継続し，甲状腺検査値が正常化していることを確認する．
- **抗精神病薬**：第一世代の抗精神病薬（クロルプロマジン，ハロペリドールなど）では，約20％の頻度で麻酔時に血圧低下がみられる報告がある．また，QT延長や不整脈発生のリスクも認められる．一方で，長期間服用している場合，急激な中断は術後せん妄や精神状態の増悪につながる危険性がある．一般的には継続が望ましいが，患者ごとの術後の精神状態リスクと術中血圧低下のリスクを考慮し，決定すべきである．
- **抗うつ薬**：

〔三環系抗うつ薬〕継続により麻酔薬の作用増強や，周術期の不整脈の可能性が高まるが，突然の中断は離脱症状や精神状態増悪のリスクを高めるため，特に心疾患がなく，高用量で服用している患者では継続が推奨される．低用量を服用中で周術期の不整脈が懸念される患者では，術前に7〜14日間かけて，徐々に休薬するべきである．

〔選択的セロトニン再取り込み阻害薬（SSRI）〕急な中止による精神状態悪化のリスクに加え，半減期が長いため必要な休薬期間が長く，また再開後の効果安定に数週間の期間を必要とするため，一般的には継続が勧められる．しかしながら，出血のリスクが報告[21]されているため，脳外科手術や抗血栓薬を継続して行う手術の場合には，術

前3週間の休薬を考慮する[16]．

- **抗けいれん薬**：周術期では精神的または身体的ストレスの上昇，麻酔薬によるけいれん閾値の低下などにより，けいれん発作の発生リスクが高まる．そのため，てんかんの既往がある患者で術前に抗けいれん薬を服用している患者では，服用を継続するべきである．

- **H_2受容体拮抗薬，プロトンポンプ阻害薬（PPI）**：手術や周術期の環境は，ストレス性胃粘膜障害のリスクを増加させる．また，麻酔中の胃液逆流により，重度の誤嚥性肺炎を引き起こす可能性がある．H_2受容体拮抗薬とPPIはこれらのリスクを軽減するため，服用継続が推奨される．

❺ 中止すべき薬剤（継続するとリスクの高い薬剤）

- **モノアミン酸化酵素（MAO）阻害薬**：日本ではMAO-B選択的阻害薬であるセレギリンのみ，パーキンソン病治療薬として認可されている．継続した場合の周術期のリスクとしては，エフェドリンとの併用により異常高血圧や高熱を起こすことが知られている．また，ペチジンやトラマドールとの併用でセロトニン症候群の危険性がある．そのため，術前2週間の休薬が推奨される．しかしながら，中止による抑うつ状態や自殺のリスクも増加するため，精神科医師にて継続が必要と判断されるケースもある．その場合には，昇圧剤としてはカテコール-O-メチルトランスフェラーゼによって代謝されるフェニレフリンが比較的安全に使用できるとの報告や，麻薬ではモルヒネやフェンタニルの使用を推奨する意見もある[16]．

- **免疫抑制薬〔TNF阻害薬（生物学的製剤）〕**：継続投与は手術後の創傷治癒，感染防御に影響する可能性がある．日本リウマチ学会では，特に人口関節全置換術時は手術部位感染症が高いと結論している[20, 22]．一方で，休薬期間が長すぎるとリウマチの再燃の危険性があるため，世界各国のガイドラインでは半減期を考慮した休薬を推奨しており，米国では少なくとも1週間[23]，英国では半減期の3〜5倍[24]の休薬を推奨している．手術後は創がほぼ完全に治癒し，感染の合併がないことを確認できれば再投与が可能である．

サプリメント

❶ 国民の健康意識とサプリメント摂取の実態

近年では国民の健康志向が高まり，疾患の有無にかかわらず体調の維持と増進，病気の予防目的で市販の健康食品やサプリメント，生薬成分を含む市販品を摂取する国民が増加しているが，サプリメントが与える周術期医療への影響を十分に理解している患者は少なく，また主治医や麻酔科医師に申し出る必要性を認識している患者も少ない．加えて，2017年1月1日より，特定の成分を含む一部の市販薬を購入した際に，その購入

費用について所得控除を受けることができる「セルフメディケーション税制（医療費控除の特例）」が導入され，国民の健康志向はさらに高まることが予想される．このような社会的背景を受け，手術が予定されている患者でも，ドラッグストアやネット通販を通じて自身の判断でサプリメントを購入し，摂取している患者が増加している．周術期医療に従事する薬剤師として，患者が摂取しているサプリメントを把握し，周術期医療に与える影響を十分に説明し，患者の理解を得る必要がある．

❷ 健康食品の定義とサプリメント

健康食品には，国が定めた安全性や有効性に関する基準を満たした場合に，特定の保健の目的が期待できる食品の場合にはその機能について，また，国の定めた栄養成分については，一定の基準を満たす場合にその栄養成分の機能を表示することができる「保健機能食品制度」がある．この制度により分類される保健機能食品には「機能性表示食品」「栄養機能食品」「特定保健用食品（トクホ）」の3分類があり，機能表示などを国が許可しているが，「いわゆる健康食品」に該当する食品には法的定義がなく，機能表示は認められていない（表2-7）[25]．このうち「いわゆる健康食品」「機能性表示食品」「栄養機能食品」では，国の個別認可を行うことなく製造，販売が可能であり，成分や内容量，原料の原産国もさまざまであり，薬理学的活性が不明確な製品も多い．サプリメントはこの健康食品の範囲のなかに含まれると考えるが，厳密な用語定義はなく，内閣府による消費者の「健康食品」の利用に関するアンケート調査でも，サプリメントの用語定義を「健康食品のうち，錠剤型，カプセル型，または粉末のもの」と定義している[25]．患者の認識としては，健康食品のうち医薬品と外観が類似している錠剤型，カプセル型，粉末型のものを総称してサプリメントと称している場合が多いと思われる．

❸ 周術期への影響 (表2-8)

- **出血リスク**：ニンニク (garlic)，イチョウ葉 (ginkgo)，薬用ニンジン (ginseng)，ショウキョウ (ginger)，タンジン (danshen)，魚油 (fish oil) は血小板凝集機能に影響を与え，易出血傾向になることが示されている[2,3,6-8,26-30]．そのため，手術時の出血リスク増加や区域麻酔での血腫発生リスクの増加の可能性がある．また，ドンクアイ (dong quai) は天然クマリン誘導体を含有しており，特にワルファリンを服用している患者では，INR (international normalized ratio) の確認が必要である[6]．

表2-7 医薬品と健康食品の分類

いわゆる「健康食品」	健康食品			医薬品
	保健機能食品			
	機能性表示食品（届出制）	栄養機能食品（自己認証制）	特定保健用食品（トクホ）（個別認可性）	医薬品（医薬部外品を含む）

（文献25より引用）

表2-8 周術期に影響を与える可能性のあるサプリメント，生薬成分

サプリメント 生薬成分	主たる反作用の薬理	周術期への影響	術前休薬推奨期間	文献
ニンニク (garlic)	・血小板凝集阻害（おそらく不可逆的） ・線溶亢進	・手術時の出血リスク増加 ・区域麻酔での血腫発生リスクの増加	7日	6, 7, 8, 26)
イチョウ葉 (ginkgo)	・血小板活性化因子の抑制	・手術時の出血リスク増加 ・区域麻酔での血腫発生リスクの増加	36時間～2日	6, 7, 8, 26)
薬用ニンジン (ginseng)	・血小板凝集阻害（おそらく不可逆的） ・PT-aPTT延長（動物実験）	・手術時の出血リスク増加 ・区域麻酔での血腫発生リスクの増加 ・ワルファリンの抗凝固作用減弱	7日	6, 7, 8, 26)
ショウキョウ (ginger) <生姜>	・トロンボキサン合成酵素活性の阻害	・手術時の出血リスク増加 ・区域麻酔での血腫発生リスクの増加	データなし	27)
魚油 (fish oil) <オメガ-3脂肪酸誘導体 DHA，EPA含有>	・血小板凝集阻害	・手術時の出血リスク増加 ・区域麻酔での血腫発生リスクの増加 ・過量摂取により手術部位創傷の治癒遅延	7～10日 （医薬品のイコサペント酸エチルを参考）	3, 28, 29, 30)
ドンクアイ (dong quai) <当帰>	・天然クマリン誘導体含有	・ワルファリンの作用を増強	データなし ワルファリン服用患者ではINRを確認	7)
タンジン (danshen) <丹参>	・ワルファリンの排泄低下 ・血小板凝集阻害	・ワルファリンの作用を増強 ・手術時の出血リスク増加区域麻酔での血腫発生リスクの増加	データなし ワルファリン服用患者ではINRを確認	7)
カバ (kava)	・鎮静作用 ・抗不安作用	・麻酔薬の鎮静作用増強	1日	26)
バレリアン (valerian) <カノコ草>	・鎮静作用	・麻酔薬の鎮静作用増強 ・長期摂取による麻酔薬必要量の増加	データなし	26)
エフェドラ (ephedra) <麻黄>	・交感神経刺激による心拍数増加，血圧上昇	・心筋虚血と脳卒中のリスク ・ハロタン使用による心室性不整脈 ・長期間摂取による循環動態の不安定化	24時間	26)
エキナケア (echinacea)	・細胞性免疫活性の賦活 ・長期間摂取では免疫低下	・免疫抑制剤の効果減弱 ・長期間摂取による手術部位創傷の治癒遅延	データなし	26)
セント・ジョーンズ・ワート (St. John's Wort) <セイヨウオトギリソウ>	・神経伝達物質の再取り込み阻害 ・薬物代謝酵素CYP3Aの誘導	・麻酔薬の鎮静作用増強 ・CYP3Aで代謝される以下薬剤の代謝誘導（ジアゼパム，ニフェジピン，フェンタニル，ブピバカイン，ベラパミル，ミダゾラム，レボブピバカインなど）	5日	26, 28, 31)

PT-aPTT：prothrombin time-activated partial thromboplastin time

- **麻酔への影響**：カバ（kava），バレリアン（valerian）は，鎮静作用や抗不安作用をもつといわれている[26]．また，セント・ジョーンズ・ワート（St. John's Wort）は，神経伝達物質の再取り込みを阻害することで，抗うつ作用を示すことが知られている．そのため，これらの摂取により麻酔薬の鎮静作用が増強する可能性がある[26, 28]．

- **心血管系への影響**：エフェドラ（ephedra）は交感神経刺激作用をもつ．そのため，頻脈や血圧上昇による心筋虚血と脳卒中のリスク増加，ハロタン使用による心室性不整脈発生の可能性がある．また，長期間の摂取により内因性カテコラミンが枯渇し，術中の血行動態が不安定になる可能性がある[26]．

- **医薬品との相互作用**：タンジンはワルファリンの排泄を低下させ，ワルファリンの作用を増強することが知られている[7]．また，セント・ジョーンズ・ワートは肝臓の薬物代謝酵素であるCYP3Aを誘導する[26, 28]．手術室にて使用する頻度の高いジアゼパム，ニフェジピン，フェンタニル，ブピバカイン，ベラパミル，ミダゾラム，レボブピバカインは，CYP3A4によって代謝されるため，セント・ジョーンズ・ワートを摂

取している患者ではこれら薬剤のクリアランスが変化する可能性があり，注意が必要である[31]．

- **免疫系への作用**：エキナケア（echinacea）は短期間の使用では細胞性免疫活性の賦活作用を示し，移植手術前で免疫抑制薬を服用している患者では，免疫抑制薬の効果が減弱する可能性がある．逆に，エキナケアは8週間以上の長期摂取では免疫機能が低下する可能性がある[26]．また，魚油でも，過量摂取により手術部位創傷の治癒遅延の可能性が示されている[30]．

4 推奨されるサプリメントの術前中止期間 (表2-8)

　日本では，抗血栓療法中の区域麻酔・神経ブロックガイドラインにて，ニンニク，イチョウ葉，チョウセンニンジンのハーブ類を摂取している患者で，高リスク群（**表2-3**の脚注参考）の区域麻酔手技を施行する場合には，血小板凝集阻害が生じることがあることから，それぞれ，7日，2日，1日の服用中止を設けることを推奨している[8]．海外では，米国区域麻酔学会（ASRA）と欧州局所麻酔学会（ESRA）などの6学会が合同で発表した「ペインクリニック領域の手技に関するガイドライン」にて，主要5成分のサプリメントに関し，個々の術前中止期間を設定している[6,7]．現状ではガイドラインにより休薬期間の設定が異なり，明確な指標が確立しておらず，米国麻酔学会（American Society of Anaesthesiologists：ASA）では，手術患者用のリーフレットにて，手術前2週間の中止を推奨している[32]．周術期は麻酔や侵襲を伴う医療行為が行われ，安全面において万全な体制で周術期管理を行う必要がある．患者にはサプリメントは健康食品の一つであることを説明し，術前の摂取状況によっては麻酔方法や手術に対してリスクになることを十分に説明し，理解を得たうえで摂取中止の指導を行うことが重要である．また，十分な中止期間が得られない場合には，手術の侵襲度や麻酔方法，観血的手技の種類によっては術前検査を行い，周術期医療への影響を判断する必要がある．

〈阿部　猛〉

mini lecture

ホルマリンと特定化学物質障害予防規則

　ホルマリンは，病理診断のための生検で切除された組織や手術で摘出された臓器の固定液として使用される．手術室では，組織のホルマリン浸漬を行うことがあり，ホルムアルデヒド（formaldehyde：FA）ガスの曝露が問題となる．

　FAの特徴は無色で強い刺激臭があり，空気より少し重い易燃気体である．FA水溶液をホルマリンといい，局方ホルマリンは37％FA水溶液である．標本作製の固定液として使用する10％ホルマリンは，3.7％FA水溶液である．ホルマリンは，防腐剤として衣料や建材に広く用いられていたが，近年，目や上気道の刺激症状，頭痛などを発症するシックハウス症候群の原因物質として注目され，また幼児の喘息，アトピー性皮膚炎の発症について関連性が指摘されている．サリチル酸メチルを含有した消臭ホルマリンもホルマリン自体の毒性は変わらない．毒物および劇物取締法による医薬用外劇物（1％以下を除く）の指定であり，WHOより鼻咽頭がんなど発がん性が指摘された．

検体採取からホルマリン浸漬，診断の流れ

①臨床医により臓器やリンパ節などの検体が採取される．
②採取した検体の自家融解による腐敗を防ぐため，ホルマリンで浸漬固定する．
③病理検査室では，ホルマリン固定した臓器の切り出し＊や肉眼写真撮影および標本作製，顕微鏡下の観察による病変の組織診断が行われる．

＊：胃がん，乳がんなど手術や生検で切除された臓器を，がん取り扱い規約に則り顕微鏡観察での診断に適するように方向や大きさを整えて切り揃える作業のこと．

特定化学物質障害予防規則

　労働者の健康障害防止対策強化を目的とした2008年特定化学物質障害予防規則（特化則）の改正により，FAは従来の第3類から第2類に変更され，包括的な規制が2009年3月より開始された（**表1**）．

表1　改正特化則の要点と取り扱いの実際

改正特化則の要点
1. 「作業環境測定」の義務化（半年ごとに1回，測定記録の30年保存）
2. 「測定結果の評価」の実施（管理濃度0.1ppm）
　ただし，作業が1回当たり30秒，頻度が12回／月程度など，FAの取り扱いが短時間，低頻度で，大気中濃度が著しく低い場合などの事業所の場合は作業環境測定対象外となる．

取り扱いの実際
　特にFAが発散しやすい作業として，ホルマリンの分注，組織浸漬，固定臓器の水洗い，臓器の切り出しなどがある．ホルマリン取り扱いの病理検査室への集中化や，使用関係者への教育や健康管理が必要である．
1. 作業環境：換気設備などの設置による発散抑制措置として，換気良好な場所で，マスクや防護用メガネ，手袋およびディスポエプロンなどの使用による防御が必要である．
2. 保管環境：密閉・施錠，使用記録簿の管理，FA発散と漏洩防止策措置が必要である．転倒防止とFA吸収剤・中和剤の準備が推奨される．
3. 廃棄：厚生労働省薬務局長通知により処理法が定められ，通常は専門業者へ委託し廃棄処理を行う．

（柴田ゆうか）

4 感染管理―抗菌薬―

　手術と感染は常に隣り合せである．術後感染症は手術に伴う代表的な合併症であり，入院期間の延長，患者のQOLの低下，医療費の増大などのさまざまな問題を引き起こす．具体的な因果関係が科学的に証明されていない部分が多いため，術後感染症を発症させないように予防をすることがきわめて重要である．一方で術後感染症を発症した場合でも早期に適切な治療法を実施することも重要であるため，本項では，抗菌薬および抗菌作用を有する薬を用いたSSI予防策と術後感染症治療を中心に解説する．

定　義

　術後感染症とは，手術および手術に必要な医療行為に関連して手術後に起きる感染症の総称であり，手術部位感染（surgical site infection：SSI）と遠隔部位感染（remote infection：RI）に分けられる．SSIはさらに皮膚・皮下組織の表層切開創SSI，筋層・筋膜の深部切開創SSI，臓器・体腔SSIの3つに分類され，RIは直接手術操作の及ばなかった部位の感染として表現されている．

　厚生労働省院内感染対策サーベイランス事業（Japan Nosocomial Infections Surveillance：JANIS）によるSSIの定義[1]は，米国疾病対策センター（Centers for Disease Control and Prevention：CDC）が統轄するNational Healthcare Safety Network（CDC/NHSN）の旧基準[2]が用いられている．CDC/NHSN 2023年版の基準[3]では，SSIの判定可能期間が手術手技分類によって30日もしくは90日となっていること，深部切開創SSIや臓器・体腔SSIにおいて，手術医または主治医による深部切開創SSIもしくは臓器・体腔SSIと診断した場合の項目が除外されている．

創分類とリスク因子

　手術創は，4つのカテゴリーに分類される（**表2-9**）．
　SSIのリスク因子は，患者による内因性因子と医療環境による外因性因子に大きく分けられる（**表2-10**）．これらのリスク因子が複雑に絡み合うことが多いため，SSI予防には単一の予防策のみではなく，実行可能な予防策を複数組み合わせて実施することが望まれる．

表2-9 手術創分類

分類	定義
清潔創 【class Ⅰ】	・炎症のない非汚染手術創（呼吸器，消化器，生殖器，尿路系手術は含まれない） ・1期的縫合創 ・閉鎖式ドレーン挿入 ・非穿通性の鈍的外傷
準清潔創 【class Ⅱ】	・呼吸器，消化器，生殖器，尿路系に対する手術 ・感染がなく，清潔操作がほぼ守られている胆道系，虫垂，腟，口腔・咽頭手術 ・開放式ドレーン挿入 ・著しい術中汚染を認めない場合 ・虫垂炎，胆嚢炎，絞扼性イレウス（小範囲）で，周囲組織・臓器を汚染することなく病巣を完全に摘出・切除した場合
不潔創 【class Ⅲ】	・早期の穿通性外傷（事故による新鮮な開放創） ・早期の開放骨折 ・急性非化膿性炎症を伴う創 ・清潔操作が著しく守られていない場合（開胸心マッサージなど） ・術中に消化器系から大量の内容物の漏れが生じた場合 ・胃十二指腸穿孔後24時間以内 ・適切に機械的腸管処置が行われた大腸内視鏡検査での穿孔後12時間以内
汚染・感染創 【class Ⅳ】	・壊死組織の残存する外傷 ・陳旧性外傷 ・臨床的に感染を伴う創 ・消化管穿孔例（胃十二指腸穿孔後24時間以内，適切に機械的腸管処置が行われた大腸内視鏡検査での穿孔後12時間以内を除く）

（文献4）より）

表2-10 手術部位感染のリスク因子

内因性因子（患者）	外因性因子（医療環境）	
・加齢 ・直近の放射線治療 ・皮膚または軟部組織感染症の既往 ・糖尿病 ・肥満 ・アルコール依存症 ・喫煙 ・低栄養（術前アルブミン＜3.5mg/dL） ・総ビリルビン＞1.0 mg/dL ・免疫抑制状態	〈手技・施設要因〉 ・緊急手術 ・複雑な手術 ・汚染度の高い手術 ・不十分な換気 ・手術室内の混雑の増加 ・汚染された環境 ・機器の不適切な滅菌	〈術前の要因〉 ・術前における感染症の既往 ・不十分な皮膚消毒 ・術後感染予防抗菌薬の不適切使用 ・除毛方法 ・血糖コントロール不良 〈術中の要因〉 ・長時間の手術手技 ・輸血 ・無菌操作の不遵守 ・手袋着用の不遵守 ・不適切な手術消毒 ・血糖コントロール不良

（文献5）より）

抗菌薬および抗菌作用を有する薬を用いたSSI予防策

❶ メチシリン耐性黄色ブドウ球菌の鼻腔内除菌

メチシリン耐性黄色ブドウ球菌（methicillin resistant-*Staphylococcus aureus*：MRSA）

を含む黄色ブドウ球菌の鼻腔内保菌はSSIのリスク因子となるが，Perlらの研究結果では鼻腔内に黄色ブドウ球菌を保菌する患者に対する術前のムピロシンの投与は，直接的にSSIを減少させることはできないが，その後の黄色ブドウ球菌による院内感染を減少させることができたと報告している[6]．

一方で手術患者においてルーチンでのブドウ球菌の鼻腔内スクリーニングや鼻腔内除菌に関しては，費用対効果の観点からも確実に有益とは証明されていない[7]．WHOのガイドライン2018[8]では，心臓血管手術および整形外科手術においてはムピロシン（±クロルヘキシジン入浴）によるMRSAの除菌が推奨されているが，わが国のMRSAガイドライン2019[9]ではMRSA保菌者に対しては抗MRSA薬の予防投与に加え，術前における鼻腔へのムピロシンの使用も考慮するとされている．

そのためMRSAの鼻腔内除菌を行う場合は，感染対策チーム（infection control team：ICT）との協議のうえ，施設に応じた方法で実施することが望まれる．

❷ 経口抗菌薬を加えた機械的腸管処置

下剤を用いて腸管内容物を洗い流す機械的腸管処置（mechanical bowel preparation：MBP）に，経口抗菌薬を加えた処置がOAMBP（oral antibiotics with MBP）である．消化器外科SSI予防のための周術期管理ガイドライン2018[10]では，大腸手術においてMBPのみではSSI予防効果は認められていないが，OAMBPはSSI予防効果がある可能性があり，行うことが推奨されている．

OAMBPに使用される経口抗菌薬としては，嫌気性菌や腸管内のグラム陰性菌をターゲットとしているため腸管からの吸収がないアミノグリコシド系の経口抗菌薬とメトロニダゾールなどが用いられる．わが国でも大腸がん患者の腹腔鏡下手術では，術前の経口抗菌薬（カナマイシンとメトロニダゾール）の有用性に関する報告がある[11]．しかし，これらの経口抗菌薬を術前のSSI予防目的に使用することは適応外使用となるため，院内でのコンセンサスを得てから使用することが望ましい．

❸ 術後感染予防抗菌薬（Antimicrobial prophylaxis：AMP）

▶ 目　的
- SSIの発症率を減少させることであり，一般的にはRIを対象としていない．
- 手術操作の及ぶ範囲の術野汚染菌が対象となる．術野汚染菌とは，手術部位に常在する細菌のことであり，手術部位により異なる．
- 組織の無菌化を目標にするのではなく，術中汚染による細菌量を宿主防御機構でコントロールできるレベルまで下げるために補助的に使用する．

▶ 適応手術
①AMPでSSIが有意に低くなることが証明されている手術
②SSIの発症頻度が高い手術
③SSIが生じた場合に生命予後に大きく関わることが予測される手術

▶選択基準

手術ごとに推奨される術後感染予防抗菌薬は異なるが,一般的には以下の基準にしたがい選択される.

①手術部位の常在細菌叢に対して,抗菌活性を有し,発育を阻止するのに十分な濃度が得られる薬剤
②菌交代現象が起こりにくく,耐性菌が出現しにくい薬剤
③副作用が発現しにくく,麻酔薬や筋弛緩薬との相互作用がない薬剤
④術野の汚染菌量*を宿主の防御機能により感染が発症しない程度まで下げることのできる薬剤

＊：*Staphylococcus aureus* では組織1gあたり10^5個以上の菌数で汚染されると感染率が高くなり,さらに異物が介在するとより少ない菌数でも感染を起こすことが報告されている[12].

各手術部位で標的となる汚染菌と一般的に推奨される術後感染予防抗菌薬を**表2-11**に示し,術後感染予防抗菌薬の使用上の注意を**表2-12**に示す.

▶投与のタイミング

通常,執刀開始1時間前までに投与を実施し,執刀時に薬物の組織濃度が一番高くなるようにする.ただし,バンコマイシンやフルオロキノロン系抗菌薬は2時間前までに投与を実施する[4,13].

▶投与量

術後感染予防抗菌薬でも治療量で投与する[4].高度肥満患者では通常の投与量では血中濃度が十分維持できないため,増量する[14].

▶投与間隔

手術中および閉創後約2～3時間は血中および組織に抗菌薬の治療濃度を維持する必要があるため,各薬剤の半減期の2倍の時間が経過したら追加投与を行う[13].一部の薬剤において腎機能低下患者では,投与間隔を延長する[15,16].

短時間に1,500mLを超える出血があった場合は,追加投与を考慮する[4].ただし,術後感染予防抗菌薬の1日投与量の上限は,一般に治療時の1日投与量が目安となる.

▶投与期間

わが国における術後感染予防抗菌薬適正使用のための実践ガイドライン[4]では,外科系多領域の感染症専門家からなる「術後感染予防抗菌薬適正使用に関するガイドライン作成委員会」の意見をもとに術後感染予防抗菌薬の投与期間が提示されている.

術式に応じて単回投与のみ,もしくは術後24～72時間までの期間が推奨されており,注射用抗菌薬による推奨期間投与後の経口抗菌薬の追加投与は不要とされている.

▶抗MRSA薬の使用が考慮される状況

日常的に抗MRSA薬を術後感染予防抗菌薬として使用することは避けなければならないが,以下の状況下では使用が考慮される[4,9].

①術前にMRSAを保菌している患者
②術前に手術操作の及ぶ部位からMRSAが検出されている患者

表2-11 各手術部位で想定される菌と代表的な術後感染予防抗菌薬

手術部位や術式		予想される汚染菌	代表的な術後感染予防抗菌薬
胸部	心臓系 (人工弁, 冠動脈バイパス, 開心術, ペースメーカー, 除細動器など)	黄色ブドウ球菌, 表皮ブドウ球菌	セファゾリンなど
	心臓以外 (肺, 気管など) (気道が胸腔内で開放される場合)	黄色ブドウ球菌, 表皮ブドウ球菌, 口腔内嫌気性菌, レンサ球菌	セファゾリン, スルバクタム/アンピシリンなど
消化器	食道, 胃・十二指腸	大腸菌, 肺炎桿菌	セファゾリン, スルバクタム/アンピシリンなど
	胆管, 膵臓	腸内細菌科細菌	セファゾリン, セフォチアムなど
	胆嚢, 肝臓	腸内細菌科細菌	セファゾリン, セフォチアムなど
	結腸, 直腸	腸内細菌科細菌, 嫌気性菌など	セフメタゾール, フロモキセフ, セファゾリン+メトロニダゾールなど
泌尿器	尿道, 膀胱, 尿管, 腎, 前立腺	腸内細菌科細菌	セファゾリン, セフォチアム, スルバクタム/アンピシリンなど
生殖器	腟, 腹部, 子宮	腸内細菌科細菌, 嫌気性菌	セフメタゾール, フロモキセフ, セファゾリン+メトロニダゾールなど
頭	開頭術	黄色ブドウ球菌, 表皮ブドウ球菌など	セファゾリンなど
頭・頸部	耳, 鼻	黄色ブドウ球菌, レンサ球菌	セファゾリンなど
	頭部・頸部 (口腔・咽頭含む)	口腔内嫌気性菌, 黄色ブドウ球菌 レンサ球菌など	クリンダマイシン スルバクタム/アンピシリン セフメタゾールなど
眼	眼科手術全般 (眼内炎を除く)	黄色ブドウ球菌, 表皮ブドウ球菌 レンサ球菌属など	セファゾリンなど
骨・関節	関節全置換術, 骨接合術	黄色ブドウ球菌, 表皮ブドウ球菌など	セファゾリンなど
皮膚	外陰部, 外陰部周囲の切除, 植皮	黄色ブドウ球菌, 表皮ブドウ球菌 グラム陰性桿菌など	セファゾリンなど
	外陰部, 外陰部周囲以外の切除, 植皮	黄色ブドウ球菌, 表皮ブドウ球菌など	セファゾリンなど

③心臓手術, 胸部大血管手術, 人工関節置換術, 脊椎インプラント挿入手術において同一施設でMRSAによるSSIのアウトブレイクが認められている場合
④人工関節置換術, 脊椎インプラント挿入手術において同一施設でメチシリン耐性コアグラーゼ陰性ブドウ球菌 (MRCNS) によるSSIのアウトブレイクが認められている場合
⑤βラクタム系抗菌薬にアレルギーがある場合

▶ βラクタム系抗菌薬にアレルギーがある場合の代替薬

各手術創に応じて, 以下の代替薬を単体もしくは組み合わせる.

- **グラム陽性球菌をターゲットとする場合**:クリンダマイシン, バンコマイシンなど
- **グラム陰性桿菌をターゲットとする場合**:アズトレオナム, フルオロキノロン系抗菌

表2-12 代表的な術後感染予防抗菌薬と使用上の注意

系　統	一般名	規　格	1回投与量	1回最大量[b]	投与方法	注意事項
ペニシリン系	スルバクタム/アンピシリン	1.5g/V	1.5～3g/回	3g/回	緩徐にIV or DIV	①1Vの最小溶解量：10mL[c] ②分割投与は不可（キット製品）
ペニシリン系	アンピシリン	1g/V	1～2g/回	2g/回	緩徐にIV or DIV	①1Vの最小溶解量：10mL[c] ②溶解後は速やかに使用 ③投与時の最大濃度：100mg/mL[d]
セフェム系	セファゾリン	1g/V	<80kg：1g/回 80～120kg：2g/回 ≧120kg：3g/回	3g/回	緩徐にIV or DIV	①溶解後48hr以内に使用 ②最小溶解量：4mL[c] ③投与時の最大濃度：100mg/mL[d] ④分割投与は不可（バッグ製品）
セフェム系	セフォチアム	1g/V	<80kg：1g/回 ≧80kg：2g/回	2g/回	緩徐にIV or DIV	①最小溶解量：5mL[c] ②緩徐にIVする際は20mLに希釈して投与すること ③分割投与は不可（バッグ製品）
セフェム系	セフメタゾール	1g/V	<80kg：1g/回 ≧80kg：2g/回	2g/回	緩徐にIV or DIV	①最小溶解量：10mL[c] ②分割投与は不可（キット製品）
セフェム系	フロモキセフ	1g/V	<80kg：1g/回 ≧80kg：2g/回	2g/回	緩徐にIV or DIV	①溶解後6hr以内に使用 ②最小溶解量：4mL[c] ③分割投与は不可（キット製品）
グリコペプチド系	バンコマイシン	0.5g/V	15mg/kg/回（実体重）	2g/回	1hr以上でDIV	①筋注不可 ②最小溶解量：10mL[c] ③投与時の最大濃度：5mg/mL[d] ④溶解後24hr以内に使用
グリコペプチド系	テイコプラニン	200mg/V 400mg/V	12mg/kg/回（実体重）	12mg/kg/回	30分以上かけてDIV	①最小溶解量：5mL[c] ②溶解後は速やかに使用
ホスホマイシン系	ホスホマイシン	2g/V	2g/回	2g/回[a]	緩徐にIV（5分以上）or DIV	①最小溶解量：20mL[c] ②Na摂取制限患者では注意が必要 ③溶解液はブドウ糖液 ④分割投与は不可（バッグ製品）
リンコマイシン系	クリンダマイシン	300mg/A 600mg/A	600mg/回	900mg/回[e]	30～60分かけてDIV	①急速静注は不可（心停止の恐れあり） ②投与時の最大濃度：12mg/mL[d] ③腎障害時に用量の調節必要なし
ニトロイミダゾール系	メトロニダゾール	500mg/V	500mg/回	1,000mg/回[b] 術中再投与しない場合	20分以上かけてDIV	①DIVのみ ②分割投与は不可

a) 各種薬剤の添付文書
b) 文献4)
c) 各種薬剤のインタビューフォーム
d) オーストラリア治療ガイドライン委員会：抗生物質治療ガイドライン
e) 菊地　賢（監）：日本語版サンフォード感染症治療ガイド2021. ライフサイエンス出版，2021.

薬，アミノグリコシド系抗菌薬など
- **嫌気性菌をターゲットとする場合**：メトロニダゾール（下部消化管手術，婦人科手術など），クリンダマイシン（口腔・咽頭手術など）

▶ 手術中の特殊状況下での投与方法

整形外科領域で駆血のためにターニケットを使用する症例では，ターニケットで加圧する5～10分前には術後感染予防抗菌薬の投与を終了する．

帝王切開において，過去には新生児への影響を考慮し，臍帯クランプ後に術後感染予防抗菌薬の投与が行われていたが，現在では母体のSSIや子宮内膜炎などの予防目的で，ほかの手術と同様に執刀開始1時間前までに投与を実施する．

術後感染治療抗菌薬

汚染手術，およびすでに感染が発症している手術の際に使用される抗菌薬の総称である．対象となる細菌は術後感染予防抗菌薬の影響を少なからず受けており，常在菌のなかでも術後感染予防抗菌薬に対して感受性の低い菌や耐性を有する菌，院内で問題となる耐性菌などが考えられる．

侵襲的な手術の後では，術後感染症を発症していなくても，38℃以上の発熱，白血球の増加，炎症反応の上昇などの臨床所見が認められる．術後感染症を発症していなければ，これらの症状は術後経過とともに消失するが，改善傾向が認められない場合や悪化する場合には術後感染症を疑い，種々の検査などを実施し，術後感染症（SSIおよびRI）の有無を確認する．

術後感染症を発症した際は，手術により宿主の生体防御能が障害されていることが多く，重症化しやすいため，可能な限り原因菌の推定あるいは決定をし，術後感染治療抗菌薬の投与，必要に応じて外科的処置などを行う（図2-1）．

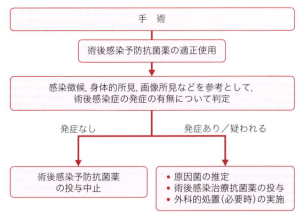

図2-1　術後感染の予防と治療までの流れ

▶ 選択基準

原因菌は，手術の種類や部位，SSIとRIの発症部位からの各種培養結果やグラム染色の結果などから推定・決定され，原因菌に対して最も有効な抗菌薬を選択する．

❶ SSI原因菌

2014～15年におけるわが国でのSSI上位7分離菌は *Enterococcus faecalis*（19.3%），*Staphylococcus aureus*（18.1%，このうちMRSAが9.7%），*Escherichia coli*（17.2%），*Pseudomonas aeruginosa*（15.4%），*Bacteroides fragilis* group（12.8%），*Enterobacter cloacae*（10.9%），*Klebsiella pneumoniae*（6.3%）であった[17]．*S. aureus*, *P. aeruginosa*は表層切開創部で臓器・体腔部よりも有意に多く分離されており，*E. coli*, *E. cloacae*, *K. pneumoniae*は臓器・体腔部で表層切開創部よりも有意に多く分離されていた．

❷ RI原因菌

2015年度に実施された日本外科感染症学会による消化管手術後の抗菌薬耐性菌による術後感染率と定着率を評価した調査[18]では，消化管手術後のRIとしては，呼吸器感染症，尿路感染症，カテーテル感染症，菌血症，ドレーン関連の感染症，MRSA腸炎などがあり，MRSAやESBL産生の腸内細菌科細菌が分離された．

▶ 投与計画

原因菌の推定および決定後は，体内動態，移行性などを考慮して術後感染治療抗菌薬の選択を行う．術後感染治療抗菌薬の投与スケジュールは，薬物動態学（pharmacokinetics：PK）および薬力学（pharmacodynamics：PD）に基づいて計画されるべきである．代表的な術後感染治療抗菌薬を**表2-13**に示す．

また，抗MRSA薬を使用するケースがあるため，これらの投与設計に関しては薬剤部内のTDM担当者にコンサルトをして，適正な投与計画を立案してもらうことも重要である．

また，選択した術後感染治療抗菌薬を使用しても感染症状が改善しない場合は，ほかの抗菌薬への変更，外科的処置の併用などを考慮するとともに，真菌感染症の存在も考え，抗真菌薬の投与も必要になる．

▶ 投与期間

明確な基準は存在しないが，患者の臨床経過や画像所見などより中止時期を決定する．漫然とした長期投与は耐性菌の選択や増殖を惹起する可能性があるため，避けることが望ましい．

術後感染症を発症した場合，早期の的確な診断と治療が重要であり，治療においては術後感染治療抗菌薬の適正使用がキーポイントとなるため，薬剤師が術後感染治療抗菌薬のPK/PD理論やTDMを駆使して，術後感染症の治療に貢献することが望まれる．

表2-13 術後感染治療抗菌薬（注射薬）の一覧表【成人】

系統	一般名	規格	1日標準投与量[a]	1日最大量[a]	腎機能低下時の1日投与量[a], [b], [d]		
					Ccr＞50〜90	10≦Ccr≦50	Ccr＜10
ペニシリン系	ピペラシリン	1g/V 2g/V	2〜16g/分2〜4	16g	4gを6〜8hrごと	4gを8〜12hrごと or 2gを6〜8hrごと	2gを8hrごと
	タゾバクタム/ピペラシリン	2.25g/V 4.5g/V	9〜18g/分2〜4	18g	Ccr＞40：4.5gを6〜8hrごと	10≦Ccr≦40 4.5gを8〜12hrごと or 2.25gを6〜8hrごと	4.5gを12hrごと or 2.25gを6〜12hrごと
セフェム系	セフトリアキソン	0.5g/V 1g/V	1〜2g/分2 4g/分2（重症）	4g	1〜2g 12〜24hrごと	1〜2g 12〜24hrごと	1〜2g 24hrごと
	セフェピム	0.5g/V 1g/V	1〜2g/分2 4g/分2（発熱性好中球減少症）	6g[b]	Ccr＞60：2gを8〜12hrごと	30≦Ccr≦60：2gを12hrごと 10≦Ccr＜30：2gを24hrごと	1gを24hrごと
カルバペネム系	メロペネム	0.25g/V 0.5g/V 1g/V	1〜3g/分2〜3（1回量は1gまで） 6g/分3（化膿性髄膜炎）	3g（髄膜炎以外） 6g（髄膜炎）	1gを8hrごと	25＜Ccr≦50：1gを12hrごと 10≦Ccr≦25：0.5gを12hrごと	0.5gを24hrごと
	ドリペネム	0.25g/V 0.5g/V	0.5〜3g/分2〜3	3g	Ccr≧70：0.5〜1gを8hrごと 50≦Ccr＜70：1gを12hrごと or 0.5gを8〜12hrごと	30≦Ccr＜50：0.25〜0.5gを8〜12hrごと 10≦Ccr＜30：0.25gを8〜12hrごと	0.5gを24hrごと
グリコペプチド系	バンコマイシン	0.5g/V 1g/V	40mg/kg/分2	60mg/kg[c] ただし，血中濃度の結果次第	薬剤部TDM担当者へコンサルト 目標AUC：400〜600μg・hr/mL[c]		
	テイコプラニン	200mg/V 400mg/V	初期投与量[c] ①初日，2日目：20mg/kg 分2 3日目：10mg/kg 分1 ②初日：24mg/kg 分2 2，3日目：12mg/kg 分1 ③初日，2日目：24mg/kg 分2 3日目：12mg/kg 分1 維持投与量[c] 6.7mg/kg 分1	24mg/kg[c] （初期の負荷投与時） ただし，血中濃度の結果次第	薬剤部TDM担当者へコンサルト 目標トラフ血中濃度：15〜30μg/mL（非複雑性MRSA感染症）[c] 目標トラフ血中濃度：20〜40μg/mL（複雑性MRSA感染症）を考慮[c]		

表2-13 術後感染治療抗菌薬（注射薬）の一覧表【成人】（つづき）

系統	一般名	規格	1日標準投与量[a]	1日最大量[a]	腎機能低下時の1日投与量[a], [b], [d]		
					Ccr＞50〜90	10≦Ccr≦50	Ccr＜10
アミノグリコシド系	アルベカシン	25mg/A 75mg/A 100mg/A 200mg/A	200〜300mg/分1	5〜6mg/kg[c] ただし，血中濃度の結果次第	薬剤部TDM担当者へコンサルト 有効血中濃度；≧15〜20μg/mL（ピーク*），＜1μg/mL（トラフ）[c] ＊）ここでのピークは点滴開始1hr後の数値（最高血中濃度ではない）		
	アミカシン	100mg/A 200mg/A	15mg/kg[c]	20mg/kg[c]	60＜Ccr≦80：12mg/kgを24hrごと 40＜Ccr≦60：7.5mg/kgを24hrごと	30＜Ccr≦40：4mg/kgを24hrごと 20＜Ccr≦30：7.5mg/kgを48hrごと	10＜Ccr≦20：4mg/kgを48hrごと Ccr≦10（HD施行例）：5〜7.5mg/kgをHDのみ
オキサゾリジノン系	リネゾリド	600mg/袋 600mg/錠	1,200mg/分2	1,200mg	600mgを12hrごと 錠剤のバイオアベイラビリティが100%のため，水分負荷制限患者などでは経口薬が推奨される		
環状リポペプチド系	ダプトマイシン	350mg/V	4〜6mg/kg 24hごと	6mg/kg（敗血症，感染性心内膜炎） 4mg/kg（それ以外）	Ccr≧30：6mg/kg 24hrごと，4mg/kg 24hrごと 30＜Ccr：6mg/kg 48hrごと，4mg/kg 48hrごと		
ニューキノロン系	シプロフロキサシン	200mg/袋 300mg/袋 400mg/袋	800〜1,200mg/分2〜3	1,200mg	Ccr＞60：400mgを8〜12hrごと ※いずれも病状により必要と判断された場合は1回投与量を400mgとする．	30≦Ccr≦60：200mgを12hrごと Ccr＜30：200mgを24hrごと ※いずれも病状により必要と判断された場合には1回投与量を400mgとする	200mgを24hrごと ※いずれも病状により必要と判断された場合には1回投与量を400mgとする
	パズフロキサシン	300mg/袋 500mg/袋 1g/袋	1,000〜2,000mg/分2	2,000mg	500〜1000mgを12hrごと	20≦Ccr＜30 500mgを12hrごと Ccr＜20 500mgを24hrごと	500mgを24hrごと
	レボフロキサシン	500mg/V 500mg/袋	500mg/分1	500mg	500mgを24hrごと	20≦Ccr≦50：初日500mg/分1，2日目以降250mg/分1 Ccr＜20：初日500mg/分1，3日目以降250mg/分1 2日に1回	初日500mg/分1，3日目以降250mg/分1 2日に1回
ニトロイミダゾール系	メトロニダゾール	500mg/V	1,500〜2,000mg/分3〜4	2,000mg	500mgを6〜8hrごと	500mgを6〜8hrごと	500mgを12hrごと

a) 各薬剤の添付文書．
b) 菊地 賢（監）：日本語版サンフォード感染症治療ガイド2021．ライフサイエンス出版，2021．
c) 日本化学療法学会／日本TDM学会：抗菌薬TDM臨床実践ガイドライン，2022．
d) 日本感染症学会／日本化学療法学会：JAID/JSC感染症治療ガイド2022，2022．

（冨澤　淳）

5 静脈血栓塞栓症予防策

　深部静脈血栓症(deep vein thrombosis：DVT)は深筋膜より深部を走行する深部静脈に血栓が生じた病態であり，肺血栓塞栓症(pulmonary thromboembolism：PTE)は深部静脈の血栓が遊離して肺動脈を塞栓した病態である．これら2つの病態は連続した病態であるとする考えに基づき，DVTとPTEを合わせて静脈血栓塞栓症(venous thromboembolism：VTE)と総称されるようになった．

　VTEのうち，臨床上大きな問題となるのはPTEである．日本麻酔科学会の周術期肺血栓塞栓症調査結果では，2009〜2011年のPTEによる死亡率は約14%[1]で，2017年には8.4%まで減少している[2]が，PTEは周術期における致死率の高い合併症である．

　また，PTEは急変後の救命処置開始より60〜150分以内に死に至り，急変から死亡までの時間が短いため，早期の症状・所見出現時から迅速な治療を開始することが重要である[3]．また，PTEは発症した場合に致死的になるため，PTEを発症しないように適切な予防管理を行うこともきわめて重要である．

要因

　静脈血栓の形成には，Virchowの3因子と呼ばれる①血流のうっ滞，②血液凝固能の亢進，③血管壁の損傷が深く関与している．通常は，静脈内に血栓が生じないように血管内皮機能とともに血液凝固線溶系は厳格にコントロールされているが，周術期はこれらの3因子が複雑に絡み合い，深部静脈に血栓が形成されやすい．「肺血栓塞栓症および深部静脈血栓症の診断，治療，予防に関するガイドライン(2017年改訂版)」[4]では，急性PTEの塞栓源の90％以上が下肢もしくは骨盤内静脈であるとしている．

　下肢・骨盤部のDVTは大きく腸骨型，大腿型，下腿型に分類され，発生要因や病態が異なる[5]．下腿型のDVTは中枢側に血栓が進展するため肺に塞栓化しやすく，PTEとの関連性が強いと考えられる．下腿型のDVTはヒラメ筋静脈に形成されやすい．一般的に静脈の灌流機序には伴走動脈の拍動，静脈弁，筋ポンプ作用の3つがあるが，ヒラメ筋静脈はほとんどが筋ポンプ作用によって静脈灌流が行われていること，静脈弁が小さく不完全であること，吻合が多いことから，ほかの静脈よりも血流のうっ滞が増悪しやすく，解剖学的にも下腿型の血栓発生源となりやすい．

　一方で，上肢の静脈では内頸静脈や鎖骨下静脈へのカテーテル留置，縦隔腫瘍による圧迫が原因となり，下肢の静脈では骨盤・下大静脈から進展し，主に下腿部からのカテー

テル穿刺や留置，運動制限下の臥床が原因となることが多い．

リスクレベルの評価

周術期でのVTEのリスク要因は大きく分けると，患者背景要因（**表2-14**）と手術背景要因（**表2-15**）の2つに分類でき，これらを基に患者個々に評価することが重要である．

推奨される予防法（表2-16）

VTEの予防法は理学的予防法と薬物的予防法に大別される．理学的予防法には早期

表2-14　VTEのリスク分類とリスク要因（患者背景要因）

リスク分類	低リスク	中リスク	高リスク
患者背景要因	・肥満 ・下肢静脈瘤 ・エストロゲン治療	・高齢 ・長期臥床 ・がん化学療法 ・呼吸不全 ・悪性疾患 ・重症感染症 ・うっ血性心不全 ・中心静脈カテーテル留置	・下肢麻痺 ・ギプスによる下肢の固定 ・静脈血栓塞栓症の既往 ・血栓性素因

（文献4より改変）

表2-15　VTEのリスク分類とリスク要因（手術背景要因）

手術分類	低リスク	中リスク	高リスク	最高リスク
産科手術	・正常分娩	・帝王切開術	・高齢肥満妊婦の帝王切開術 ・VTEの既往あるいは血栓性素因の経腟分娩	・VTEの既往あるいは血栓性素因の帝王切開術
整形外科手術	・上肢の手術	・腸骨からの採骨，下肢からの神経や皮膚の採取を伴う上肢手術 ・脊椎手術 ・脊椎・脊髄損傷 ・下肢手術 ・大腿骨遠位部以下の単独外傷	・人工股関節・膝関節置換術 ・股関節骨折手術 ・骨盤骨切り手術 ・下肢手術にVTEの付加的なリスク因子が合併する場合 ・下肢悪性腫瘍手術 ・多発外傷・骨盤骨折	・高リスクの手術を受ける患者にVTEの既往あるいは血栓性素因がある場合
泌尿器外科手術 一般外科手術 婦人科手術	・40歳未満の大手術* ・60歳未満の非大手術 ・経尿道的手術	・40歳以上，あるいはリスク因子のある大手術 ・60歳以上，あるいはリスク因子のある非大手術 ・がん以外の疾患に対する骨盤手術 ・ホルモン療法中の患者の手術	・40歳以上のがんの大手術 ・前立腺・膀胱全摘出術 ・骨盤内悪性腫瘍根治術	・VTEの既往あるいは血栓性素因のある大手術

＊：大手術とは，厳密な定義はないがすべての腹部手術あるいは45分以上要する手術を基本とする．

（文献4より改変）

表2-16　リスクレベルに応じたVTE予防法

リスクレベル	A 早期離床・歩行 積極的な運動	B 弾性ストッキング	C 間欠的空気圧迫法	D 抗凝固薬
低リスク	推　奨	不　要	不　要	不　要
中リスク	推　奨	B or Cのどちらかを実施		不　要
高リスク	推　奨	推　奨	C or Dどちらかを実施	
最高リスク	推　奨	B or Cのどちらかを実施		推　奨

(文献4, 9を参考に筆者作成)

離床および早期歩行，弾性ストッキング，間欠的空気圧迫法が含まれ，薬物的予防法には抗凝固薬が含まれる．VTEリスクレベルにより必要となる予防法が異なるが，患者個々のVTE発症リスクと出血リスクを勘案し，理学的予防法または薬物的予防法のいずれか，または両者を選択することが推奨される[4,6]．

1 理学的予防法

▶早期離床と早期歩行

離床しているだけでなく，立位や座位を繰り返すこと，早期に歩行することが重要である．歩行することで，下肢の筋ポンプ機能の促進と足底静脈叢に貯留した血液を押し上げ，静脈血流を増加させることができる．なお，早期離床が困難な患者では，下肢の挙上やマッサージ，足関節の運動などを実施する．

▶弾性ストッキング

表在静脈を圧迫して，深部静脈の血流速度を増加させることができる．ストッキングにしわがあると，血流を阻害したり，腓骨神経麻痺を生じたりする可能性があるため，装着時に適正なサイズのストッキングを選択する必要がある．

▶間欠的空気圧迫法

間欠的空気圧迫法(intermittent pneumatic compression：IPC法)には，下腿大腿圧迫型(厳密にはこの方法がIPC)と足底足関節圧迫型(venous foot pump：VFP)がある．前者は下肢に巻いたカフに間欠的に空気を注入し，圧迫することで下肢の静脈血流を促すことができ，後者は足底を圧迫することで足底静脈叢に貯留した血液を促し，静脈血流を改善させることができる．手術前あるいは手術中より装着し，十分な歩行が可能となるまで施行する．

2 薬物的予防法（抗凝固薬）

予防的抗凝固薬は，**表2-15**にもあるようにVTE発症リスクが高リスク以上の患者で投与される．わが国では薬剤ごとに適応手術，投与期間などが異なる(**表2-17**)．諸外国においては人工膝・股関節手術，股関節骨折手術後の予防的抗凝固薬は最大35日間の投与が推奨されている[7]．また，活動制限，肥満，VTEの既往などのVTE発症リス

表2-17 手術後にVTE予防で使用される抗凝固薬

抗凝固薬	ビタミンK依存性凝固因子阻害薬	未分画ヘパリン		低分子ヘパリン	Xa因子阻害薬	
	ワルファリン	ヘパリンカルシウム	ヘパリンナトリウム	エノキサパリン	フォンダパリヌクス	エドキサバン
適応手術	・すべての手術	・すべての手術	・すべての手術	・股関節全置換術 ・膝関節全置換術 ・股関節骨折手術 ・腹部手術	・下肢整形外科手術 ・腹部手術	・膝関節全置換術 ・股関節全置換術 ・股関節骨折手術
成人の用量	PT-INR値が1.5〜2.5となるように調節	1回 5,000単位 1日2回	APTTが正常値の上限となるように調節	1回 2,000単位 1日1〜2回	1回 1.5〜2.5mg 1日1回	1回 15〜30mg 1日1回
投与経路	経口	皮下注	持続静注	皮下注	皮下注	経口
術後開始時期	特に制限なし	特に制限なし	特に制限なし	術後24〜36時間経過後出血がないことを確認してから	術後24時間経過後出血がないことを確認してから	術後12時間経過後出血がないことを確認してから
投与期間	規定なし	7〜10日間	7〜10日間	14日間	整形手術：14日間 腹部手術：8日間	14日間

（各医薬品の添付文書，文献4, 6を参考に筆者作成）

クがあり，がんに対して開腹もしくは腹腔鏡下での腹部・骨盤手術施行患者では低分子ヘパリンを4週間まで延長することが推奨される[8]．

薬物的治療法

VTEの治療に用いられる抗凝固薬については，PTEとDVTの両方を「急性期」と「維持期」に分けて考える必要がある．

① PTEの治療

「肺血栓塞栓症および深部静脈血栓症の診断，治療，予防に関するガイドライン（2017年改訂版）」[4]では，「肺血管床の減少により惹起される右心不全および呼吸不全に対する急性期の治療と血栓源であるDVTからの急性PTEの再発予防のための治療に大別される」と記載されている．

▶ 急性期

緊急性，重症度，血栓リスク，出血リスクを総合的に評価して治療されるが，おおむね下記の①〜③に分けて治療することを推奨している．
①血行動態が安定しており右室機能不全と心臓バイオマーカーのどちらかが陽性，もしくは両方とも陰性の場合は，抗凝固薬による治療を第一選択とする．
②血行動態が安定しており右室機能不全と心臓バイオマーカーが両方とも陽性の場合

は，効果と出血のリスクを慎重に評価し，抗凝固薬に加え，血行動態悪化に備えたモニタリングを行う．状況次第では血栓溶解療法も選択肢に入れる．

③ショックや低血圧などの血行動態が不安定な場合には，抗凝固薬と血栓溶解療法を組み合わせる．

現時点での抗凝固薬による治療法は複数ある（**図2-2**）が，緊急性，重症度，患者背景，

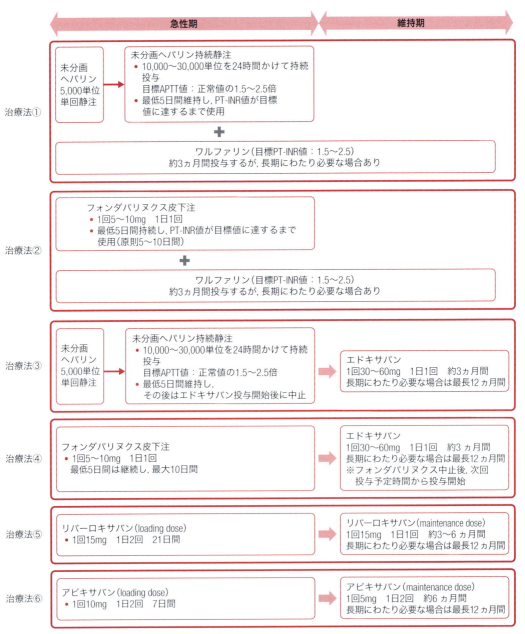

図2-2 VTE治療として使用される抗凝固薬の治療法

（文献10を参考に筆者作成）

医療機関での採用薬の有無などにより，治療法が異なる可能性は十分考えられる．

▶ **維持期**

急性期後の治療となるため，基本的には経口抗凝固薬による治療が中心となる．

近年では直接作用型経口抗凝固薬（direct oral anticoagulant：DOAC）による治療が中心となっているが，維持期でのDOACの用量は薬剤ごとに異なる．そのため高齢の患者（75歳以上），低体重の患者（50 kg未満），腎機能障害を有する患者では投与期間中に出血徴候（鼻血，皮下出血，便潜血，血尿など）やヘモグロビン値のモニタリングを実施することが望ましいと考える．

ワルファリンによる治療であれば，PT-INR値のモニタリングなどで服薬遵守状況を客観的に評価することが可能であるが，DOACによる治療では，服薬遵守状況を客観的に評価することが困難であるため，薬剤師の服薬指導がきわめて重要である．

❷ DVTの治療

DVTが末梢型か大腿・腸骨静脈まで及ぶ中枢型かにより，治療内容や治療開始時期などが大きく異なる．一般に下腿から腸骨静脈へと血栓が中枢進展するとともに重大な合併症を来す．

DVTの治療目標は，①血栓症の進展や再発の予防，②PTEの予防，③二次性静脈瘤と下腿うっ滞性症候群（うっ滞性色素沈着，湿疹，皮膚萎縮，遅延性下肢潰瘍）の予防である．最も理想的な治療は，PTEの合併を防ぎ，速やかに静脈血栓を除去ないし溶解させ，再発を防ぐことにより，静脈の開存性を確保して静脈弁機能を温存できる方法である[4]．

▶ **急性期**

中枢型DVTの場合，重症度や臨床経過により薬物療法，カテーテル治療，外科的血栓摘除などの選択肢があるが，基本的には抗凝固薬による治療（**図2-2**）が中心となる．基本的な概念はPTEのときと同様である．

末梢型DVTは，中枢型に比べてPTEのリスクは約半分と低く，2週間以内に血栓の中枢進展がなければその後の進展はないとされているが，超音波検査で1週ごとに中枢進展の有無を経過観察することが推奨される[2]．

▶ **維持期**

急性期を過ぎてからの治療は主に，血栓症の再発予防ならびに血栓後遺症の発生や重症化を予防することに主眼が置かれるため，治療であるが，概念的には予防に近い．

諸外国では，アピキサバンの低用量（1回2.5 mg 1日2回）は常用量（1回5 mg 1日2回）と比較して出血の発生率を増やすことなくVTEの再発を抑制する報告[11]もあるため，わが国での承認用量ではないが，出血リスクの高い患者では低用量での治療がよいかもしれない．

（冨澤　淳）

長期ステロイド薬服用患者への ステロイド補充

　ステロイド薬は，抗炎症作用や免疫抑制作用を目的として，関節リウマチや膠原病（全身性エリテマトーデスなど），ネフローゼ症候群，潰瘍性大腸炎，アレルギー性疾患（喘息など），血液疾患（白血病，紫斑病など），悪性腫瘍（リンパ腫，多発性骨髄腫など）など，多くの疾患に対して投与されるため，周術期にも長期間にわたって服用している患者にしばしば遭遇する．周術期においては，長期ステロイド薬服用による全身的な副作用と，二次性の副腎皮質機能不全の可能性を考慮し，周術期の管理を行う必要がある．また，喘息患者では手術侵襲ストレスにより喘息発作が誘発されることがあり，発作に対してはステロイド薬が投与されるが，特にアスピリン喘息患者では投与方法に注意が必要である．

ステロイド薬投与による周術期の全身的な副作用管理

1 易感染症

　リンパ球や単球数の減少と機能低下，サイトカインの産生抑制により免疫能が低下した場合，易感染症状態である可能性があり，周術期の感染リスク増大が考えられる．手術部位感染（surgical site infection：SSI）防止対策に加え，脊髄くも膜下麻酔，硬膜外麻酔や中心静脈カテーテル挿入を行う場合には，感染防御に十分注意する必要がある．

2 創傷治癒遅延

　易感染症状態に加えて皮膚や結合組織のひ薄化と脆弱化により，創傷治癒遅延やときに縫合不全のリスクが生じると考えられている．また軽度の圧力でも血腫や皮膚潰瘍の原因となり，手術で使用したテープ類を剥がす際にも注意が必要である．

3 耐糖能異常

　インスリン分泌能の低下，末梢性のインスリン抵抗性の亢進，糖新生とグリコーゲン分解の亢進を生じる結果，高血糖となる．周術期では外科的侵襲が加わることにより交感神経が賦活化され，手術前は糖尿病の既往のない患者であっても，外科的侵襲により高血糖を来す外科的糖尿病（surgical diabetes）状態となるため，インスリン持続投与による血糖コントロールが必要になる場合がある．

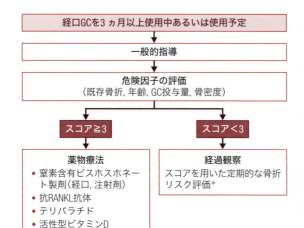

図2-3　診療アルゴリズム
2014年改訂版で決定したスコアカットオフ値を用いた2023年版のアルゴリズム.
GC：グルココルチコイド，RANKL：receptor activator of nuclear factor-kappa B ligand，SERM：選択的エストロゲン受容体モジュレーター，PSL：プレドニゾロン，YAM：young adult mean
*6ヵ月から1年ごとの腰椎単純X線撮影，骨密度測定
（文献2より引用）

4 骨粗鬆症

　ステロイド性骨粗鬆症（glucocorticoid-induced osteoporosis：GIO）として知られる副作用であり，骨組織の局所に対する作用と，カルシウム代謝の変化による二次性副甲状腺機能亢進症や下垂体ホルモン分泌抑制を介した性ホルモン分泌抑制などの全身作用により，骨形成低下と骨吸収の亢進を引き起こす[1]．日本骨代謝学会発表の「グルココルチコイド誘発性骨粗鬆症の管理と治療のガイドライン2023」では，骨折危険因子をスコアで評価し，薬物治療開始の基準判定に導入している（図2-3）[2]．GIO患者では，特に手術体位や体位変換の際には，十分な配慮が必要である．

5 緑内障

　房水の流出抵抗を増大し，眼圧を上昇させる．眼圧上昇作用はステロイド薬の用量依存性で，投与量や投与期間に相関するといわれている．アトロピンを代表とする抗コリン薬の使用により眼圧が上昇する危険性がある．

二次性の副腎皮質機能不全と周術期への影響

1 グルココルチコイドの役割と生体内の分泌調整機構

　副腎皮質ホルモン（グルココルチコイド）は生体の恒常性を維持するための必須ホルモンであり，循環の維持，電解質代謝やグルコース・脂質・タンパク代謝の維持，免疫能や創傷治癒能の維持など，各種臓器や組織における正常機能を維持する作用をもつ[3]．

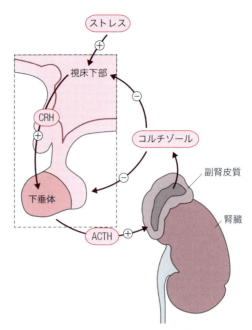

図 2-4　視床下部−下垂体−副腎皮質系

　グルココルチコイドは副腎皮質で産生，分泌され，視床下部より分泌される副腎皮質刺激ホルモン放出ホルモン（corticotropin-releasing hormone：CRH）と，下垂体より分泌される副腎皮質刺激ホルモン（adrenocorticotropic hormone：ACTH）によって分泌調整を受け，その調整系は視床下部−下垂体−副腎皮質系（hypothalamic-pituitary-adrenal axis：HPA axis）と呼ばれている（図2-4）．生体で産生，分泌される天然のグルココルチコイドはコルチゾールであり，健常成人では平常時に 5〜10 mg/m^2/day（合成グルココルチコイド製剤として，ヒドロコルチゾン 20〜30 mg/m^2/day，プレドニゾロン 5〜7 mg/m^2/day にそれぞれ相当）が分泌される．また，その分泌は日内変動を示し，午前 4〜8 時にピークを迎え，日中から夜間には低値となる．

❷ ストレスとグルココルチコイド

　生体に外傷，熱傷，低血糖，発熱，低血圧，運動，低温曝露などの身体的ストレスや心理的ストレスが加わると，生体機能を調整する HPA axis が活性化される．手術による侵襲は，HPA axis が最も活性化される身体的ストレスの一つである．侵襲によりコルチゾール濃度はすぐに上昇を始め，4〜6 時間でピークに達し，一般的には 24 時間で基準濃度に回復する．コルチゾールの分泌量は侵襲の程度によるが，平常時の 5〜10 倍，最大で 1 日約 100 mg/m^2 にまで達し，生体の恒常性を維持するように働く[4]．

❸ 長期ステロイド薬服用患者における HPA axis の抑制

　長期間にわたる合成グルココルチコイド製剤の投与は，HPA axis を抑制する．また，

ACTHやCRH分泌が欠乏すると数週間で副腎皮質が萎縮し，二次性の副腎皮質機能不全に陥る．HPA axisが抑制された状態で手術を行うと，生体内で適切なACTHやコルチゾールの産生ができず，低血圧性ショックに陥る．副腎不全による低血圧は輸液や昇圧薬に反応しにくく，また発熱に対しても抗菌薬に抵抗性を示すとされている．周術期に急性副腎不全を発症すると原因不明の治療抵抗性の低血圧と認識され，低血圧性ショック状態になる危険性が高い．

4 周術期のステロイドカバー

ステロイドカバーの目的は，長期ステロイド薬服用患者のストレス反応に対し，周術期にグルココルチコイドを追加投与することで急性副腎不全発症を防止し，急性副腎不全に伴う低血圧，ショックを回避することである．グルココルチコイドが臨床に応用され始めた1950年代には，手術に対して一律に大量のステロイド薬を投与し，その後1週間程の時間をかけて漸減する方法を推奨する時期もあった．しかしながら，過度のステロイド薬投与による高血糖，創傷治癒遅延，免疫抑制による易感染性などの副作用を考慮し，現在では手術の侵襲度に応じた正常な血漿コルチゾールの分泌反応を参考に，同等量のグルココルチコイドを補充する投与スケジュールが選択される方法が取られている．また，ステロイドカバー実施の基準に関しては手術前のステロイド薬の服用量および服用期間を考慮し，副腎不全のリスクを評価して判断されている．

5 副腎不全のリスク評価（ステロイドカバーの必要性評価）(表2-18) [5-7]

グルココルチコイドの投与を中止してから，HPA axisの機能が回復するまでに投与期間や投与量によっては1年を必要とするため[5]，過去1年間にグルココルチコイドを投与していない患者では，すでにHPA axisの機能は回復していると考えられる．また，HPA axisの機能は，プレドニゾロン5mg/day相当以下の投与量では投与期間によらず正常に維持され[5,6]，また3週間未満の投与であれば，投与されたグルココルチコイドの種類や投与量によらず，正常に維持される[6]．次に，過去1年間に3週間以上，プレドニゾロン5mg/dayを超えて20mg/day相当未満のグルココルチコイドを投与された場合には，HPA axis機能抑制の有無や程度は不明であり，副腎皮質機能検査により残存する副腎機能の評価が必要であるが，現実的には副腎機能が低下しているものとして対応する．過去1年間に3週間以上，プレドニゾロン20mg/day相当以上のグルココルチコイドを投与されている場合や，投与量にかかわらず臨床的にクッシング症候群の症状を認める場合には，HPA axisの機能が抑制され，副腎機能低下状態として対応する[6]．しかしながら，これらの指標は文献評価に基づく指標であり，HPA axis機能抑制の程度を投与期間や投与量から正確に予測することは困難であり，一定の結論には至っていない．

6 ステロイドカバーの投与法 (表2-19) [5,8]

現在，2002年にCoursinらが提唱したガイドライン[5]と2008年にJungら報告したガ

表2-18 ステロイド薬投与期間と投与量による副腎不全のリスク評価

過去1年間の投与期間	投与量（プレドニゾロン相当）		
	≦5 mg/day ≦10 mg/day（隔日投与）	5 mg/day＜ ＜20 mg/day	≧20 mg/day
投与なし	HPA axis 抑制なし（回復）		
＜3週間	HPA axis 抑制なし	HPA axis 抑制なし	HPA axis 抑制なし
≧3週間		HPA axis 抑制不明	HPA axis 抑制あり

クッシング症候群の症状がある場合にはHPA axis抑制ありとして扱う．
HPA axis抑制なし：副腎機能抑制なしとして対応し，手術前のグルココルチコイドと同量を継続し，ステロイドカバーは不要．
HPA axis抑制不明：副腎機能抑制の有無や程度は不明であるが，侵襲の度合いに応じたステロイドカバーを実施（術前の副腎機能評価を推奨）．
HPA axis抑制あり：副腎機能抑制ありとして対応し，侵襲の度合いに応じたステロイドカバーを実施（術前の副腎機能評価は不要）．

（文献5-7より作成）

イドライン[8]が広く参考にされている．設定されている基準に多少の差はあるものの，両ガイドラインはともに，従来行われてきた周術期の過剰なグルココルチコイドの投与方法を副作用発現の観点から修正し，手術の侵襲度に応じた少量短期間のグルココルチコイドの投与量，投与期間を設定している．しかしながら，これらのガイドラインは大規模臨床試験に基づくものではなく，今後周術期におけるステロイドカバーの必要性の基準や，至適投与法に関する新たな研究が期待される．

その他，術中ステロイド薬投与における注意

1 アスピリン喘息（NSAIDs過敏喘息）発作時のステロイド薬対応

アスピリン喘息はCOX1阻害作用をもつNSAIDsの投与により，喘息発作を主体とする激しい気道症状を誘発する非アレルギー性の過敏反応であり，成人喘息の約10％を占め，難治性喘息であることが多い．周術期の現病歴や既往歴にて，術前に重症喘息をもつ患者のなかにも，一定の割合でアスピリン喘息患者が潜んでいることが推測され，手術侵襲ストレスにより喘息発作が誘発される危険性がある．アスピリン喘息急性増悪時の対応は通常の喘息発作の治療と基本的には同じであるが，急激に悪化するために迅速な対応が必要である．十分な酸素化後にアドレナリンの筋肉内注射を行い，その後アミノフィリンとステロイド薬の点滴を行うが，アスピリン喘息発作ではステロイド薬の急速静注は発作をさらに悪化するため危険であることを十分理解しておくことが重要である．静注用ステロイド薬は水溶性化するためにコハク酸，あるいはリン酸を側鎖にもつエステル構造になっている．特にコハク酸エステル型ステロイド製剤では急速静注によりときに致命的な発作を生じやすい．一方，リン酸エステル型ステロイド製剤では危険性は少ないが，溶液にパラオキシ安息香酸エステル（防腐剤）や亜硫酸塩（安定化剤）

表2-19 周術期のステロイドカバー投与例

手術侵襲度	主な術式例	ヒドロコルチゾン投与法		
		手術当日	術後1日	術後2日
軽度侵襲	・鼠径ヘルニア手術 ・局麻手術	25 mg 静脈内投与	—	—
中等度侵襲	・開腹胆嚢摘出術 ・大腸部分切除術 ・下肢血行再建術 ・関節全置換術 ・腹式子宮摘出術	50〜75 mg 静脈内投与	漸減し通常量へ	—
高度侵襲	・心臓外科手術 ・膵頭十二指腸切除術の再建(Whipple法) ・食道胃切除術 ・大腸全切除術 ・肝切除術 ・下垂体腺腫切除術 ・全身麻酔下での歯科処置,矯正手術,重度の顔面外傷	100〜150 mg 静脈内投与	漸減し通常量へ	漸減し通常量へ

(文献5, 8より作成)

表2-20 グルココルチコイド注射製剤一覧

	一般名	主な商品名	グルココルチコイド作用(相対力価)	ミネラルコルチコイド作用(相対力価)	生物学的半減期(hr)
短時間型	ヒドロコルチゾンコハク酸エステルナトリウム	ソル・コーテフ®注射用	1	1	8〜12
	ヒドロコルチゾンリン酸エステルナトリウム	水溶性ハイドロコートン注射液			
中間型	プレドニゾロンコハク酸エステルナトリウム	水溶性プレドニン®	4	0.8	12〜36
	メチルプレドニゾロンコハク酸エステルナトリウム	ソル・メドロール®静注用	5	0.5	12〜36
長時間型	デキサメタゾンリン酸エステルナトリウム	オルガドロン®注射液	25	<0.2	36〜54
		デカドロン®注射液			
	デキサメタゾンパルミチン酸エステル	リメタゾン®静注			
	ベタメタゾンリン酸エステルナトリウム	リンデロン®注	25	<0.2	36〜54

が含まれている場合には,一部の患者で喘息症状の増悪がみられるため,やはり急速静注は安全ではない.点滴投与ではそのような悪化は来しにくく,来したとしても軽症ですむことから,1〜2時間以上かけての点滴静注が望ましい(**表2-20**).内服薬に用いられるステロイド製剤は非エステル構造で,内因性コルチゾールに構造が類似しており,過敏症状はきわめて起こりにくい[9].

(阿部 猛)

7 自己血輸血

　手術時の大量出血には輸血が必要となる．そのため，出血量が多いと予想される手術を行う場合は，あらかじめ輸血用として血液を用意しておく．

　輸血には，ボランティアの献血を使用する「同種血輸血」と自分自身の血液を使用する「自己血輸血」の2種類がある[1]．

　献血された血液は，感染症検査を実施しても感染直後のウイルス量が少ないウインドウ期には検査をすり抜けてしまうため，まれではあるが感染のリスクがある．その他にも溶血性副作用やアレルギー反応，輸血後移植片対宿主病などの免疫学的副作用，ABO式やRH式など血液型不適合輸血が起こり得るといった問題点もある．また，高齢化の進行に伴い献血人口が減少している．

　このような背景のなか，厚生労働省医薬・生活衛生局血液対策課は「輸血療法の実施に関する指針（改訂版）」のなかで，自己血輸血について「院内での実施管理体制が適正に確立している場合は，出血時の回収式自己血輸血，稀な血液型の患者の待機的な外科手術の貯血式自己血輸血など臨床状況に応じて自己血輸血を行うことを考慮する」としている[2]．患者のリスクを増大させてまで実施する必要はないが，リスク増大がないのであれば，輸血の可能性が高い患者には自己血輸血を考慮すべきである．

適 応[2]

　貯血する場合は，貯血に対して耐えられる全身状態の患者の待機的手術であること，循環血液量の15％以上の術中出血量が予測され輸血が必要になると考えられること，自己血輸血の意義を理解し協力が得られること，などが適応患者としてあげられる．また，まれな血液型や免疫（不規則）抗体を有する場合は積極的な適応となる．

　貯血時は，体重50kg以下の場合や6歳未満あるいは50歳以上の患者に関しては，採血量やリスクについて事前評価が必要となる．

禁 忌[2]

　自己血保存中の細菌増殖や腸内細菌を貪食した白血球混入のリスクを避けるために，菌血症の可能性がある全身的細菌感染患者，4週以内に水様性下痢症状など腸内感染症が疑われる症状のあった患者からの採血は実施しない．また，採血により循環動態へ重

大な悪影響を及ぼす可能性のある循環器疾患患者の場合は，慎重に判断する必要がある．

インフォームド・コンセント[2]

輸血全般に関する事項に加え，自己血輸血の場合は，その意義や採血や保管，採血前の検査，輸血時のトラブルの可能性などについて十分な説明と同意が必要となる．

留意点[2]

同種血輸血同様，患者や血液の取り違いリスクに注意が必要である．また，自己血の採取時は，穿刺部位からの細菌混入や腸内細菌を貪食した白血球を含む血液採取による細菌汚染のリスクに注意する．さらに採血にあたり，顔面蒼白や冷汗などの症状出現が特徴的な血管迷走神経反射にも十分留意する．

自己血輸血の方法[1-5]

自己血輸血の方法には，術直前採血・血液希釈法（希釈法），出血回収法（回収法），貯血式自己血輸血法（貯血法）の3つの方法がある．患者の病態や術式を考慮し，適切な方法を選択または併用して実施する．

▶希釈法：手術開始直前に採血し，人工膠質液を輸注する方法

手術室での全身麻酔開始後，1,000 mL前後の採血を行う．その後，採血量に見合った膠質液を投与して血管内容量を維持し，手術終了時に採取しておいた自己血を患者に戻す．麻酔科医の協力が欠かせない．

長所
- 術前の自己血採取が不要である．
- 採取した血液が新鮮である．
- 血液が希釈されているため，術中の出血量がみかけよりも少なくなる．
- 患者の状態がよければ緊急手術でも利用可能である．

短所
- 採血回数が1回のみのため，採血量に限界がある．
- 術中出血量の見きわめや採血量設定が難しい．
- 麻酔開始後，手術が開始されるまで時間を要する．

2016年度より，希釈式自己血輸血は診療報酬の算定が可能となった．

▶回収法：術中・術後に出血した血液を回収する方法

術中や術後に出血した血液を回収し，患者に戻す．大量に出血する心臓手術や術後に出血が多い人工膝関節置換術などで実施される．術中の出血を吸引して回収し，遠心分離機で濃縮，生理食塩液で洗浄し赤血球のみを戻す術中回収法と，術後にドレーンから排出された血液を患者に戻す術後回収法と，方法は2種類ある．術後回収法には，回収血液の処理方法として，濃縮・洗浄処理する洗浄式と，洗浄せずにフィルターろ過のみ

行う非洗浄式がある(術中回収法では，溶血による遊離ヘモグロビンを大量に含むため洗浄式のみとなる).

- **長所**
  - 術前の自己血採取が不要である.
  - 手術関連で出血した血液を患者に戻すことができる.
  - 患者自身に制約がない.
  - 緊急手術に対応できる.
  - 人工膝関節置換術のような術中はほとんど出血せず，術後に出血する手術にも有効である.
- **短所**
  - 回収血液に細菌や脂肪が混入するリスクがある.
  - 吸引できるタイプの出血症例以外では実施できない.
  - がん細胞や感染源が混入し全身に広がるリスクを避けるため，悪性腫瘍や感染巣に直接手術手技が及ぶ場合は実施できない.
  - 専用の機器およびその取り扱いを習熟したスタッフが必要である.

▶ **貯血法：手術前に自己の血液を予め採血し，保存しておく方法**

手術日に向けて計画的に2～3回採血を行い，採取した血液を術中や術後に輸血する．自己血の保存法により，3つに分類される．

① **全血冷蔵保存**：全血として4～6℃で冷蔵保存する．
- **長所**
  - 特別な器具や装置を必要とせず，どの施設でも実施できる．
- **短所**
  - 週に1回採血をするため，貧血の進行などで必要な貯血量が確保できないことがある．

② **MAP赤血球と新鮮凍結血漿(FFP)保存**：赤血球と血漿に分離後，赤血球にはMAP液(保存液)を加えて冷蔵保存し，血漿はFFPとして冷凍保存する．
- **長所**
  - MAP液を加えた赤血球は42日間保存できる．
- **短所**
  - 大型遠心機が必要となるため，実施できる施設が限られる．

③ **冷凍赤血球とFFP保存**：赤血球と血漿に分離後，それぞれ冷凍保存する．
- **長所**
  - 凍結赤血球は10年間使用可能なため，長期間何度にも分けて採血でき，大量貯血が可能となる．
  - 使用時は新鮮な血液として使用できる．
- **短所**
  - 特別な設備が必要なため，実施できる施設が限られる．
  - 冷凍や解凍の操作が簡単ではない．

貯血式自己血輸血の詳細[4]

患者の協力が必要となる輸血方法であるが，多くの施設で実施可能な輸血方法である．

- **採血スケジュール**：採血時のHb値は11.0g/dL以上を原則とする．また，手術予定日の3日以内の採血は行わない．

1回採血量は，循環血液量の10％または400mLを上限とし，体重50kg以下の患者は

表2-21 エリスロポエチン製剤一覧

一般名	商品名	用法・用量
エポエチンアルファ（遺伝子組換え）	エスポー®皮下用24000シリンジ	・待機的手術予定患者に対して，通常，ヘモグロビン濃度が13g/dL未満の患者には初回採血1週間前から，ヘモグロビン濃度が13〜14g/dLの患者には初回採血後より，成人にはエポエチンアルファ（遺伝子組換え）として1回24,000国際単位を最終採血まで週1回皮下投与する． ・初回採血は，800mL貯血の場合は手術2週間前，1,200mL貯血の場合は手術3週間前を目安とする． ・なお，患者のヘモグロビン濃度や予定貯血量などに応じて投与回数や投与期間を適宜増減する．
エポエチンベータ（遺伝子組換え）	エポジン®注シリンジ1500 エポジン®注シリンジ3000	・通常，成人には体重を考慮に入れヘモグロビン濃度が13〜14g/dL以下の患者を対象に，手術前の自己血貯血時にエポエチンベータ（遺伝子組換え）として，1回6,000国際単位を隔日週3回，できるだけ緩徐に静脈内投与する． ・投与期間は，予定貯血量が800mLの場合は術前2週間，1,200mLの場合は術前3週間を目安とする． ・なお，自己血採血日の投与は採血終了後に行い，患者のヘモグロビン濃度や予定貯血量などに応じて投与回数や投与期間を適宜増減する．
	エポジン®皮下注シリンジ24000	・通常，ヘモグロビン濃度が13g/dL未満の患者には初回採血1週間前から，ヘモグロビン濃度が13〜14g/Lの患者には初回採血後より，成人にはエポエチンベータ（遺伝子組換え）として1回24,000国際単位を最終採血まで週1回皮下投与する． ・初回採血は，予定貯血量が800mLの場合は手術2週間前，1,200mLの場合は手術3週間前を目安とする． ・なお，患者のヘモグロビン濃度や予定貯血量などに応じて投与回数や投与期間を適宜増減する．

効能または効果：貯血量が800mL以上で1週間以上の貯血期間を予定する手術施行患者の自己血貯血

「400mL×患者体重/50kg」を参考に採血量を決める．年齢や採血時の血液検査値も考慮する．

採血間隔は原則として1週間以上とする．例えば800mL貯血する場合，手術の2〜3週間前から1回に400mLずつ週に1度，2回採血する．体重や血液検査値によっては，1回に400mLの採血をしない場合もある．

採血時間は約30分である．

- **医薬品投与**：採血による貧血を防ぐために，鉄剤やエリスロポエチンを使用する．

鉄剤の場合，初回採血の1〜2週間前から毎日，経口鉄剤100〜200mg/day（小児3〜6mg/kg/day）を投与する．効果不十分な場合や経口摂取できない場合は静脈内投与する．

自己血貯血に適応があるエリスロポエチン製剤を**表2-21**にまとめた．

採血後は原則として採血相当量の乳酸リンゲル液や生理食塩液などを投与する．

（柴田みづほ）

8 術後回復能力強化プログラム —ERAS—

　術後回復能力強化プログラム（enhanced recovery after surgery：ERAS）とは，術後の回復能力強化を目標として，安全性の向上，術後合併症の減少，入院期間の短縮，コスト削減などを達成するために，エビデンスに基づいた管理方法を集学的に行う概念である[1]．2005年にESPEN（European Society for Parenteral and Enteral Nutrition）から，結腸切除術における周術期管理に関連して発表された．新たな薬剤や器具を使用するのではなく，論文化されて広く認められた管理法の組み合わせ（**図2-5**）によって患者の回復促進を目指す．ERASは多数の要素から構成されるため，その実践にはチームで取り組むことが重要である．

▶ 入院前カウンセリングと全身管理

　術前に患者に対して麻酔や手術全般についての詳細な情報提供と助言を行うことで，手術に対する不安を軽減するのと同時に，術後の疼痛や悪心を減らし，術後回復を促進することが可能になる．

　また，併存疾患の評価と管理，貧血の管理，4週間以上の禁煙とアルコールの中止は

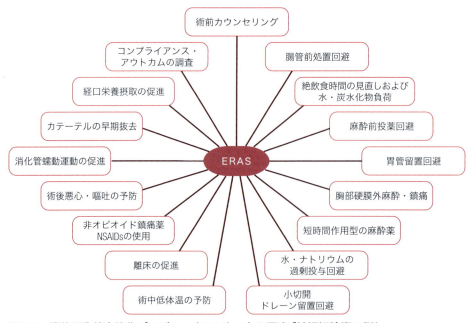

図2-5 術後回復能力強化プログラム（ERAS）の主な要素［結腸切除術の例］

（文献1より改変）

術後の合併症を予防するために重要であり，術前リハビリテーションにより生理的予備能を上昇させることで，術後の機能的能力の早期回復と術後合併症を減少させ，入院期間の短縮が期待できる．

▶ 日常的な腸管前処置回避

経口腸管洗浄液を使用した機械的腸管処置（mechanical bowel preparation：MBP）は，患者のストレスになるだけでなく，脱水や電解質異常の原因となる．また，MBPを施行しても，創感染，縫合不全，入院期間，死亡率に影響がなかったとする報告や縫合不全の発生率を上昇させるという報告がある．一方で，下部消化管手術において，MBPに経口抗菌薬を加える方法（oral antibiotics with MBP：OAMBP）の有用性が示されており，近年ではOAMBPの実施も推奨されている[2]．ただし，予防目的の抗菌薬投与に保険適用はない．

▶ 術前の絶飲食時間と炭水化物負荷

清澄水は麻酔導入の2時間前まで，固形物は6時間前までの摂取を推奨する*．誤嚥性肺炎予防のために，手術前の夜からの絶飲食が慣例的に行われてきたが，これを支持する研究はない．また，手術前夜から当日にかけて，12.6％炭水化物含有飲料水を摂取することで，口渇，空腹感，不安感，術後のインスリン抵抗性を改善する．

＊ただし，日本麻酔科学会術前絶飲食ガイドラインにおいては，固形物の明確な絶飲食時間はエビデンスが不十分であることから示されていない[3]（**表2-1**，p.73）．

▶ 麻酔前投薬を行わない

麻酔前の抗不安薬回避投与の有効性は確立されておらず，術後の覚醒遅延の原因にもなる．また，患者の取り違え防止を目的として，手術室への歩行入室や呼名による患者確認を行うため，抗不安薬の投与による意識レベルの低下を避ける傾向がある．

▶ 血栓症の予防

低分子ヘパリンの少量投与などによる血栓症の予防が推奨されている．ただし，硬膜外麻酔を併用する場合には，硬膜外血腫のリスクを高めるため，カテーテルの挿入や抜去前に休薬の確認が必要になる．

▶ 予防抗菌薬と術野消毒

感染による合併症を減少させるために，予防的抗菌薬投与は有効である．手術部位の常在菌叢に抗菌活性のある薬剤を選択し，皮切前に投与を行う．術中の再投与は，半減期の2倍を目安に行う．近年では，クロルヘキシジンアルコール製剤による術野消毒の有効性も示されている．

▶ 短時間作用の麻酔薬の使用と胸部硬膜外麻酔

長時間作用型のオピオイド鎮痛薬の使用を避け，デスフルランやプロポフォール，レミフェンタニルなどの短時間作用型の麻酔薬を使用する．覚醒が早く，術後の早期回復に有用である．

胸部硬膜外麻酔は，麻酔薬の使用量の減少，手術侵襲によるストレス反応の抑制，最適な術後鎮痛を可能にする．それによって，インスリン抵抗性の改善，消化管機能回復

の促進など，術後の合併症を減少させる．一方，近年では，硬膜外麻酔の使用による循環抑制，下肢の運動神経遮断などの合併症が問題視されるようになり，開腹手術においては推奨されているものの，腹腔鏡補助下手術においては推奨されていない．その他に肝切除術，人工膝関節置換術，人工股関節置換術などの術式においても硬膜外麻酔を推奨していない．

▶ 手術の低侵襲化

手術創が小さいほど術後回復に有用である．手術創を小さくすることができる腹腔鏡補助下手術やロボット支援下手術などの術式が推奨される．

▶ 経鼻胃管の日常的な使用を避ける

日常的な経鼻胃管の留置は，発熱，無気肺，肺炎の原因となるため，行うべきではない．経鼻胃管を留置した場合には，原則として手術終了時に抜去する．

▶ 術中の低体温予防

術中の低体温を予防することは，創部感染，出血，心血管合併症などを減少させる．低体温の予防には，ブランケットや温風加温システムの使用や加温した輸液の投与を行う．

腹腔鏡手術時に使用される二酸化炭素も冷たく，低体温になる可能性があるため加温したものを使用する．

▶ 輸液管理

過剰輸液を避ける．周術期の過剰輸液は，消化管機能の回復を遅らせ，術後の合併症を増加させ，入院期間を延長させる．また，輸液としては生理食塩液ではなく，晶質液を用いることで腎血流障害を抑えることができる．

そして，術後早期に飲水を開始し，飲水開始後は早期に点滴を中止する．

▶ 腹腔ドレーン

日常的な腹腔ドレーンの留置は推奨されない．腹腔ドレーンは早期離床を阻害する．また，ドレーンの使用が縫合不全や合併症を減少させることはない．

▶ 尿道カテーテル

尿道カテーテルの使用は，早期離床を阻害する．さらに尿路感染のリスクが増大するため，早期の抜去を考慮する．ただし，男性，硬膜外鎮痛，骨盤手術などのリスク因子がある場合には，3日間までの留置が推奨される．

▶ 術後悪心・嘔吐

早期経口摂取再開のために，術後悪心・嘔吐（postoperative nausea and vomiting：PONV）の予防は重要である．ネオスチグミン，オピオイド鎮痛薬，吸入麻酔薬などのPONVのリスクを評価し，ベースラインリスクを最小化する．また，PONVのリスクが高い患者に対しては，制吐剤による予防が推奨される（p.136参照）．

▶ イレウスの予防と消化管蠕動運動の促進

区域麻酔，アセトアミノフェン，非ステロイド性抗炎症薬など作用機序の異なる鎮痛薬を組み合わせて使用すること（マルチモーダル鎮痛法）によりオピオイド鎮痛薬の使用を最低限にすること，可能な限り低侵襲な術式を選択すること，輸液の過剰投与を避

けること，経鼻胃管の留置を避けることなどで，消化管機能不全を予防し，早期経口摂取再開を促進する．

▶ 術後鎮痛

マルチモーダル鎮痛法によって，術後回復を阻害する副作用が多いオピオイド鎮痛薬の使用量を減らすことが推奨される．

胸部硬膜外鎮痛は，高い鎮痛効果，手術侵襲によるストレス反応の抑制，離床の促進，肺合併症や麻痺性イレウスの予防，オピオイド鎮痛薬に関連した副作用を減少させるなど，術後回復促進に有用であるが，術式によっては推奨度が低く，ほかの区域麻酔や鎮痛薬が推奨されることもある．

▶ 術後栄養管理

術後は早期に経口摂取を再開する．術後の早期経口摂取は，絶食と比較して，感染症を減少させ，入院期間を短縮する．経口的栄養補助（oral nutrition supplementation：ONS）を術前から開始し，術後まで継続することで栄養状態を改善し，QOLの向上につながる．

▶ 早期離床

術後早期の離床が推奨される．ベッド上の安静は，インスリン抵抗性の増悪，筋力低下，肺機能の低下，組織の酸素化の低下，血栓塞栓症のリスク上昇などさまざまな合併症のリスクとなる．

▶ 退院基準

①経口鎮痛薬で疼痛が十分にコントロールできる，②輸液なしで固形物を食べられる，③患者一人で離床できる，④ ①～③を達成し，患者が退院を希望する，などの退院の基準を事前のカウンセリングで患者に理解させる．これにより退院が延期にならないように，患者自身が取り組むことができる．

▶ フォローアップ

一定の確率で縫合不全などの合併症を生じる可能性がある．そのため，退院後に合併症を生じていないか，外来の受診や電話で患者に確認する．

▶ コンプライアンス・転帰の査定

ERASプロトコールを施行した結果，エンドポイント，有害事象，プロトコールの遵守などを定期的に評価し，発展させていくことが重要である．

ERASは新しいエビデンスを基にアップデートされ，また，結腸切除術以外の術式に関しても ERAS® Society のホームページ[4]に報告されている．各術式におけるエビデンスは，それぞれのガイドラインをご参照いただきたい．

（青山剛一／佐久間けい／長谷川哲也）

mini lecture

直接動脈圧測定法とヘパリン加生理食塩液

直接動脈圧測定法（観血的動脈圧測定法）

　通常，橈骨動脈内にカテーテルを留置し，これに圧トランスデューサと呼ばれる血圧測定器をつけて，動脈圧を連続的に測定する方法．動脈ラインは逆流を回避するため加圧バッグを用いる．加圧バッグにより一定の圧力で流れているごく少量のヘパリン加生理食塩液が患者へ持続注入される．加圧バッグの圧力は成人では300mmHgが多く，動脈ラインで3mL/hrとなる．圧トランスデューサの高さを右心房の高さ（第4肋間前腋窩線上）にして，ゼロ点補正を行う．

動脈ラインにヘパリンは必要か？

　橈骨動脈カテーテルの持続洗浄にヘパリン加生理食塩液（ヘパリン濃度：4単位/mL）を使用することは生理食塩液と比較して，カテーテルの閉塞や故障の頻度が減少するため，ヘパリン加生理食塩液を推奨する報告がある[1]．一方で，その後ヘパリン加生理食塩液（ヘパリン濃度：1単位/mL）と生理食塩液を比較したRCTでは，動脈ラインの使用期間の延長や必要な操作回数の減少をもたらすことはないため，標準的な診療で動脈ラインにヘパリン加生理食塩液を使用することは不要であるとの結果が出されている[2]．閉鎖式動脈ラインを作成するには，一般的に加圧バッグに加え，血栓や血液凝固予防としてヘパリン加生理食塩液（ヘパリン濃度：1～4単位/mL）を用いることが多いが，ヘパリンは不要という意見もあり，その是非については現段階でコンセンサスは得られていない．

　なお，観血的動脈圧測定用のラインに含まれるヘパリン加生理食塩液によりヘパリン起因性血小板減少症（heparin induced thrombocytopenia：HIT）が生じたという報告[3]もあるため，ヘパリン使用後に説明のつかない血小板減少や血栓形成が生じた場合は，動脈ラインで使用しているヘパリン加生理食塩液も含めて使用されているヘパリンをすべて中止し，HITの鑑別診断を行うことが重要である．HITはⅠ型とⅡ型があり，Ⅱ型は血栓合併があり臨床上問題となる病態である．Ⅱ型のHITはヘパリン投与患者の0.5～5％に生じるとされ，抗血小板第Ⅳ因子・ヘパリン複合体抗体（HIT抗体）の出現などの免疫機序を介して発症する[4]．

ヘパリンが使用できない場合

　ヘパリンが使用できない患者（過敏症のある患者やHITの既往がある患者など）では，ヘパリンの使用が原則禁忌となるため，代替薬（アルガトロバン，ナファモスタットなど）を用いたライン形成が必要となる．

（冨澤　淳）

第3章

術後に多い患者からの訴えとモニタリング

手術直後の患者の疼痛と嘔気は術後QOLに影響する代表的な重要要因である．一方で，手術式や麻酔法により特徴的な術後症状はさまざまであることから，これらを適正に評価し，対応するための知識をまとめた．

1 創部痛（周術期疼痛管理）

　術後痛は手術を受けた患者のうち80%以上が経験し，そのうち約75%は中等度以上の強さであると報告されている[1]．不十分な術後痛の管理は，患者にとって不快な症状であると同時に，術後回復の阻害，合併症，遷延性術後痛（chronic postsurgical pain：CPSP），入院期間やICU滞在期間の延長，医療費の増大などの原因となるため，術後早期からの十分な鎮痛薬の使用が重要である[1-3]．

　術後痛は，安静時痛だけでなく，患者個々の活動度に合わせた体動時痛の管理も重要である．また，意識レベル低下，消化管蠕動運動抑制，悪心・嘔吐，血圧低下，下肢の脱力のような術後回復を阻害する有害事象を生じない鎮痛薬の使用方法が望ましい．これを実践するためには，多角的鎮痛法（multimodal analgesia）が有用である．また，術式に特化した鎮痛法の検討，患者個々に合わせた投与量の設定，多職種で取り組むシステムの構築などが重要である．

術後痛のメカニズム

　痛みはそのメカニズムから，侵害受容性疼痛，神経障害性疼痛，痛覚変調性疼痛の3つに分類される（**表3-1**）[4, 5]．手術による皮膚や組織の損傷は，末梢の侵害受容器を活性化し，侵害受容性疼痛を生じる．局所で炎症性物質が放出されると，末梢性感作と中枢神経系の侵害受容ニューロンの反応性を増強させる中枢性感作によって痛覚過敏を生

表3-1　痛みのメカニズムによる分類

	メカニズム	原因
侵害受容性疼痛	組織の損傷，あるいは損傷の危険性がある場合に，侵害受容器の活性化により生じる	体性痛：骨，筋肉，関節，皮膚などの損傷 内臓痛：粘膜損傷，閉塞または被膜の拡張，虚血，組織損傷など
神経障害性疼痛	侵害受容器や痛覚伝導路を含む体性感覚神経系の病変や疾患によって生じる	中枢神経：外傷，血管性，神経変性，自己免疫性，炎症などによる神経障害 末梢神経：感染，神経圧迫，外傷，代謝，虚血，薬剤性，自己免疫性などによる神経障害，遺伝性
痛覚変調性疼痛	侵害受容器を活性化するような損傷やその危険性のある明確な組織損傷，あるいは体性感覚神経系の病変や疾患がないにもかかわらず，痛みの知覚異常・過敏により生じる	侵害受容の変化：末梢性感作，中枢性感作，下降性抑制系の減弱，免疫システムの活性化など 機能性内臓痛

（文献5より作成）

じ，痛みが増強・遷延する．また，術式によっては神経障害性疼痛を生じることもあり，これらの複数の因子がかかわる複合的な痛みである(**図3-1**)．

術後痛による有害事象とCPSP

　術後痛によって，交感神経系やレニン-アンジオテンシン系の亢進およびACTH・コルチゾールの上昇などが起こり，循環器系(不整脈，心筋虚血，凝固系亢進・線溶系抑制，心不全)，消化器系(消化管蠕動低下，イレウス)，代謝・内分泌系(高血糖，異化亢進，遊離脂肪酸増加，水・Naの再吸収促進)，免疫系(感染症，創傷治癒遅延)などの合併症を生じる可能性がある．また，咳嗽・喀痰排出困難による呼吸器系(無気肺，肺炎)の合併症や，中枢神経系(睡眠障害，せん妄)の合併症のリスクにもなる．そのため，このような術後の合併症の予防には，十分な術後痛の管理が重要である．

　一般的に術後痛は一過性の急性痛であり，組織修復とともに消失・軽減するものと考えられるが，一定の割合で術後痛が遷延したCPSPを生じ，QOLを著しく障害することがある．CPSPは，外科的処置後に発症または増強，創傷の治癒過程を超えて少なくとも3ヵ月持続，手術部位もしくはその神経の支配領域や関連領域に限局する痛みであり，感染や悪性腫瘍などのほかの原因は除外されているものと定義される[6]．リスク因子としては，患者背景，遺伝学的要因，心理的要因，手術・麻酔要因，痛みがあげられる(**表3-2**)．手術を受けた患者の約10%に生じ，約1%に耐え難い痛みを生じることが知られているが，術式により発生頻度は大きく異なる[7,8](**表3-3**)．周術期の十分な術後痛の管理はCPSPを予防する可能性があるものの，十分なエビデンスはない[6]．

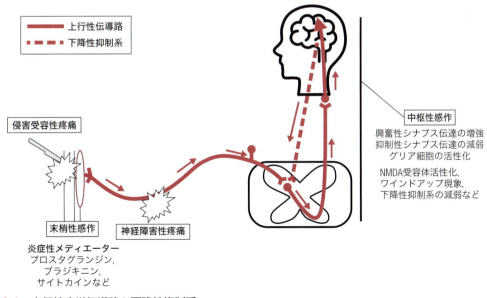

図3-1　上行性痛覚伝導路と下降性抑制系

表3-2 遷延性術後痛のリスク因子

	リスク因子
患者要因	若年，女性，生活様式，喫煙
遺伝的要因	痛みの増加に関連する遺伝子変異
手術・麻酔要因	術式，神経障害の有無，手術時間，鎮痛法，合併症の有無
心理的要因	不安・抑うつ，破局的思考
痛み	術前の痛み，術後の痛みの強度，術後5日間を超える痛み

(文献7, 8より作成)

表3-3 術式ごとの遷延性術後痛の発生頻度

術式	CPSPの発生頻度(%)	中等度から重度のCPSPの発生頻度(%)
四肢切断術	30〜85	5〜10
人工膝関節置換術	13〜44	15
帝王切開術	6〜55	5〜10
胆のう摘出術	3〜50	Not reported
開頭術	0〜65	25
人工股関節置換術	27	6
鼠径ヘルニア修復術	5〜63	2〜4
椎弓切除術，脊椎固定術	10〜40	4〜6
乳房切除術	11〜57	5〜10
冠動脈バイパス術	30〜50	5〜10
開胸術	5〜65	10

(文献7, 8より作成)

術後痛管理における鎮痛薬の使用方法

1 多角的鎮痛法

多角的鎮痛法とは，作用機序の異なる鎮痛法を組み合わせて使用することにより，相乗的な鎮痛効果を得るとともに各薬剤の必要量を減らして，副作用リスクを低下させる鎮痛法の概念である．

周術期においては，従来オピオイド鎮痛薬の使用を中心とした術後痛の管理が行われており，特に侵襲が大きい手術において大きな役割を担っている．一方で，オピオイド鎮痛薬のみで十分な鎮痛を得ようとすると，呼吸抑制，鎮静，嘔気・嘔吐，消化管機能の回復遅延などの術後の回復を妨げる副作用，オピオイド誘発性痛覚過敏，依存などが問題となる．そのため，近年では多角的鎮痛法によりオピオイド鎮痛薬の使用量を可能な限り減らすことが重要と考えられるようになった(opioid sparing effect)．術後痛に対しては，アセトアミノフェン，非ステロイド性抗炎症薬(non-steroidal anti-inflammatory drugs：NSAIDs），局所麻酔薬（硬膜外麻酔，末梢神経ブロック，局所浸潤麻酔）などが推奨されており，オピオイド鎮痛薬はレスキューとして使用することが推奨される[1,2,9,10]．また，術前（切開前）や術中にリドカイン静脈内投与，デキサメタゾン静脈内投与，カルシウムチャネル$\alpha_2\delta$リガンド，デクスメデトミジン，ケタミンなどの薬剤も使用されることがある[1,2,9,10]．各施設において使用可能な薬剤とその投与経路，実施可能な手技，保険適応などを考慮した薬剤選択が必要である．

❷ 術式ごとに特化した鎮痛法の選択

術式が異なれば，痛みの部位，機序（例えば，骨格筋痛と内臓痛），重症度，機能障害が異なり，結果として痛みに差異が出る．そのため，術式ごとに特化した鎮痛法を選択する必要がある[2,9]．欧州区域麻酔学会（European Society of Regional Anaesthesia and Pain Therapy：ESRA）の prospect（procedure specific postoperative pain management）のホームページ上で，エビデンスに基づき推奨される鎮痛法と推奨されない鎮痛法が術式ごとに閲覧可能であるため，詳細はこちらを参照いただきたい[9]．

❸ 患者個々に合わせた鎮痛法の検討

質の高い術後痛の管理を行うためには，使用される鎮痛薬および鎮痛法の特徴を把握し，患者個々に合わせた薬剤選択，投与方法，投与量を検討することが重要である（**表3-4**）．

また，患者の痛みの個人差に合わせた投与方法として，患者自己調節鎮痛法（patient controlled analgesia：PCA）が有用である．PCAは専用のポンプを使用し，患者自身がPCAポンプのボタンを押すことで薬剤の追加投与を行う鎮痛法である（**図3-2**）．オピオイド鎮痛薬の経静脈的投与（IVPCA），硬膜外自己調節鎮痛法（PCEA）などの薬剤の投与に利用される．患者が要求しなくても持続的に薬剤が投与される「持続投与量」，患者の要求に応じて薬剤が投与される「ボーラス投与量」，ボーラス投与が行われてから次の投与が可能になるまでボーラス投与がはたらかなくなる時間である「ロックアウト時間」を設定することで鎮痛薬を安全に投与できる．PCAは，痛みの経時変化と個人差に柔軟に対応することが可能，鎮痛薬の要求から投与を最短にすることが可能，スタッフの業務を軽減するなど多くの利点がある．一方で，専用のポンプが必要，PCAポンプを有効にそして安全に使用するためにはスタッフや患者の十分な教育が不可欠である．

術後痛管理におけるチーム医療

術後痛管理を実践するために，医師，看護師，薬剤師，臨床工学技士などが連携を図り，チームで取り組むシステムをAPS（acute pain service）という．痛みの軽減，副作用リスクの低減，患者満足度向上および在院日数短縮などの有用性が示されている[11-13]．近年では，CPSPへの移行を予防するためのチーム医療であるTPS（transitional pain service）も注目されている[8,14]．

表3-4 術後痛に使用される薬剤

薬剤	特徴
アセトアミノフェン	作用機序は不明[※1]. 禁忌でなければ使用することが推奨される. 抗炎症作用は期待できない. 過量投与による肝障害に注意が必要. オピオイド鎮痛薬の投与量に関係なく，術後悪心・嘔吐の頻度を減少させる可能性がある.
非ステロイド性抗炎症薬	シクロオキシゲナーゼ (COX) を阻害することで抗炎症効果を示す. 禁忌でなければ使用することが推奨される. 消化管障害，腎障害，血小板凝集抑制，心血管系有害事象，アスピリン喘息などに注意が必要. COX-2選択的阻害剤はCOX非選択的阻害剤に比べて，消化管障害やアスピリン喘息に対して安全性が高い. COX-2選択的阻害剤の一種であるコキシブ系の薬剤は，急性痛（術後痛含む）に対してCOX非選択的阻害剤と同等の効果をもち，血小板機能を抑制せず周術期出血合併症と関連がない. COX非選択的阻害剤は大腸手術術後の縫合不全を増加させる可能性が示されているが，コキシブ系はそのリスクが低い可能性がある.
オピオイド鎮痛薬	オピオイド受容体に作用することで，上行性痛覚伝達の抑制および下降性抑制系の賦活化による鎮痛作用を示す. 静脈投与，脊髄くも膜下投与，硬膜外投与などさまざまな投与経路で使用可能[※2]. オピオイド鎮痛薬の経静脈投与は，あらゆる手術部位に適応可能で，投与経路の確立が容易，抗血栓薬を使用している患者でも実施可能である. 専用のポンプを使用した経静脈患者自己調節鎮痛法 (IVPCA) は有用な鎮痛法である. オピオイド鎮痛薬の経静脈投与は硬膜外鎮痛法に比べて体動時痛に対する効果が劣る. 悪心・嘔吐，呼吸抑制，意識レベル低下，消化管蠕動抑制，せん妄，尿閉，瘙痒感などに注意が必要. 脊髄くも膜下投与（帝王切開術，下肢手術，腹部手術など）や硬膜外投与で局所麻酔薬と併用すると，局所麻酔薬単独投与に比べて鎮痛効果は高くなるが，呼吸抑制，瘙痒感，尿閉のリスクが高くなる. 高用量投与（特にレミフェンタニル）で，痛覚過敏や急性耐性を生じるリスクが示されている.
局所麻酔薬	細胞膜に存在する電位依存性ナトリウムチャネルを遮断することで上行性痛覚伝導を抑制する. 脊髄くも膜下麻酔，硬膜外麻酔，末梢神経ブロック（伝達麻酔），浸潤麻酔などの投与経路で術後痛に使用される. 硬膜外麻酔，神経ブロック，浸潤麻酔はカテーテルを留置することで術後に持続的に長時間薬剤を投与することが可能である. 脊髄くも膜下麻酔は帝王切開術，下肢手術，腹部手術などに行われ，おおむね臍下から下肢全体に鎮痛効果が得られる. 硬膜外麻酔は，硬膜外カテーテルを刺入した脊髄の皮膚分節に一致した部分に鎮痛効果が得られ，安静時痛だけでなく体動時痛にも効果が高く，一部の内臓痛にも有効である. 硬膜外麻酔は，交感神経を遮断するため，術後の持続投与は消化管の機能回復に有用であるが血圧低下に注意が必要である. 末梢神経ブロックは，遮断した末梢神経や神経叢の支配領域に一致した部位に鎮痛効果が得られ，体性痛には有効であるが内臓痛には効果が期待できない. 浸潤麻酔は創部に直接局所麻酔薬を投与するため，創部周辺に鎮痛効果が得られ，体性痛には有効であるが内臓痛には効果が期待できない. 末梢神経ブロックや浸潤麻酔は，交感神経を遮断しないため，血圧低下などの副作用は生じない. 硬膜外麻酔や一部の末梢神経ブロックは運動神経遮断による脱力に注意が必要. 局所麻酔薬による神経障害，心毒性，高用量投与による局所麻酔薬中毒などに注意が必要. ラセミ体のブピバカインに比べて，S (-) -エナンチオマーであるレボブピバカインやロピバカインの方が心毒性が低い. 脊髄くも膜下麻酔，硬膜外麻酔，一部の末梢神経ブロックは，血腫による合併症を予防するために抗血栓薬の休薬を確認する必要がある.

[※1] アセトアミノフェンの代謝産物である AM404 (N-arachidonoylphenolamine) の TRPV1 受容体および CB_1 受容体への作用，内因性オピオイドを介する作用，セロトニン系を介する作用などの可能性が示されている
[※2] レミフェンタニル製剤はグリシンが添加されているため脊髄くも膜下投与，硬膜外投与は禁忌である

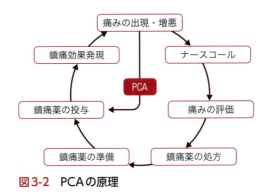

図3-2　PCAの原理

術後痛管理の実践[15]

　有効で安全な術後痛管理のためには，各施設でプロトコルを作成し，標準化された鎮痛法を多職種で連携して実践することが重要である．そのなかで，術後痛にかかわる専門チームのメンバーが患者個々に合わせた最良の鎮痛法を提案することは，質の高い術後痛管理のためには不可欠である．薬剤師も多職種チームのメンバーとして，診療録，カンファレンス，回診などから得られた情報(患者情報，術式，麻酔法，手術体位，常用薬，処方薬など)をほかの職種と情報共有し，個々の患者に合った薬剤選択，投与量，副作用の軽減や予防のための処方提案を行うことが求められる．また，薬剤投与開始後の継続的なモニタリング(薬剤の投与量，投与方法，相互作用，重複投与，配合変化，併用禁忌など)，区域麻酔のカテーテル抜去と抗血栓薬の開始や再開のタイミングの提案，経口鎮痛薬への切り替えと鎮痛薬の減量・終了の提案，鎮痛薬(PCAポンプ，注射薬，内服薬など)についての説明・指導なども重要な役割である．

　これを実践し，疼痛スコアの低減，患者のQOL向上，鎮痛効果の向上と副作用防止，インシデント・アクシデントの減少，薬剤師の専門性を活かしたチーム医療の推進などのアウトカムを得ることにより，薬剤師は周術期医療に大きく貢献することが可能である．

（長谷川哲也）

mini lecture

骨吸収抑制薬に関連する顎骨壊死・顎骨骨髄炎

　ビスホスホネート（BP）系薬剤を投与中の患者は，気管挿管時の歯牙損傷（発現頻度：2,000 〜 3,000 例に 1 例[1]）により BP 系薬剤関連顎骨壊死（bisphosphonate related osteonecrosis of the jaw：BRONJ）が発症する危険性が高くなる可能性がある．近年では抗 RANKL 抗体であるデノスマブ[2,3] など，いわゆる骨吸収抑制薬に関連する顎骨壊死・顎骨骨髄炎（antiresorptive agents-related osteonecrosis/osteomyelitis of the jaws：ARONJ）が発症する危険性も十分に考慮する必要がある．

BP 系薬剤（表1）

　現在，わが国で販売されている BP 系薬剤には，注射用製剤と経口製剤の 2 種類がある．注射用製剤は多発性骨髄腫・固型がん骨転移による骨病変，悪性腫瘍による高カルシウム血症など悪性腫瘍に関連する病変が適応となり，一方，経口製剤の主な適応疾患は骨粗鬆症である．両製剤とも各種ガイドラインにおいて推奨されている臨床的有用性がきわめて高い薬剤である．

　作用機序[4]は，ピロリン酸の類似体として代謝されることなく骨組織に吸収され，破骨細胞に貪食されることにより，破骨細胞の機能に影響を及ぼし，骨吸収を阻害する．具体的には，①破骨細胞のアポトーシス誘導，②単核細胞や前駆細胞からの破骨細胞への分化阻害，③破骨細胞の酵素活性の阻害，④ヒドロキシアパタイトへのビスホスホネート沈着による骨微細構造の変化，⑤抗血管新生作用などの機序より，生理的ならびに病的な骨吸収を抑制する．

BP 系薬剤関連顎骨壊死（BRONJ）

　BP 系薬剤と関連する顎骨壊死は，2003 年より報告[5]があり，以後，国内外において多数報告されている．BRONJ の発生機序は，明らかとなっていないが，BP 系薬剤の作用機序としての骨代謝回転抑制作用と血管新生抑制作用などが顎骨壊死にも関与しているといわれている．発現頻度は，一般的に注射用製剤のほうが経口製剤に比べ高いとされている[6]（注射用製剤：0.88 〜 1.15 ％，経口製剤：0.01 〜 0.04 ％）．また，骨露出が認められるまでの期間に関しては，投与開始[6] 6 〜 77 ヵ月とさまざまである．その他，BRONJ 発現の危険因子として，糖尿病，喫煙，飲酒，口腔衛生不良，局所（顎）への放射線治療，コルチコステロイド療法施行，化学療法施行などがある．また，加えて特記すべき危険因子の一つとして抜歯がある．BP 系薬剤投与全体の発現頻度が 0.05 〜 0.1 ％であるのに対し，抜歯施行例では 0.37 〜 0.8 ％と高頻度と報告[6]がある．抜歯など侵襲的な歯科処置を行った後，顎骨壊死が生じるまでの期間の中央値は 7 ヵ月（範囲：3 〜 12 ヵ月）と報告[7]されている．

薬剤管理指導

　BP 系薬剤を投与中の患者において，気管挿管時に歯牙損傷が生じた場合は，侵襲的な歯科処置を行った場合と同様に BRONJ が発症する可能性が高くなると思われる．全身麻酔下での手術のみならず，すべての手術において気管挿管が必要となる可能性はあるため，BP 系薬剤の投与歴は，手術前に必ず確認すべきである．

　BP 系薬剤が中止可能であれば休薬を推奨するが，BP 系薬剤は，骨粗鬆症領域およびがん領域のガイドラインにおいて推奨されており，継続投与の有用性が非常に高いため，BP 系薬剤

表1 国内で販売されているビスホスホネート系薬剤の一覧

剤形	一般名（商品名）	適応症
注射剤	アレンドロン酸ナトリウム水和物（ボナロン®点滴静注）	骨粗鬆症
	イバンドロン酸ナトリウム（ボンビバ®静注）	骨粗鬆症
	ゾレドロン酸水和物（ゾメタ®点滴静注用，リクラスト®点滴静注液）	（ゾメタ®点滴静注用）悪性腫瘍による高カルシウム血症，多発性骨髄腫による骨病変および固形癌骨転移による骨病変（リクラスト®点滴静注液）骨粗鬆症
	パミドロン酸二ナトリウム（パミドロン酸二Na点滴静注用）	悪性腫瘍による高カルシウム血症，乳癌の溶骨性骨転移（化学療法，内分泌療法，あるいは放射線療法と併用すること），骨形成不全症
経口剤	アレンドロン酸ナトリウム水和物（ボナロン®錠，フォサマック®錠）	骨粗鬆症
	イバンドロン酸ナトリウム（ボンビバ®錠）	骨粗鬆症
	エチドロン酸二ナトリウム（ダイドロネル®錠）	骨粗鬆症，脊髄損傷後・股関節形成術後における初期及び進行期の異所性骨化の抑制，骨ページェット病
	ミノドロン酸水和物（リカルボン®錠，ボノテオ®錠）	骨粗鬆症
	リセドロン酸ナトリウム水和物（アクトネル®錠，ベネット®錠）	骨粗鬆症，骨ページェット病

を手術前に中止することは，多くの症例において困難である．よって，麻酔科医師に対しては，BP系薬剤の投与歴とともにBRONJ発症の危険性について情報提供を行い，マウスピースなどの予防器具の装着など歯牙損傷の予防に対する対応を依頼する必要がある．患者には，口腔内衛生のためのブラッシングなどの必要性を説明する．

歯牙損傷が生じた場合の対処法

米国口腔顎顔面外科学会による提言書で推奨されているBP系薬剤投与中に抜歯などの侵襲的歯科処置が必要となった場合の対処法[8]に準じる．

- **注射用BP製剤投与患者の場合**：可能であれば歯牙損傷の部位が治癒するまでBP系薬剤による治療を延期することが推奨される．しかし，前述したようにBP系薬剤は継続投与の有用性が高く，またBP系薬剤による治療を中止するべきか予見できるデータは存在しないため，BP系薬剤の処方医との連携のうえ，定期的な画像検査や歯科受診などのBRONJ早期発見へ向けた対応が必要である．
- **経口BP製剤投与患者の場合**：BP系薬剤の投与期間とコルチコステロイドなどの危険因子の有無によって対応は異なる．

A. 経口BP製剤投与期間が3年未満でコルチコステロイドを併用している場合，あるいは経口BP製剤投与期間が3年以上の場合：患者の全身状態から経口BP製剤を投与中止しても差し支えないのであれば，投与を中止し，歯牙損傷部位の骨が治癒傾向を認めるまで，経口BP製剤を再開すべきでない．

B. 経口BP製剤投与期間が3年未満でほかに危険因子がない場合：特に経口BP製剤投与中止の必要はない．

（石原慎之）

2 硬膜穿刺後頭痛

硬膜穿刺後頭痛（post-dural puncture headache：PDPH）とは，脊髄くも膜下麻酔後や硬膜外麻酔の際に，誤って硬膜を穿孔したことにより脳脊髄液が漏出し起こる低髄圧による頭痛である．硬膜を穿刺した場合の頭痛の発生頻度は70％と高率である．独立した危険因子として女性や31〜50歳があげられ（表3-5）[1]，頭痛は硬膜穿刺後5日以内に発現し，項部硬直や聴覚症状（耳鳴・聴覚低下）を伴う．診断基準としては信頼性に欠けるが，低髄圧による頭痛は，通常，起立性のため，座位や立位をとると悪化し臥位をとると改善することが多い．特発性頭痛，片頭痛，高血圧，カフェイン摂取などとの鑑別に注意する．

軽症の場合，安静臥床と経口補水や十分な輸液，NASIDs投与で軽快する．重篤な頭痛が継続する場合は，硬膜外腔自家血注入療法（ブラッドパッチ療法）がもっとも有効である．1回のブラッドパッチ療法で奏効率64％とされる[2]．無菌的に採取した自己静脈血を10mLほど硬膜外腔に注入し，硬膜の漏出孔を塞ぐ．安息香酸ナトリウムカフェインは脳血管収縮作用による頭痛軽減作用が示唆されるものの，効果は一過性で十分なエビデンスはない．

表3-5　硬膜穿刺後頭痛の危険因子

- 女性
- 31〜50歳
- 硬膜穿刺後頭痛の既往
- 硬膜穿刺時の穿刺針の脊柱長軸に対する垂直方向の角度

（柴田ゆうか）

3 硬膜外血腫と硬膜外膿瘍

硬膜外血腫と硬膜外膿瘍は，脊髄くも膜下麻酔や硬膜外麻酔における重篤な合併症である．発症すると永続的な神経障害を生じ，患者のQOLを著しく低下させる可能性があり，予防と発症後の速やかな対応が重要である．

硬膜外血腫

脊髄くも膜下腔や硬膜外腔の穿刺や留置カテーテル抜去時に，硬膜外腔静脈叢を損傷することで血腫が形成され，この血腫が脊髄を物理的に圧迫することで神経症状を生じることがある．血腫を発生する頻度は，脊髄くも膜下麻酔で22万人当たり1人，硬膜外麻酔で15万人当たり1人と報告されている[1,2]．硬膜外血腫のリスク因子としては，高齢，脊柱管の変形，穿刺やカテーテル留置困難（複数回の穿刺），血液凝固能異常，抗血栓薬の使用などがあげられる[1]．症状は，感覚障害，運動障害（麻痺など），膀胱直腸障害，背部痛などであり，発症後早期に手術を行うことが推奨される．治療は椎弓切除術による減圧が行われ，脊髄虚血による麻痺の症状を認めた患者において，神経症状が改善・回復する可能性は低いが，症状を認めてから8時間以内に椎弓切除術を行うと神経症状が回復しやすい傾向が認められている[1]．硬膜外血腫を予防するためには，術前検査で凝固系の異常の有無を確認することと，穿刺や留置カテーテル抜去前に抗血栓薬やサプリメントなどの休薬が十分になされているか確認する必要がある．休薬が不十分な場合には，麻酔科医に情報提供を行うことが重要である．

硬膜外膿瘍

硬膜外膿瘍は，硬膜外腔に細菌が侵入し，そこで形成された膿瘍が脊髄や神経根を圧迫することで生じる．近年，その発生頻度が上昇しており，入院患者1万人当たり2～8人の頻度で発生する[3]．手術中の硬膜外麻酔での発生頻度は2,000人当たり1人と報告されているが，硬膜外麻酔カテーテルの長期使用における発生率はより高率である[4,5]．

硬膜外膿瘍の原因は，皮膚，軟部組織，尿路感染，気道感染，感染性心内膜炎などの病巣からの血行性感染が最も多い．その他に化膿性椎体炎や腸腰筋膿瘍などの近接臓器の感染の波及，脳神経外科や脊椎の手術および腰椎穿刺や硬膜外麻酔などの侵襲的手技による医原性の感染があげられている[3,4]．硬膜外膿瘍のリスク因子は，糖尿病の既往，

静注薬の使用，免疫不全状態（AIDS，免疫抑制剤の使用），脊椎の変形や外傷などである[3-5]．

初期の症状は，発熱，背部痛，圧痛（Stage Ⅰ）であるが，進行すると神経根痛，項部硬直，腱反射の減弱を認め（Stage Ⅱ），次いで筋力低下，知覚異常，膀胱直腸障害を生じ（Stage Ⅲ），最終的に麻痺を生じる（Stage Ⅳ）．Stage ⅢからⅣへの進行はしばしば急速であり，多くは24時間以内に進行する．治療は抗菌薬の全身投与と経皮的ドレナージを行うとともに，できるだけ速やかな外科的治療（椎弓切除術による除圧）が推奨される[4,5]．

麻酔の手技に伴う硬膜外膿瘍を予防するためには，手指衛生の徹底，清潔な部屋における穿刺，マスク・帽子・滅菌手袋の装着，クロルヘキシジン含有エタノールによる消毒，カテーテル刺入部位に密閉できる滅菌済みのドレッシング剤を使用すること，硬膜外カテーテルの清潔な管理と長期の留置を行わないことなどが推奨される[5]．

（長谷川哲也）

mini lecture

筋弛緩薬の拮抗（リバース）

　全身麻酔では咬筋や喉頭筋，横隔膜を弛緩させ，声門開大により気管挿管を行い，また骨格筋を弛緩させて筋肉の随意運動や反射運動を抑制して術野を確保する目的で，筋弛緩薬が使用される．麻酔導入時，短時間で筋弛緩作用を得て早期に気管挿管を完了することは，低酸素血症の危険性や誤嚥のリスクを軽減し，患者の安全に寄与する．また，術中は筋弛緩モニタリングを行い，筋弛緩薬が適切なタイミングで追加投与される．そして手術終了時には術後の合併症防止のため，速やかで確実な筋弛緩からの回復が求められ，その際に使用されるのが筋弛緩拮抗（リバース）薬である．

筋弛緩拮抗（リバース）薬

- **ネオスチグミン／アトロピン合剤**：従来，筋弛緩からの回復にはコリンエステラーゼ阻害薬であるネオスチグミンが使用されてきた．ネオスチグミンは単独では徐脈や低血圧，房室ブロックなどの心血管系作用，気管支収縮，分泌物増加，悪心・嘔吐，腸管蠕動運動亢進などのムスカリン様作用の副作用が発現するため，ムスカリン性アセチルコリン受容体遮断薬であるアトロピンとの合剤が販売されている．ネオスチグミンは半世紀以上にわたり，非脱分極性筋弛緩薬の拮抗薬として用いられてきたが，深い筋弛緩状態からの回復効果には限度があり，また上記のムスカリン様作用の副作用が問題視されてきた．

- **スガマデクス**：アミノステロイド系筋弛緩薬であるロクロニウムに対して選択的に直接「包接体」を形成し，筋弛緩作用を不活化する．従来のコリンエステラーゼ阻害薬と比べて筋弛緩状態からの速やかな回復が得られ，コリン作動性神経系への影響も生じない特徴をもち，ネオスチグミンと比較して術後残存筋弛緩薬の発生頻度を80％以上減少させたとの調査報告もある[1]．海外では2008年7月に欧米で承認され，日本では2010年1月に製造承認を受け，現在全身麻酔における筋弛緩薬拮抗（リバース）薬の主流となっている（**表1**）[2]．

＊残存筋弛緩：全身麻酔手術後の筋弛緩作用の残存により，上気道閉塞による低酸素血症や咽喉頭機能低下による誤嚥，さらに低酸素刺激に対する換気応答の低下といった術後合併症の問題が発生する．

表1　スガマデクスとコリンエステラーゼ阻害薬の比較

	スガマデクス	コリンエステラーゼ阻害薬
拮抗可能な筋弛緩薬	アミノステロイド系筋弛緩薬（ロクロニウム）	非脱分極性筋弛緩薬全般
拮抗速度	1～2分	15分以上
深部遮断の拮抗効果	十分	ほぼなし
天井効果	なし	あり
術後残存筋弛緩	あり（ゼロにはならない）	頻度高い（15～45％）
拮抗作用の影響因子	循環	麻酔薬，酸塩基平衡，病態
脱感作性ブロック	なし	あり
再クラーレ化の可能性	あり（投与量過少の場合）	あり

（文献2より改変）

（阿部　猛）

4 悪心・嘔吐

術後悪心・嘔吐（postoperative nausea and vomiting：PONV）は，手術患者の約30%に発生する合併症であり，離床や経口摂取再開を妨げ，術後回復を遅延させる．その結果，入院期間の延長，医療費の増大につながる．そのため，図3-3，図3-4に示すアルゴリズムに従い，術前にリスクを評価し，それに応じた対応が重要になる．

PONVのリスク因子

PONVのリスク因子は，患者に起因するもの，手術に起因するもの，麻酔に起因するものに分けられる．患者に起因するものとしては，女性，若年者（50歳未満），非喫煙者，

1. リスク因子
- 女性
- 若年者（50歳未満）
- 非喫煙者
- 術式（胆嚢摘出術, 腹腔鏡手術, 婦人科手術, 肥満外科手術）
- PONVまたは動揺病の既往
- オピオイド鎮痛薬の使用

2. リスク軽減
- 亜酸化窒素, 吸入麻酔薬, ネオスチグミンの使用量を最小限に抑える
- 局所麻酔を考慮する
- マルチモーダル鎮痛でオピオイド鎮痛薬の使用量を減らす

3. リスク分類

リスク因子：1〜2項目	リスク因子：3項目以上
予防的制吐剤2剤併用	予防的制吐剤3〜4剤併用

4. 予防的制吐剤
- 5-HT₃受容体拮抗薬
- 抗ヒスタミン薬
- プロポフォールによる麻酔（TIVA）
- NK-1受容体拮抗薬
- 副腎皮質ステロイド薬
- ドパミン受容体拮抗薬
- 鍼治療
- 抗コリン薬

5. レスキュー治療
予防とは異なる制吐薬を使用する

図3-3　成人におけるPONV管理アルゴリズム （文献1より引用改変）

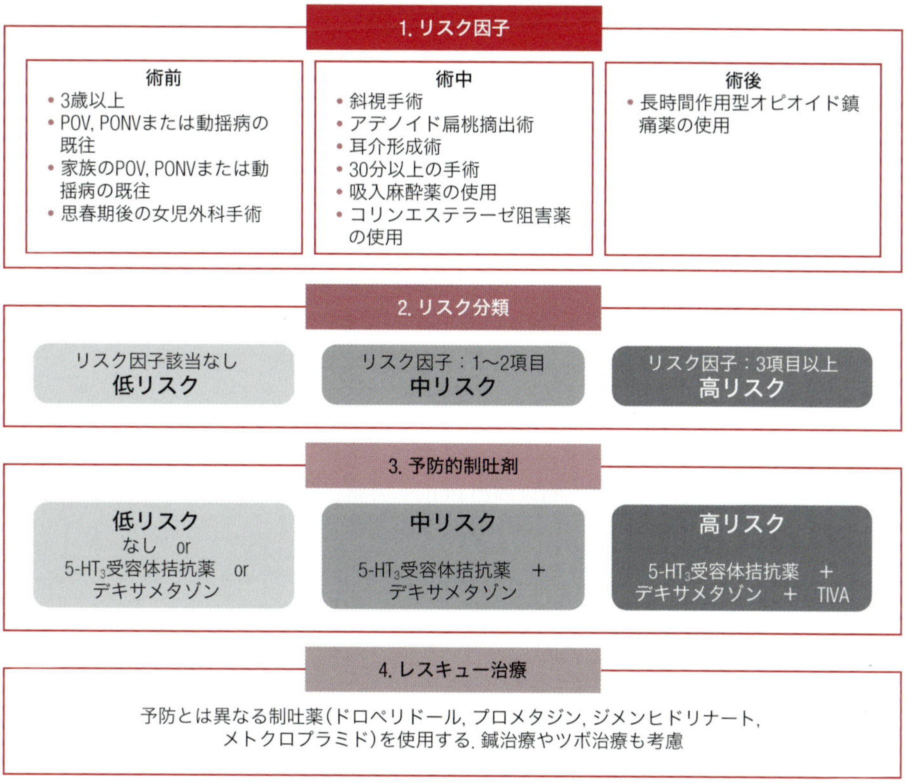

1. リスク因子

術前
- 3歳以上
- POV, PONVまたは動揺病の既往
- 家族のPOV, PONVまたは動揺病の既往
- 思春期後の女児外科手術

術中
- 斜視手術
- アデノイド扁桃摘出術
- 耳介形成術
- 30分以上の手術
- 吸入麻酔薬の使用
- コリンエステラーゼ阻害薬の使用

術後
- 長時間作用型オピオイド鎮痛薬の使用

2. リスク分類

- リスク因子該当なし **低リスク**
- リスク因子：1〜2項目 **中リスク**
- リスク因子：3項目以上 **高リスク**

3. 予防的制吐剤

- **低リスク**: なし or 5-HT$_3$受容体拮抗薬 or デキサメタゾン
- **中リスク**: 5-HT$_3$受容体拮抗薬 ＋ デキサメタゾン
- **高リスク**: 5-HT$_3$受容体拮抗薬 ＋ デキサメタゾン ＋ TIVA

4. レスキュー治療

予防とは異なる制吐薬(ドロペリドール, プロメタジン, ジメンヒドリナート, メトクロプラミド)を使用する. 鍼治療やツボ治療も考慮

図 3-4 小児におけるPONV管理アルゴリズム (文献1より引用改変)

PONVまたは動揺病の既往があげられ，手術に起因するものとしては，胆嚢摘出術，腹腔鏡手術，婦人科手術，肥満外科手術があげられる．これらのリスク因子は避けることができないものであり，術前から十分に把握しておくことが重要である．一方で，麻酔に起因する因子としては，吸入麻酔薬や亜酸化窒素の使用，そして術後にオピオイド鎮痛薬を使用することがあげられる．近年の報告では，亜酸化窒素はその使用時間でPONVのリスクが変動することがわかっている．リスクに応じて，使用する薬剤や使用時間などを考慮する必要がある．

PONVのリスクスコア

成人におけるPONVの発生頻度は，簡便なリスクスコア(Apfel score)を用いて予測することが多い[1]．リスク因子は①女性，②非喫煙者，③PONVまたは動揺病の既往，④術後のオピオイド鎮痛薬の使用であり，この4つのリスク因子の該当数が多いほどPONVの危険度が高くなる(0個で10%，1個で20%，2個で40%，3個で60%，4個で80%)．同様に，小児における術後嘔吐(postoperative vomiting：POV)の発生頻度も，簡便なリスクスコアを用いて予測可能である[1]．リスク因子は①手術時間(30分以上)，②年齢(3歳以上)，③術式(斜視手術)，④本人のPOVの既往または家族のPONVの既

往であり，成人と同様にリスク因子の該当数が多いほど危険度が高くなる（0個で9%，1個で10%，2個で30%，3個で55%，4個で70%）．

ベースラインリスクの低下

PONVのベースラインリスクを低下させるための方法としては，①全身麻酔を避け局所麻酔を選択，②長時間の亜酸化窒素や吸入麻酔薬の使用を避け，プロポフォールの優先的な使用，③周術期のオピオイド鎮痛薬使用量の最小化，④適切な水分補給，⑤筋弛緩回復剤にはネオスチグミンを避けスガマデクスを使用，が推奨される[1]．

局所麻酔は全身麻酔に比べPONVのリスクが低く，プロポフォールによる麻酔の導入と維持（全静脈麻酔（total intraveinous anesthesia：TIVA））は，吸入麻酔薬による全身麻酔に比べて，特に術後6時間以内のPONVの発生頻度が低いとされる．また，区域麻酔，非ステロイド性抗炎症薬（NSAIDs），アセトアミノフェンを併用したマルチモーダル（多角的）な鎮痛を行うことで，オピオイド鎮痛薬の使用量を減らすことが可能であり，オピオイド鎮痛薬に関連した嘔気嘔吐の発生頻度を低下させうる．そのほかに，アドレナリン$α_2$受容体作動薬であるデクスメデトミジンや短時間作用型のβ受容体拮抗薬であるエスモロールの使用も，オピオイド鎮痛薬の使用量の抑制に資するとされる．

PONVに対する制吐剤の予防投与と治療

PONVの予防と治療にはセロトニン5-HT_3受容体拮抗薬，ニューロキニン1（NK-1）受容体拮抗薬，副腎皮質ステロイド薬，ドパミン受容体拮抗薬，抗ヒスタミン薬，抗コリン薬の有効性が示されている（表3-6）．近年，日本においても5-HT_3拮抗薬であるオンダンセトロンやグラニセトロンのPONVに対する適応が追加された．さらに，前述のPONVのリスク因子が1つでもある場合は，異なる作用機序の制吐剤を複数併用するマルチモーダルな予防が推奨されるようになった（図3-3，表3-7）．これにより，PONVに対する薬物治療は大きな転換点を迎え，より高い予防効果が得られるようになった．しかし，ドロペリドールのようにQT延長による不整脈など致死的な副作用が報告されている薬剤や，そもそもPONVに対して適応外の薬剤もあるため，制吐剤の選択，使用の判断は慎重に行われるべきである．

手術を受けるすべての患者に対して画一的な制吐剤の予防投与は推奨されておらず，PONVのリスク，制吐剤による副作用のリスク，費用対効果などを十分に検討したうえで，より有効性が期待できる患者にのみ実施されるべきとされている．

万が一，実際にPONVが発生した場合，その治療には予防に使用した制吐剤と異なる薬理作用の薬剤を使用することが推奨される．また，制吐剤投与後6時間以内の制吐剤の再投与は無効であることが示されており注意を要する．

表3-6 PONV予防のための制吐剤

薬剤	用量（小児用量）	投与経路	タイミング	日本におけるPONVへの適応	備考
オンダンセトロン	4mg静注 or 8mg経口 (50〜100μg/kg 最大4mg)	静注・経口	手術終了時	静注のみあり	
グラニセトロン	0.35〜3mg (40μg/kg 最大0.6mg)	静注	手術終了時	あり	
ラモセトロン	0.3mg	静注	手術終了時	なし	
パロノセトロン	0.075mg (0.5〜1.5μg/kg)	静注	麻酔導入時	なし	
ドラセトロン	12.5mg (350μg/kg 最大12.5mg)	静注	手術終了時	―	日本では販売されていない
トロピセトロン	2mg (0.1mg/kg 最大2mg)	静注	手術終了時	―	日本では販売されていない
デキサメタゾン	4〜8mg (150μg/kg 最大5mg)	静注	麻酔導入時	なし	
メチルプレドニゾロン	40mg	静注	―	なし	
ドロペリドール	0.625〜1.25mg (10〜15μg/kg 最大1.25mg)	静注	手術終了時	なし（保険審査上, PONVへの使用は認められている）	QT延長による致死的不整脈の報告
ハロペリドール	0.5〜2mg	筋注・静注	―	なし	
ペルフェナジン	5mg	静注	―	あり	日本では筋注の注射製剤と内服薬のみ販売されている
プロメタジン	6.25〜12.5mg	静注	―	なし	
アプレピタント	40mg (3mg/kg 最大125mg)	経口	麻酔導入時	なし	
カソピタント	150mg	経口	麻酔導入時	―	日本では販売されていない
ロラピタント	70〜200mg	経口	麻酔導入時	―	日本では販売されていない
ジメンヒドリナート	1mg/kg (0.5mg/kg 最大25mg)	静注	―	あり	日本では経口製剤のみ販売
エフェドリン	0.5mg/kg	筋注	―	なし	
アミスルプリド	5mg	静注	麻酔導入時	―	日本では販売されていない
メトクロプラミド	10mg	静注	―	あり	錐体外路症状, 悪性症候群に注意
スコポラミン	経皮パッチ	経皮	手術前夜または手術2時間前	―	日本では経口と注射製剤のみ販売

（文献1より作成）

表3-7 PONV予防のための併用療法

成人
- オンダンセトロンまたはグラニセトロン ＋ デキサメタゾン
- オンダンセトロンまたはグラニセトロン ＋ ドロペリドール
- プロポフォールを使用したTIVA ＋ デキサメタゾン

小児
- オンダンセトロン ＋ デキサメタゾン
- オンダンセトロン ＋ ドロペリドール

PONVの予防と治療の実践

　リスクスコアからPONVのリスクを低リスク，中等度リスク，高リスクに分類する．高リスクの患者には，全静脈麻酔（TIVA）による麻酔と複数の制吐剤を組み合わせて使用するマルチモーダルな予防を行う．中等度リスク，または，低リスクでも多くのリスク因子をもつ患者にはTIVAによる麻酔や制吐剤による予防を検討する．同時に，区域麻酔，アセトアミノフェン，NSAIDsを併用することでオピオイド鎮痛薬の使用量を最小限に抑え，オピオイド鎮痛薬の使用に関連したPONVのリスクを低下させることも重要である．

　PONVの発症時には，その原因を検討し，必要に応じて制吐剤を使用する．オピオイド鎮痛薬の副作用が原因であれば，ほかの鎮痛薬に変更することで解決できる可能性がある．また，術後イレウスなど，器質的要因に対する治療が必要な場合もある．

〔青山剛一／佐久間けい／長谷川哲也〕

5 咽頭痛，喉頭痛，嗄声，歯牙損傷

術後咽喉頭痛，嗄声の頻度は高いため，これらの原因や対処法を患者と共有することは，患者の満足度を高めるために重要である．これらは，麻酔中の気管粘膜の損傷によるもので，表3-8のような要因が報告されている．

咽喉頭痛や嗄声は，麻酔の合併症であり，ラリンジアルマスクエアウェイやマスク麻酔のような気管挿管をしない患者でも起こり得る．

対処法

予防法としては，挿管時や吸引時の愛護的な操作が勧められる．飲み込む動作で咽頭痛がひどくなるが，通常72時間程度で自然寛解が期待できるため経過観察で済むことがほとんどである．加湿器の使用や水分摂取，NSAIDsなどの使用で対処が可能である．術後嗄声が7日以上持続するときは気管チューブのカフによる圧迫や，頭頸部手術などによる反回神経麻痺が危惧されるため耳鼻科受診を考慮する．その他，気管挿管操作により口唇，口腔内の外傷がみられることがある．歯牙損傷は，小児，高齢者で発生率が高い．術前に差し歯，入れ歯，インプラント，動揺歯の有無の確認を行う．

表3-8 術後咽喉頭痛，嗄声の原因

挿管操作に関連	・喉頭展開や挿管による損傷 ・長時間の気管挿管 ・大きすぎる気管チューブのサイズ ・気管チューブ留置時の体動（激しい咳，バッキング） ・再挿管 ・頸部の過伸展 ・気管チューブのカフによる気管圧迫 ・カフと気管の広範囲な接触 ・筋弛緩薬不使用の気管挿管
麻酔に関連	・胃管留置 ・乾燥したガス（酸素，麻酔ガス）の投与による粘膜の乾燥 ・喀痰吸引 ・スキサメトニウムの使用（喉頭周囲にある筋肉の線維束性攣縮による筋肉痛） ・経食道心エコー ・麻酔深度の不足
その他	・現在または最近の上気道感染

（柴田ゆうか）

6 シバリング

　シバリングとは全身の筋肉の小刻みな不随意運動のことであり，低体温に対する防御反応として生じるものである[1]．

　シバリングにより酸素消費量は2〜5倍と急激に，著明に増加する．心負荷が増え，高血圧や頻脈などが生じ，二酸化炭素の産生量も増加するため，循環・呼吸機能障害がある患者では非常に危険な合併症とされる[1,2]．

　シバリングの際は，患者が全身の細かい震えや悪寒を訴えることが特徴的で，手術創に張力を加え術後疼痛を増悪させる可能性もある[1]．

体温とシバリング[1-3]

　環境温度の影響を受けにくい，体温調節により一定に保たれている身体深部の温度を核心温度というが，末梢血管が拡張や収縮反応を起こしても核心温度を一定に維持できなくなった場合，発汗やシバリングが生じる．こうした血管の拡張や収縮，発汗，シバリングといった自律性の調節が生じる核心温度は閾値温とされ，閾値温の高温側と低温側の間は閾値間域と呼ばれる．

　体温調節中枢では，保つべき目標温度が決められており，これをセットポイントという．通常，体温はセットポイントを中心に0.2〜0.5℃と狭い範囲で維持されているが，手術侵襲があると，炎症性サイトカインのような発熱物質の影響でセットポイントは上昇する．ただし術中，麻酔薬（特にオピオイド）が投与されている間はその作用が体温調節中枢に強く影響し，セットポイントは低下することが多く，閾値間域も広範囲へと変化する．術中における実際の体温も，末梢血管の拡張による熱の喪失，室温低下，急速輸液などが原因となり低体温になりやすい．

　麻酔からの覚醒とともに麻酔薬の濃度が低下し，セットポイントは上昇して術前の状態である正常や高温（炎症性サイトカインの影響）に戻り，閾値間域は狭い範囲に戻る．

シバリングに対するオピオイドの影響[2]

　フェンタニルやモルヒネを使用した場合，麻酔終了に伴いこれらの薬剤濃度が低下することでセットポイントは徐々に上昇するが，同時に体温も徐々に上昇するため，セットポイントと実際の体温との間にギャップは生じずシバリングは起こりにくい．しか

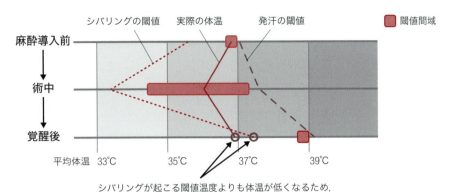

図3-5 レミフェンタニル投与時の閾値間域，シバリングや発汗が起こる閾値温度，実際の体温の変化（イメージ）

し，レミフェンタニルを使用した場合，作用時間が非常に短いため，麻酔終了後にレミフェンタニルの濃度が急速に低下し，セットポイントは急上昇する．これに対し体温は徐々に上昇するため，セットポイントと実際の体温との間にギャップが生まれ，シバリングが起こると考えられている．図3-5にレミフェンタニル投与時の閾値間域，シバリングや発汗が起こる閾値温度，実際の体温の変化のイメージを示した．レミフェンタニルを使用する際は，術後も効果が残存するフェンタニルのようなオピオイドを術中に併用することも必要であり，硬膜外麻酔としてフェンタニルを使用することも有効とされている．

シバリングの治療[1,3]

治療に使用する主な薬剤は次のようなものであるが，適応外であることに注意する．

- **μオピオイド受容体アゴニスト**：フェンタニル50〜100μg静注は麻酔後シバリングの治療に有効とされる．ペチジン50mg静注はさらに強いシバリング抑制作用がある．
- **デクスメデトミジン**：シバリングの閾値温度を下げるため，シバリングを抑制する有用な薬剤とされている．呼吸抑制を起こしにくく，オピオイドとの併用でより有効なシバリング治療が可能となる．
- **アミノ酸輸液**：周術期の投与により体温保持効果があるとの報告がある．代謝率が増加して熱産生をもたらす．

このほか，シバリングを抑制する作用があるものとして，マグネシウム製剤やケタミンが報告されている．

▶ 医薬品以外

- **室温調節**：執刀する外科医は手術室温度を低くしようとするが，患者の体温保持に配慮が必要である．麻酔導入前に患者自身を保温することもシバリング予防に有効であると考えられている．

- **輸液製剤の加温**：周術期に投与が予想される輸液は加温庫に保管しておく．加温後の安定性を考慮し，使用頻度を検討して加温庫保管の本数を決める必要がある．
- **加温装置**：特に温風式は加温方法が簡便で，全身を覆うタイプや上半身あるいは下半身のみを加温するタイプなど複数機種が使われている．有効性を示すエビデンスは多数報告がある．

体温とは無関係にシバリングが発生することもあり，要因の一つとして術後疼痛が関わっているとされている．このため，疼痛コントロールも重要となる．

（柴田みづほ）

mini lecture

体温管理と輸液製剤の加温

　麻酔中は熱喪失の増大と熱産生の低下，および体温調節機構の閾値低下により低体温症となりやすい（**表1**）．中枢温1～2℃の低下は，心臓合併症リスク上昇，創部感染，出血量増加，止血凝固異常，覚醒遅延，シバリング（p.142）などを招き，在院日数が増加することから周術期には中枢温を36℃以上に保つことが重要である．中枢温の測定部位は術式によって最適なものが選択される（**表2**）．低体温の対処法として室温の調節，温風式加温装置・循環式温冷水マット・放射線ウォーマー・輸液，輸血用加温機器の使用，吸入ガスの加温（人工鼻）などを積極的に行う．ここでは，輸液の加温による影響について述べる．

　手術室では加温した輸液バッグを使用し，体温の低下を防ぐ方法が行われることがある．その場合，輸液の温度変化に注意する必要がある．

表1　麻酔における体温の経時的変化

第一相	熱の再分布	・麻酔薬の血管拡張作用により中枢から末梢に熱が移動し，中枢温と末梢温の差が減少する ・麻酔導入後約1時間で中枢温[*]は37℃→36℃へ低下し，逆に末梢温[**]は上昇する
第二相	熱の放散（体表から外部へ）	・麻酔薬により体温調節機構が抑制されたままであるため，熱放散による体温低下が続く．麻酔導入後約3時間で2℃低下する
第三相	熱の平衡，喪失	・3℃ほど中枢温が低下すると血管収縮作用が起こり，皮膚からの熱の喪失が減るため，平衡状態になる

[*]：中枢温は視床下部体温調節中枢や重要臓器の温度．通常37℃．
[**]：末梢温は体表温を指し，通常31～35℃．

膨張現象

　長時間加温することで輸液バッグの膨張現象が起こることがある．輸液バッグ膨張時の対応として，無色透明で使用期限内であれば使用可能であると製薬会社が推奨している製品もある．またインタビューフォームによっては，「40℃，6ヵ月安定」との安定性試験の結果があるが，これをうのみにして6ヵ月保管をしてはいけない．なぜなら，インタビューフォームの過酷試験はダンボール梱包状態で行われるものであり，手術室保温庫内で，輸液バッグ個包装で保管される状況とは背景が異なるからである．そもそも膨張現象は，温度上昇により輸液の水蒸気が蒸発，外気が輸液バッグ内に入ることによって起こるが，輸液バッグの素材によってガス透過性の高い製品があり，その場合，未加温の輸液と比べ輸液量の減少，Na^+，K^+，Cl^-など電解質の濃縮が生じる．特にバッグの材質がガス透過性の高いエチレン－酢酸ビニル共重合体（EVAC）である場合，輸液量の減少，電解質濃縮は起こりやすい．加温している輸液バッグが，視覚的に確認できるほど膨張現象がみられたら，輸液量の減少，電解質濃縮は起こっていると想定したほうがよい．その場合，手術室内の保温庫の状況を確認し，長期間輸液を加温し続けることのない運用に改めることが必要であろう．

表2　手術時体温測定部位

	測定部位[*]	特　徴
麻酔中に信頼できる中枢温	①血液温	肺動脈カテーテルを挿入する．心臓を流れる血液温のため正確で感度がよい．心臓大血管手術などの大手術や脳低体温療法時に使用する．
	②食道温	食道下部1/3に留置する．心臓に近く心血管温を反映する．
	③鼓膜温	脳血液温を反映する．非接触型のプローブにより非侵襲的である．体位変換で位置異常が起こりやすい．
	④鼻咽頭温	脳血液温を反映する．非接触型のプローブにより非侵襲的である．体位変換で位置異常が起こりやすい．成人で鼻腔より4〜6cm入れる．
上記に次ぐ中枢温	⑤膀胱温	サーミスター付導尿カテーテルを入れる手術で測定する．尿量が少ないと不正確であり，下腹部手術は低めになる．
	⑥直腸温	便，下腹部手術，腹腔鏡手術で低めになる．成人で4〜6cm入れる．
末梢温	⑦口腔温	プローブの位置が不安定になりやすい，唾液で低めになる．
	⑧皮膚温	血流が多いときは高く，血流が少ないときは低めになる．
	⑨腋窩温	腋窩部の密封測定が困難であり不正確，低めになる．

＊信頼度の高い順．①〜⑤を推奨．

糖分解

　糖含有輸液は加温により糖分解が起こりやすく注意が必要である．着色した輸液は糖分解が起こっている可能性が高い．糖濃度が高い輸液ほど顕著である．ウロマチックS泌尿器科用灌流液も40℃を超える高温が続くと，ソルビトールが糖分解する．

（柴田ゆうか）

mini lecture

血管吻合時のパパベリンとオルプリノンの局所使用

　パパベリンまたはオルプリノンは薬理学的特性から，くも膜下出血に起因する脳血管れん縮（脳血管スパズム）や冠動脈バイパス術時の内胸動脈剥離に起因する動脈れん縮（動脈スパズム）の予防に使用されているが，いずれも適応外使用である（**表1**）．

- **パパベリン**：術野使用におけるパパベリンの濃度は明確に定まっていない．パパベリン80mg/2mLを0.02％（200倍）に希釈後，脳槽内に投与した場合は効果が得られず，40mg/1mLを1.0％（4倍）に希釈後，投与した場合は十分な血管拡張が得られたが，瞳孔拡大を伴う動眼神経麻痺を発症した症例も認められた．40mgを原液で投与した場合は，脳幹部出血の副作用が認められたという報告もある[1]．またパパベリンは酸性のため，原液で脳槽内へ投与した場合，髄液と接するとタンパクとの反応沈殿物により白濁する可能性がある[2]．

　術野使用による副作用として，血管平滑筋および内皮機能の減弱などが報告されており，*in vitro*の研究で，冠動脈バイパスグラフト血管に使用する際のパパベリンは30～100μM（約1,000～3,000倍希釈）を最小有効濃度（血管れん縮を防止し，かつ血管機能障害を最小化する濃度）とする報告もある[3]．

- **オルプリノン**：術野使用におけるオルプリノンの濃度は明確に定まっていないが，内胸動脈塗布時は，おおむね0.04～0.1mg/mLに希釈している場合が多い．また類薬のミルリノンでは脳槽内投与についての検討が行われており，3.6μg/mLに希釈し，脳槽内へ投与すると脳血管れん縮スパズムを抑制すると報告されている[4]．

表1 パパベリンとオルプリノンの比較

	パパベリン	オルプリノン
一般名	パパベリン	オルプリノン
pH	3.0～5.0	3.0～5.0
浸透圧比（生食）	約0.4	約1
添加物	DL-メチオニン，pH調節剤	クエン酸，D-ソルビトール，水酸化ナトリウム
適応症	・胃炎，胆道系疾患に伴う内臓平滑筋のけいれん症状 ・急性動脈塞栓，急性肺塞栓，末梢循環障害，冠循環障害における血管拡張と症状の改善	急性心不全でほかの薬剤を投与しても効果が不十分な場合
作用部位	・あらゆる平滑筋に直接作用して平滑筋の異常緊張およびけいれんを非特異的に抑制する ・特にけいれん性の平滑筋収縮時に鎮痙作用が著しい	心筋の収縮力を高め，同時に血管拡張により心負荷を軽減させ，血行動態を改善する
作用機序	・PDE[*1]活性の阻害に基づく細胞内cAMP含量の増加 ・細胞外Ca^{2+}の流入抑制 ・酸化的リン酸化の抑制に伴うATP産生の減少など	cAMP[*2]に特異的なPDE Ⅲの選択的阻害に基づく細胞内cAMP含量の増加およびピークCa^{2+}レベルの上昇（心収縮力増強）とCa^{2+}レベルの低下（血管拡張）
血液脳関門移行	あり（マウスでは脳内濃度／血漿中濃度比：1）	データなし
禁忌	・房室ブロックのある患者 ・本剤の成分に対し過敏症の既往歴のある患者	・肥大型閉塞性心筋症の患者 ・妊婦または妊娠している可能性のある患者
周術期の局所使用（主な使用例）	・SAH[*3]に対する開頭血腫除去術時の脳血管れん縮予防 ・冠動脈バイパス時の内胸動脈のれん縮予防 ・形成外科手術での微小血管吻合時の血管れん縮予防	・SAH[*3]に対する開頭血腫除去術時の脳血管れん縮予防 ・冠動脈バイパス時の内胸動脈のれん縮予防

*1 PDE：ホスホジエステラーゼ，*2 cAMP：サイクリックAMP，*3 SAH：くも膜下出血

（冨澤　淳）

7 手術後のせん妄

せん妄とは

Diagnostic and statistical manual of mental disorders (DSM-5) によれば，注意力障害および認知機能障害を特徴とし，症状の変動を来す症候といえる[1]．一般的な内科入院症例では18〜35%，ICUでは7〜50%とされており[2]，内科や外科の現場では頻繁にみられる症候群の一つである[3]．

1 発症機序

手術の要因となる疾患・外傷などの告知，原疾患による身体的苦痛，苦痛を伴う手術を含む手術前の検査，入院環境，手術侵襲や術後の不安，術後疼痛などのさまざまな要因で，不適応を生じた結果と考えられている．

2 せん妄の臨床病型

せん妄のサブタイプは，過活動型，混合型，低活動型の3つに分類できる．このうち低活動型せん妄の場合には"不穏"がなく見過ごされやすく，うつ病と誤診されやすい．低活動型はせん妄の持続時間が長いことも指摘されている．ICUにおいては過活動型せん妄は1.6%にすぎず，低活動型43.5%，混合型54.9%と報告されており，老年者では低活動型の頻度が高い (odds ratio 3.0) ことも報告されている[4]．

せん妄時には患者は甚だしい苦痛を感じ，その想起が可能であることもわかっている[5]．患者予後の不良，発見の困難性の観点からこれまで見過ごされてきた低活動型せん妄の重要性が指摘されている．

3 危険因子

せん妄の原因は，ほぼ例外なく複数の要因が関係している．一貫して観察される特に重要な危険因子を以下に示す[6]．入院する患者のせん妄リスクがどの程度あるかを術前から把握し，どの危険因子について予防的介入をするかの戦略を立て，発症を回避することが重要となる．

- 認知障害または認知症の既往
- 高齢 (65歳以上)
- 複数の併存疾患

- せん妄, 脳卒中, 神経疾患, 転倒や歩行障害の既往
- 向精神薬の使用
- 4種類以上の多剤併用
- 抗コリン薬の使用

4 せん妄を引き起こす可能性のある薬剤

　せん妄を誘発する薬剤は数多く存在するが，特にベンゾジアゼピン受容体作動薬（BzRAs），オピオイド，副腎皮質ホルモンの使用，4種類以上の多剤併用，抗コリン作用を有する薬剤が薬剤性せん妄の危険因子として重要である．特に抗コリン作用が強い薬剤ほど脳内への影響が大きいことが指摘されており，副腎皮質ホルモン，H_2受容体遮断薬，ジゴキシン，フロセミドなどは潜在的抗コリン作用が強いため，注意すべきである．また，術前のBzRAsの使用量が多いほどせん妄のリスクが高いことも報告されている[7]．

5 評価ツール

　せん妄のリスクのある患者を診察する際には，簡易な認知機能検査が含まれるべきである．実臨床ではConfusion Assessment Method（CAM），Delirium screening tool（DST）などがよく用いられている．ICUでは，Confusion Assessment Method-for ICU（CAM-ICU），Intensive Care Delirium Screening Checklist（ICDSC）などが使用されている．

せん妄の予防と治療

　せん妄発症後は治療が難渋することが多いため，予防が重要となる．可能な限り非薬物療法的アプローチをとる．

　治療の第一歩は直接因子の検索であり，直接因子にはおもに薬剤や身体疾患があげられる．薬剤に関しては，術前からせん妄リスクを高めるBzRAsなどの使用を中止，変更，減量などを検討する．また，身体疾患は神経学的診察を含む身体所見，血液生化学検査や頭部画像，脳波などの検査所見が必要であり，該当する身体疾患が同定された場合，その治療を進めていく．

　せん妄の薬物治療の中心は抗精神病薬である．現在わが国で使用可能な抗精神病薬は，クエチアピン，リスペリドン，ペロスピロン，ハロペリドールであり，最近のメタ解析では非定型抗精神病薬はハロペリドールと比較し，有効性，安全面でせん妄の治療に有効と報告されている[8]．また，ICUにおける人工呼吸中および離脱後の鎮静目的で使用されるデクスメデトミジンも有効であると報告されている[9]．

　せん妄予防の薬物療法に関してはデータがほとんどなく，また結果もさまざまではあるが，睡眠コントロールがせん妄発症を抑える可能性があることが報告されている[10]．ラメルテオン[11]，スボレキサント[12]は忍容性が良好であり，せん妄リスクに寄与する睡眠障害を軽減できる可能性がある[13]．

〈佐藤裕紀〉

排尿障害・排便障害

📁 排尿障害

　直腸がん手術や広汎子宮全摘出術，前立腺摘出術は術後に排尿障害を来すことがある[1]．直腸がん手術では，病巣摘出時の排尿関連の骨盤内神経損傷が一因となる[2]．

　広汎子宮全摘術では，子宮周囲の組織を広範囲に切除するため，神経の損傷などから排尿障害を生じることがある．がんが浸潤しやすい子宮を支える靱帯と排尿に関係する神経は近接し，一部は混在しているため，ともに切断されることも一因である[3]．

　前立腺摘出術では，前立腺が接している尿道括約筋を損傷することで，排尿障害を来す[4]．尿道括約筋は蓄尿や排尿時に使われるため，その損傷は尿失禁につながる．

　直腸や子宮，前立腺は膀胱と位置的に非常に近いことから，それぞれの手術において排尿に関する神経や筋肉がどのくらい損傷されるかにより，排尿障害の程度が変わる．その回復は損傷の程度にもより，術後半年から1年かかる可能性もあるが，なかには回復が望めないケースもあり，QOLに大きく影響する．

　排尿障害の具体的な症状として，尿意の喪失や排尿困難，膀胱内貯留容量減少，尿失禁，残尿感などがある[3]．状況により，リハビリや自己導尿が検討される．

　有害事象として排尿障害がある薬剤（抗コリン薬，抗ヒスタミン薬，抗精神病薬，抗不安薬，麻薬，総合感冒薬など）の投与は避けるべきである．一方，ベタネコールやジスチグミン，ネオスチグミンなど術後の排尿困難に対して適応のある医薬品が使用される場合，副作用であるコリン作動性クリーゼの発現に注意し，その初期症状である徐脈，腹痛，下痢，発汗，呼吸困難などの出現時は速やかな投与中止が必要となる．

📁 排便障害

　手術で排便に関わる神経を取り除く，あるいは損傷することにより術後に排便障害を生じることがある．特に直腸がんの場合，直腸の一部または全部を切除することで排便回数の増加などの排便障害が生じやすい．また，肛門括約筋を調整する神経の損傷や直腸過敏により便意障害が生じることもある[2]．

　腹筋の低下による腹圧低下や腸運動低下などから便秘を生じることがあるが，適度な運動や水分摂取，食生活の改善，医薬品の使用などで対応していくことも必要である[1]．

（柴田みづほ）

9 末梢神経障害と褥瘡

　不適切な手術体位は，患者自身の重みや外部からの圧迫，関節の過伸展・過屈曲などによって起こる末梢神経障害や褥瘡をはじめとした組織障害などさまざまな合併症の原因になる[1,2]．

末梢神経障害[1,2]

　末梢神経障害は，体位を原因とした合併症のなかで最も高率に発生する．その一方で，周術期末梢神経障害（術後神経麻痺）の3大原因としても手術体位が，区域麻酔，手術操作とともにあげられている．正確な発生率は不明だが，米国麻酔科学会（ASA）の医事紛争解決事案症例調査報告では，米国の麻酔関連訴訟のうち，周術期末梢神経障害が15～16％を占めるとされている．

　その背景には，麻酔で意識のない患者は苦痛を訴えることができないこと，また全身麻酔時の筋弛緩により生理的な可動域を超えてしまうことが関係しており，長時間無理な姿勢を取り続けた結果，重篤な障害を引き起こすことが知られている．したがって，術前に，元々しびれがあるかなどの患者の状況，関節の拘縮や変形による可動域制限について確認が必要である．

　末梢神経障害が生じたか否かは麻酔からの覚醒後，四肢運動や異常感覚の訴えから確認するが，術後数時間から1～2日ほど経過して判明する場合もある．体位によって生じる末梢神経障害の主たる原因は，神経栄養血管の血流障害による神経の機能異常と考えられる．症状は障害を受けた神経により異なり，感覚鈍麻やしびれなどの知覚異常や，関節機能障害や麻痺などの運動障害が発生する．特に関節周辺や体表から浅い位置を走行する神経，走行距離の長い神経は手術時間が長くなるほど障害を受けやすい．

　多くの場合，病態は一過性神経伝導障害であり，数週から数ヵ月での自然治癒が期待でき，予後はよい．ただし，圧迫が長時間であったり程度が強かったりした場合には，障害の程度が強くなり，回復には長期間を要することがある．なかには後遺障害を残す例もある．症状回復が思わしくない場合はQOLに深刻な影響を及ぼしかねない．

　糖尿病や高血圧，喫煙は周術期末梢神経障害のリスクファクターとされている．その他栄養障害，慢性アルコール中毒，末梢血管疾患のある患者はリスクが高く，周術期因子として4時間以上の長時間手術，3時間以上の駆血操作，低体温，低血圧，低酸素血症などが絡む場合もリスクは高くなる．ハイリスクケースでは特に注意が必要となる．

予防として，体位を取る際に脊柱の生理的彎曲や各関節における良肢位を保つこと，関節の伸展や屈曲が可動域を超えないことなどの確認が必要である．パッドやクッションで保護する，上肢と体幹の位置関係や手掌の向きに配慮するといった工夫も重要である．

症状がしびれや感覚異常のみの場合は，数日から数週の比較的早期に軽快するものも多く，治療としては，経過観察や対症療法（メコバラミンやプレガバリンの投与，理学療法など）を行う．

具体的な障害神経としては，上肢では尺骨神経や腕神経叢，橈骨神経，下肢では総腓骨神経や大腿外側皮神経，坐骨神経などが知られている．上肢神経障害は全体の約60%を占め，下肢よりも発生率が高いとされる．

図3-6に主な体位と障害されやすい神経について示した．

▶ 上肢神経障害

- **尺骨神経障害**：周術期末梢神経障害の28%を占め，最も発生頻度が高い．神経が圧迫される部位は肘部管周辺であり，尺骨神経は肘部管の皮下すぐに存在しているため，外部からの物理的圧迫を受けやすい．
- **腕神経叢障害**：周術期末梢神経障害の20%を占め，尺骨神経麻痺に次ぐ発生頻度である．腕神経叢は頸胸髄から腋窩筋膜までを走行し，上肢全体の運動と知覚を支配する．長い神経であり，可動性に富む骨に近接しているため，圧迫や伸長といった障害を受けやすい．
- **橈骨神経障害**：頻度は低く，橈骨神経溝の圧迫により生じる．多くは仰臥位や砕石位で術中に腕が手台から落ちたことに気づかず，離被架や手台の縁に上腕が当たることで生じる．一般的には時間の経過とともに軽快し，予後はよいとされる．

▶ 下肢神経障害

- **総腓骨神経障害**：下肢では最も発生頻度が高い．足先が垂れ下がる下垂足などが症状

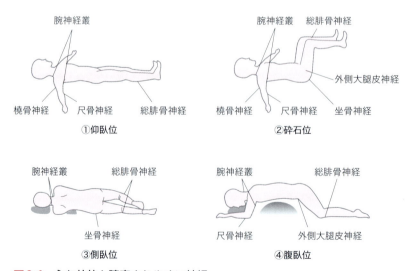

図3-6　主な体位と障害されやすい神経

として現れる．回復は必ずしもよくなく，予後は不良とされる．
- **外側大腿皮神経障害**：頻度は高くない．主に大腿部の知覚障害やしびれが生じる．多くは数日から数ヵ月で自然回復する．
- **坐骨神経障害**：周術期末梢神経障害の7%を占める．約半数の症例で運動麻痺が残ることがあり，予後は不良である．

褥　瘡[1,2]

　組織障害として褥瘡があげられる．褥瘡が発生しやすいのは脂肪や筋肉が少なく，骨が突出していて手術台や固定具に接触する部位である．同一体位の保持や固定器具による圧迫が長時間に及ぶと，皮膚や皮下軟部組織の血行不良が生じて摩擦やずれが起こり，発赤，腫脹，びらん，水疱形成などが生じ褥瘡の原因になることがある．もともと褥瘡のある患者は褥瘡のリスク因子をもっているため，術中新たな褥瘡を作ってしまう可能性があり注意が必要であると同時に，周術期に褥瘡を悪化させないことが重要である．

（柴田みづほ）

mini lecture

術中覚醒

術後に手術中のできごと(声や物音が聞こえる,触られている感じや気管挿管されている感じがある,痛い,動けない,話せない,呼吸ができないなど)を覚えていることを術中覚醒という.全身麻酔患者の0.1〜0.2%程度に発生する[1-4].術中覚醒を経験した患者の半数以上が大きな苦痛を感じ,精神的な後遺症を残す可能性がある[5].また,心的外傷後ストレス障害(post-traumatic stress disorder:PTSD)の発症に関連していることも示されている.

術中覚醒の危険因子

術中覚醒の発生には,以下のような危険因子が報告されている[1-4].
- 患者の因子:女性,若年者,ASA-PS,肥満,過去の術中覚醒の既往
- 手術の因子:心臓手術,産科手術,緊急手術
- 麻酔の因子:静脈麻酔,筋弛緩薬の使用

これらのリスク因子から,麻酔導入に使用した静脈麻酔薬の効果が切れるまでに,吸入麻酔薬が十分に投与できないこと(気管挿管の手技の問題(肥満患者の手術,全身麻酔下の帝王切開,緊急手術における迅速導入など)や麻酔薬の投与量の誤り),心臓手術のような循環動態が不安定な患者に対する手術で麻酔薬を低用量で投与すること(深度の浅い麻酔(心臓手術など)),筋弛緩薬の効果が切れる前または拮抗される前に意識が戻ること,静脈麻酔薬の持続投与中にシリンジ交換を怠ったこと,などが関与していると考察されている[3].

術中覚醒の予防と対応

術中覚醒による精神的な後遺症を予防するために,麻酔導入前の患者への説明,麻酔維持中の十分な鎮痛と麻酔深度の維持,筋弛緩モニターの使用と不要な筋弛緩薬の使用を回避すること,麻酔薬の周到な準備による誤投与の防止や経験の浅いスタッフのトレーニング,多職種が連携することでヒューマンエラーを防止することなどが重要である[3,5].一方で,麻酔深度モニターは術中覚醒を予防する可能性はあるが,十分な有用性は示されていない[3].

術中覚醒への対処法としては,患者の話を傾聴し,後遺症が続くようであれば精神科などを紹介し専門的な治療を行う[5](図).

薬剤師にできること

術中覚醒の要因として人的要因の割合が多いことが示されており,薬剤の誤投与も含まれている[3,5].その例として,シリンジラベルの誤りによる薬剤の取り間違い,薬剤の調製間違い,知識不足や判断の誤りによる薬剤の投与量間違いなどがあげられている.術中覚醒を回避するために,プレフィルドシリンジやセーフラベルシステムを積極的に導入すること[6]や,薬剤師にタスク・シフト/シェアが可能な業務として示されている,麻酔薬などの投与量のダブルチェックと取り揃えや無菌調製を行うこと[7]が有用な可能性がある.

面会
- 患者と直接会う
- 患者の話の詳細まで注意深く耳を傾け,患者の経験したことを理解する
- 患者の話を実際の体験として受け入れる
- 術中覚醒が生じたことに遺憾の意を示す(責任を認めることではない)
- 精神科医にコンサルトする

分析
- 術中覚醒の原因を探る
- 患者の話と術中モニタリング記録をスタッフと一緒に検討する
- 分析結果について,第三者の意見を求める

支援
- 影響を早期に発見するために,最初の24時間に4つの主要な徴候を確認する
  ①フラッシュバック,②悪夢,③新たな不安状態,④うつ状態
- 2週間の積極的なフォローアップを行う
- 影響が続くようであれば,精神科や心理士を紹介する

図 術中覚醒への対処方法 (文献5より作成)

(長谷川哲也)

10 リハビリテーション

術前後の適正なリハビリテーション（rehabilitation，以下，リハビリ）は，身体的，精神的，社会的に最も適した生活水準の実現を目的として行われるものである．特に開胸術，開腹術を要するがんの切除は手術による侵襲が大きいため，リハビリが重要な役割を果たす．

現在のリハビリは疾患別理学療法と，入院に伴う諸問題の予防のために病棟で実施される理学療法がある．疾患別理学療法は心大血管疾患リハビリ，脳血管疾患などリハビリ，廃用症候群リハビリ，運動器リハビリ，呼吸器リハビリ，がん患者リハビリ，認知症リハビリなどであり，その他にもリンパ浮腫複合的治療，集団コミュニケーション療法などが該当する（表3-9，3-10）[1]．一方で病棟では，平成26年度の診療報酬で新設されたADL維持向上等体制加算から始まり平成30年度に新設されたICUにおける早期離床・リハビリテーション加算といった急性期におけるADL評価・維持や早期離床の促進による廃用・褥瘡予防目的でのリハビリが実施されるようになった．令和4年には骨粗鬆症の治療による二次性骨折の予防に係る評価が新設され，急性期病院から療養型，外来までのシームレスなリハビリが実施されている．薬剤師は各々のリハビリに合わせた薬物治療への関与が望まれる．

また，手術患者の高齢化や手術前のがん化学療法などの治療に伴ってフレイルやサルコペニアの状態である患者も多く，入院前から腹式呼吸などの呼吸訓練や喀痰排泄の訓練，運動療法の指導や栄養指導を含めた包括的リハビリが必要となる場合もある．とくに手術後に中心静脈栄養や鼻腔栄養などを実施している患者には，摂食嚥下支援が重要であり，摂食嚥下支援加算の見直しなどが行われている．

呼吸器リハビリ

呼吸器リハビリは外科の開胸・開腹手術前後に実施する．食道がん切除術を例に挙げると開胸術で肋骨の奥の肺を除き，さらにその奥にある食道を切除し，食道造設術を行う．次いで開腹し，胃の一部を筒状（胃管という）にして，食道の代用にする．さらに頸部を切開し，胃管を引っ張りあげて，頸部に残存している食道と接合する．このように体の3ヵ所にメスを入れ，併せて胸部，頸部，腹部のリンパ節郭清も行う侵襲の大きい手術では，手術後の合併症も起こりやすくなる．術後，全身麻酔より完全覚醒していないうえ，創部痛により深呼吸ができず，仰臥床状態では痰が重力により背部へ溜まり，

表3-9 術後合併症予防のための疾患別リハビリ

リハビリ群	代表的な疾患	代表的な合併症	原因	おもな予防方法
呼吸器リハビリ	消化器がん 肺がん	・無気肺 ・肺炎 ・肺腫瘍 ・肺塞栓 ・慢性閉塞性肺疾患であって重症度分類Ⅱ以上の状態等	・創部痛による喀痰排出力の低下 ・長期仰臥位による痰貯留 ・麻酔による浅呼吸 ・消化管機能低下	・術前より呼吸練習(腹式呼吸) ・インセンティブ・スパイロメトリーなどの呼吸訓練 ・ハッフィング ・早期離床 ・リラクゼーション ・胸郭可動域運動 ・排痰法
運動器リハビリ	上下肢の複合損傷 脊椎手術 運動器の悪性腫瘍	・創部周辺部痛 ・脱臼 ・深部静脈血栓症 ・感染症 ・可動域制限 ・四肢麻痺	・長期安静臥床 ・手術肢の筋肉量低下	・関節可動域訓練 ・筋力増強訓練 ・バランス訓練 ・歩行訓練 ・パワーリハビリ ・下肢荷重検査
がん患者リハビリ	がんと診断され放射線治療もしくは閉鎖循環式全身麻酔で手術を施行(リンパ節郭清を含む乳がん切除術など)	・創部周辺部痛 ・上腕肩運動障害 ・創部,放射線照射部位の違和感,つっぱり感,こわばり,感覚異常,感覚鈍麻	・手術による切除 ・放射線療法による照射部位の組織障害	・がん治療早期からの予防リハビリ(フレイル,サルコペニア予防) ・手術後や治療後の機能回復リハビリ(乳がん手術であれば術直後から軽度な上肢運動など) ・QOLの改善を目的としたセルフケア,運動機能維持・改善
リンパ浮腫複合的治療	乳がん手術 子宮がん手術 卵巣がん手術 皮膚がん手術 前立腺がん手術	・患肢の腫脹 ・組織のこわばり ・皮膚変化	・リンパ液の輸送障害 ・組織液の貯留	・弾性着衣または弾性包帯による圧迫 ・圧迫下の運動 ・用手的リンパドレナージ ・患肢のスキンケア ・体重管理等のセルフケア指導
脳血管疾患等リハビリ	脳梗塞 脳出血 くも膜下出血 脳外傷 脳腫瘍 脊髄腫瘍	・失語症 ・失念 ・失行症 ・高次機能障害 ・意識低下 ・嚥下機能障害	・脳の損傷 ・脊髄の損傷	・適切な姿勢保持 ・体圧分散と褥瘡予防 ・嚥下機能訓練 ・基本的動作能力訓練
心大血管疾患リハビリ*	心筋梗塞 狭心症 開心術 大血管手術 慢性心不全で左室駆出率40％以下	・運動機能低下 ・心拍出量低下 ・自律神経機能低下	・患者自身の心機能負荷低下による活動制限ならびに過度な安静	・有酸素運動 (自転車こぎや歩行訓練)
廃用症候群リハビリ	急性疾患等に伴う安静による廃用症候群	・筋萎縮 ・関節拘縮 ・骨萎縮 ・誤嚥性肺炎 ・血栓塞栓症 ・せん妄 ・褥瘡	・手術 ・疾患の急性増悪	・離床訓練 ・レクリエーション ・姿勢調整 ・四肢運動

＊：開胸術の場合,併せて呼吸器リハビリテーション,運動器リハビリテーションの項参照

(文献1より引用)

表3-10 代表的な術後合併症と予防法

項目	リハビリ目安	術後対象疾患
呼吸器リハビリ	基本的に治療開始日から起算して90日を限度とする	・肺炎，無気肺などの急性発症した呼吸器疾患の患者 ・肺腫瘍，胸部外傷，肺塞栓，肺移植手術，慢性閉塞性肺疾患 (COPD) に対する LVRS (lung volume reduction surgery) などの呼吸器疾患またはその手術後の患者 ・COPD, 気管支喘息，気管支拡張症，間質性肺炎，塵肺，びまん性汎気管支炎 (DPB), 神経筋疾患で呼吸不全を伴う患者，気管切開下の患者，人工呼吸管理下の患者，肺結核後遺症などの慢性の呼吸器疾患により，一定程度以上の重症の呼吸困難や日常生活能力の低下を来している患者 ・食道がん，胃がん，肝臓がん，咽・喉頭がんなどの患者であって，これらの疾患にかかる手術日からおおむね1週間前の患者および手術後の患者で，呼吸機能訓練を行うことで術後の経過が良好になることが医学的に期待できる患者
運動器リハビリ	基本的に発症，手術または急性増悪から30日を限度とする	・上・下肢の複合損傷 (骨，筋・腱・靱帯，神経，血管のうち3種類以上の複合損傷)，脊椎損傷による四肢麻痺 (1肢以上)，体幹・上・下肢の外傷・骨折，切断・離断 (義肢)，運動器の悪性腫瘍などを急性発症した運動器疾患またはその手術後の患者 ・関節の変性疾患，関節の炎症性疾患，熱傷瘢痕による関節拘縮，運動器不安定症などの慢性の運動器疾患により，一定程度以上の運動機能の低下および日常生活能力の低下を来している患者
がん患者リハビリ*1	目安なし	・食道がん，肺がん，縦隔腫瘍，胃がん，肝臓がん，胆嚢がん，膵臓がんまたは大腸がんと診断され，当該入院中に閉鎖循環式全身麻酔によりがんの治療のための手術が行われる予定の患者または行われた患者 ・舌がん，口腔がん，咽頭がん，喉頭がんその他頸部リンパ節郭清を必要とするがんにより入院し，当該入院中に放射線治療もしくは閉鎖循環式全身麻酔による手術が行われる予定の患者または行われた患者 ・乳がんにより入院し，当該入院中にリンパ節郭清を伴う乳房切除術が行われる予定の患者または行われた患者で，術後に肩関節の運動障害などを起こす可能性がある患者 ・骨軟部腫瘍またはがんの骨転移に対して，当該入院中に患肢温存術もしくは切除術，創外固定もしくはピン固定などの固定術，化学療法または放射線治療が行われる予定の患者または行われた患者 ・原発性脳腫瘍または転移性脳腫瘍の患者であって，当該入院中に手術もしくは放射線治療が行われる予定の患者または行われた患者 ・血液腫瘍により，当該入院中に化学療法もしくは造血幹細胞移植が行われる予定の患者または行われた患者 ・当該入院中に骨髄抑制を来し得る化学療法が行われる予定の患者または行われた患者，在宅において緩和ケア主体で治療を行っている進行がんまたは末期がんの患者であって，症状増悪のため一時的に入院加療を行っており，在宅復帰を目的としたリハビリが必要な患者
脳血管疾患等リハビリ	基本的に発症，手術もしくは急性増悪または最初に診断された日から180日を限度とする	・脳梗塞，脳出血，くも膜下出血，脳外傷，脳炎，急性脳症 (低酸素脳症等)，髄膜炎などを急性発症した脳血管疾患またはその手術後の患者 ・脳膿瘍，脊髄損傷，脊髄腫瘍，脳腫瘍摘出術などの開頭術後，てんかん重積発作などを急性発症した中枢神経疾患またはその手術後の患者 ・多発性神経炎 (ギランバレー症候群など)，多発性硬化症，末梢神経障害 (顔面神経麻痺など) などの神経疾患の患者 ・パーキンソン病，脊髄小脳変性症，運動ニューロン疾患 (筋萎縮性側索硬化症)，遺伝性運動感覚ニューロパチー，末梢神経障害，皮膚筋炎，多発性筋炎などの慢性の神経筋疾患の患者 ・失語症，失認および失行症，高次脳機能障害の患者 ・音声障害，構音障害，言語発達障害，難聴に伴う聴覚・言語機能の障害または人工内耳植込手術などに伴う聴覚・言語機能の障害をもつ患者 ・顎・口腔の先天異常に伴う構音障害を有する患者 ・舌悪性腫瘍などの手術による構音障害を有する患者 ・脳性麻痺などに伴う先天性の発達障害などの患者であって，治療開始時のFIM 115以下，BI 85以下の状態の患者

表3-10 （つづき）

項　目	リハビリ目安	術後対象疾患
心大血管疾患リハビリ*2	基本的に治療開始日から150日を限度とする 標準的な実施時間は，1回1時間程度を目安	・急性心筋梗塞，狭心症，開心術後，経カテーテル大動脈弁置換術後，大血管疾患（大動脈解離，解離性大動脈瘤，大血管術後）の患者

*1：がん患者リハビリ料を算定している患者に対して，心大血管疾患リハビリ料，脳血管疾患等リハビリ料，廃用症候群リハビリ料，運動器リハビリ料，呼吸器リハビリ料は別に算定できない．
*2：心大血管疾患リハビリ料，運動器リハビリ料，呼吸器リハビリ料，がん患者リハビリ料の対象となる患者が廃用症候群を合併している場合，廃用症候群に関連する症状に対してリハビリを行った場合は，廃用症候群リハビリ料により算定する．

（文献1より引用）

痰の排出困難により無気肺，肺炎を起こす．

術後の肺機能は1週間程度で徐々に回復するが，その1週間のうちに適切な呼吸器リハビリを実施しないと肺炎発症のリスクは上昇する．

予防法は下記の5つがあげられる．

①**禁煙**：（p.30参照）

②**腹式呼吸（深呼吸）**：術前に訓練しておく．

③**ハッフィング**：術後疼痛により喀痰困難である場合に有効な方法．深く息を吸ったところで1〜2秒息を止め，続いて一気に「ハッ，ハッ，ハッ」と強く息を吐き出し，その吐き出す勢いで痰を出す方法で，術前訓練が重要である．

④**早期離床**：痰は仰向けで同じ姿勢でいると溜まりやすい．早く起き上がれば痰も出やすくなる．起きれば横隔膜が下がるので，呼吸も自然に，深くできるようになる．

⑤**インセンティブ・スパイロメトリー**：インセンティブ・スパイロメトリー（incentive spirometry：IS）という呼吸訓練器を使った訓練法である．すべての外科患者の肺合併症の発生は5〜10%とされており，長期間の酸素の使用，無気肺，肺炎，呼吸不全などを含む．特に呼吸不全は入院期間の延長と術後死亡率の増加が報告されているため予防としてのリハビリが重要となる[2]．

運動器リハビリ

術後2週間の運動療法は未実施症例に比べて，運動能力，心ポンプ機能，自律神経機能などが明らかに改善する．手術後に股関節を過度に屈曲，内転した場合に人工関節が脱臼することがある．これを予防するため，術後には両脚の間に三角形の外転枕を置いたり，またトイレや入浴などの日常生活動作において股関節を過度に屈曲，内転しないようにする．

がん患者リハビリ

術後のリハビリ開始時期の問題については，考え方に変遷がある．例えば乳がんにおいては以前は，動かすと出血する，リンパ液の漏れが止まらなくなるなどの報告がされており，術後約1週間経過後に開始されていた．近年では腋窩が癒着し硬結，運動機能障害を発症するため，なるべく早く始める傾向にある．また，温存療法やセンチネルリンパ節生検が普及し，リンパ節切除手術が減少したため，温存療法であれば可動域制限が少なく，術後4〜5日後には腕を前方に120°まで上げることが可能となった．

がん患者リハビリでは，リンパ節切除後のリンパ浮腫が術後合併症として問題となる．治療方法として複合的理学療法（運動療法，スキンケア，用手的リンパドレナージ，圧迫療法）などが取り入れられている．

脳血管疾患リハビリ

脳血管障害の発症は突然であり，迅速な急性期治療が重要となる．治療としては脳動脈瘤に対するクリッピング術やコイル塞栓術，梗塞に対するrt-PA静注療法やカテーテル血行再建，開頭術などが実施される．その際に発症以前の機能の喪失やADLの低下を伴う．

以前は一旦失われた機能は喪失したままであり，残存機能を使った代償をどのように行うかがリハビリ時の課題となっていたが，近年では喪失した中枢神経機能であっても可塑的変化を起こすことが示されている．どの程度機能が改善するかは病気の進行や脳の損傷部位が重要であり，限局する脳梗塞や中等症の脳出血では機能の回復やADLの改善が期待できる．

手術直後は意識障害やせん妄などを生じるため，術後疼痛とのバランスを考慮しながらオピオイドなどの鎮痛薬を調節する必要がある．また抗けいれん薬や降圧薬は治療において重要であるが，一方で薬の副作用や過度な降圧によりリハビリの妨げとなる場合もあるため注意する．またリハビリの進捗を考慮しながら輸液量や経管栄養の調節も行う．

その他（骨盤底筋運動）

産婦人科，泌尿器科，直腸周囲の手術においては術後に排尿，排便機能障害を認める例も多く，疾患別リハビリのなかで骨盤底筋運動が実施される．特に広汎子宮全摘手術では下部尿管，膀胱，直腸の広範囲の剥離により約70％〜全例の患者に尿意がないなどの排尿障害が認められるため，術後のケアが重要となる．

リハビリテーションにおける薬剤師のかかわり

　消化器・肺の手術においては，患者自己調節鎮痛法や各鎮痛薬の使用状況や疼痛スコアを確認しながら急性疼痛管理を実施し，手術前の基本的日常生活活動度(barthel index：BI)や機能的自立度評価法(functional independence measure：FIM)と現在のBI，FIMを把握し疼痛スコアのみにとらわれずに疼痛管理をする必要がある．また硬膜外麻酔による血圧低下や知覚鈍麻，術式によっては遷延性疼痛がADL低下の原因となっている場合も少なくないため，注意してモニタリングを実施する．

　筋骨系の手術においては手術前から疼痛がありADLが低い患者も多く，年齢や既往に応じたケアが必要となる．脳外科手術においては輸液を含めた栄養管理や，摂食嚥下状況をみながら薬剤の剤形選択が必要であり，回復期リハビリへの連携や退院時共同指導も重要となる．

（平田一耕／舟越亮寛）

mini lecture

電気メスによる薬剤の引火

　電気メスの使用により，薬剤に引火し，患者に熱傷を来した事例が報告され，日本医療機能評価機構は医療安全情報No.34（2009年9月提供）で引火事故について取り上げた．しかし，これ以降も引火事故報告が続いている．

　これまでに引火が報告された薬剤（**表1**）と引火した要因（**表2**）を示すが，術者が電気メスの引火リスクを認識していても手術状況に対応するなかで引火の危険を生じる行動をとる場合があることから，引火性のある薬剤の使用や電気メス使用にあたり，安全に使用できるよう，術者以外の医療者が積極的に声をかけるなどして関与することの重要性が示されている．また，クロルヘキシジンの濃度を示す薬剤名の「1%」などの数値を，添加エタノール濃度と勘違いし，「1%エタノール液に引火する認識がなかった」との報告もみられるため注意が必要である．

　特に，手術で汎用される消毒剤にはアルコール含有製品が多いため，施設ごとでリスト化し，添付文書に「可燃性」「火気厳禁」と記載がある薬剤はすべて注意する．消毒剤に引火した場合，炎が青白く引火に気づくのが遅れやすいことから，電気メス使用前に十分に気化，乾燥していることを確認することが何よりも重要である．手術中に追加で消毒を行った際や緊急開胸時の引火事例があり，手術室における電気メス使用時の引火性製剤の乾燥状況の確認の結果，もし引火性製剤の乾燥確認手順が不十分で，その周知が困難な状況であれば，その引火性リスクを考慮し，消毒剤の変更も考慮が必要となる．

表1 電気メスで引火した薬剤

成分名	製品名
クロルヘキシジン	・マスキン®R・エタノール液 (0.5w/v%) ・0.5%ヘキザック®アルコール液 ・クロルヘキシジングルコン酸塩消毒用液EW0.5%「NP」 ・クロルヘキシジングルコン酸塩エタノール消毒液1%「東豊」 ・グルコジンR・エタノール液0.5% ・ステリクロン®Wエタノール液1% ・ステリクロン®Rエタノール液0.5
チオ硫酸ナトリウム	ハイポエタノール液2%
ベンザルコニウム	ウエルパス®手指消毒液0.2%
ポビドンヨード	イソジン®フィールド液10%

表2 電気メスの使用時，引火した主な背景・要因

	主な背景・要因
事例1	アルコール製剤の使用時，電気メスの取り扱いに注意が必要であることは知っていたが，出血に対し反射的に電気メスを使用した
事例2	術者は赴任前の施設で，アルコール非含有のイソジン®液を用い消毒していた．当施設で初めての手術であったが，使用する消毒薬の成分を確認せず，アルコールが揮発する前に電気メスを使用した

（柴田ゆうか）

第4章

はじめての手術室

近年，手術の高度化かつ複雑化に伴い手術を取り巻く環境は急速に変化している．薬剤師も手術室の概要について理解し，手術が安全かつ円滑に遂行されるよう組織全体で手術環境を整備しなければならない．

1 手術室の環境

手術室の空調設備

　手術室の標準的な空調設備は，機械室に空調機を設置し，温湿度を調節した空気をダクトから手術室に送り込み，手術室天井面に設置したHEPA filter（high efficiency particulate air filter）で空気浄化を行っている[1]．
　一般的な手術室の空気の流れは以下のようになっている．
①天井面のHEPA filterを通してから吹き出され，気流に乗り術野および術者の周りを包み込み手術台下へ流れる．
②部屋の四隅にある壁面に設置された室内空気の排気口より吸い込まれる．
③一部外部の新鮮な空気と混合し，空調機により温湿度が調節される．
④再び天井面のHEPA filterを通して手術室に清浄空気が送り出される．
　手術室内の空気が入れ替わる回数が多いほど清浄な環境が保たれる．

手術室のゾーニング

　手術室の清浄度は主に高度清潔区域，清潔区域，準清潔区域に分類される[1,2]（**表4-1**）．

手洗い水

　手術時の手洗いの目的は，たとえ術中に手袋が破損したとしても，術野が汚染される細菌数を最小限にすることである．2005年医療法施行規則の改正により，従来求められていた滅菌水による手洗い設備は必要なく，水道水の使用が認められた．蛇口部分は逆行性汚染の危険性があるため朝一番に30秒間程度放水する．

廃棄物処理

　医療機関から排出される廃棄物は特別管理産業廃棄物とされ，特別管理産業廃棄物処理計画書の策定および実施状況の報告が義務付けられている．なかでも手術室の廃棄物は感染性廃棄物となり，取り扱いや分別方法など適正な処理が求められる．

表4-1 手術室のゾーニング

分　類	要　件
高度清潔区域 （清浄度クラスⅠ） 出入口の逆流防止も含めた高度な清浄度が要求される区域．主に人工股関・膝関節置換術などで使用する手術室が該当する	・HEPA filterを給気最終フィルタとしなければならない ・運用面でも汚染防止に留意しなければならない ・給気最終フィルタを吹き出し口に設置しなければならない ・層流方式を適用しなければならない ・層流空調の吹き出し速度は垂直層流式0.35 m/s，水平層流式0.45 m/s程度にしなければならない ・周辺諸室との差圧もしくは気流の方向を常時目視できる機器を取り付け，周辺諸室に対して陽圧を維持しなければならない ・出入り口に前室などの空気の緩衝帯を設けなければならない
清潔区域 （清浄度クラスⅡ） 必ずしも層流方式である必要はないが，清浄度クラスⅠに次いで高度な清浄度が要求される区域．主に一般手術室が該当する	・全風量15回/h以上で換気しなければならない ・高性能以上のフィルタを使用しなければならない ・給気最終フィルタを空調機の吐出側から吹出し口の間に取りつけなければならない ・周辺諸室に対して適切な室圧と気流の方向を維持しなければならない 上記以外にも周辺諸室との差圧もしくは気流の方向を常時目視できる機器を取り付けることが望ましい．
準清潔区域 （清浄度クラスⅢ） 清潔区域よりも清浄度を下げてよいが，一般区域よりも高度な清浄度が要求される区域．主に手術手洗い場，回復室などが該当する	・全風量6回/h以上で換気しなければならない ・給気最終フィルタを空調機の吐出側から吹出し口の間に取りつけなければならない 上記以外にも中性能のなかでも高性能側以上のフィルタを使用し，周辺諸室に対して適切な室圧と気流の方向を維持することも望ましい．

（文献2より）

❶ 針・メスなどの鋭利なもの：黄色バイオハザードマークの感染性廃棄物専用容器（耐貫通性容器）に回収する．

❷ 医療材料（ドレーンなど）：橙色バイオハザードマークの感染性廃棄物専用容器に回収する．

❸ 検査材料（採血管など）：赤色バイオハザードマークの感染性廃棄物専用容器に回収する．

❹ 血液・体液・分泌液：吸引容器に次亜塩素酸ナトリウムを最終濃度0.2％になるように入れ，5分放置後，汚物処理槽に流す．汚物処理槽がない手術室では，アクリル系高分子化合物などで固めた後，赤色バイオハザードマークの感染性廃棄物専用容器に回収する．

（冨澤　淳）

2 手術室で働く医療スタッフ

　手術は患者にとって未知の体験であるため不安・恐怖・期待感を常に抱いている．そのため手術が決定した直後から手術に関わる医療スタッフの総合的なサポートが必要となり，安全な手術を実施するため各医療スタッフが専門的な知識を集結させて取り組んでいる．

①**診療科医師**：手術計画の立案，手術の説明と同意の取得，手術の実施，周術期の治療全般を統括．

②**麻酔科医師**：術前診察，麻酔法の決定，術中の麻酔および全身管理，術後の呼吸・鎮痛管理など．

③**歯科医師**：術前の口腔機能の評価，術前・術後の口腔ケアの実施（挿管後の術後肺炎予防），動揺歯の有無，咀嚼状態の確認．

④**看護師**：術前訪問，医療機器の準備，麻酔介助，術中の器械出し，事故防止の各種カウントの実施，術中の多職種間のコーディネート，周術期の患者ケアと心理的支援など．

⑤**臨床工学技士**：術前の医療機器の保守点検，術中の医療機器や各種モニターのメンテナンス，人工心肺などの医療機器の操作，周術期に使用する医療機器の情報提供と医療スタッフへの教育など．

⑥**薬剤師**：術前から休薬が必要な薬剤の確認，術前の麻酔関連薬の準備，麻薬・毒薬・向精神薬などの規制薬品および手術室で取り扱う薬品の管理，周術期に使用する医薬品の情報提供と医療スタッフへの教育，術後鎮痛薬の調製など．

⑦**診療放射線技師**：手術中・手術後のレントゲン撮影やイメージの管理など．

⑧**医療技術補助員**：患者搬送の補助，リネンの補充，手術後の手術物品の片付け，補充，備品の清掃など．

⑨**事務員**：手術室より発生した伝票類の処理や対応などの事務的業務を統括．

⑩**外部委託職員**：手術室内の清掃業務，器械・材料の管理業務や器械の洗浄，滅菌業務，滅菌物・ディスポーサブル製品などの手術材料の定数管理および手術室のサポート業務など．

⑪**その他**：輸血部では手術で使用する輸血の払い出しと管理，病理部では手術中の迅速病理診断など．

〔冨澤　淳〕

3 手術申し込みから退室までの流れ

手術申し込みから退室までの流れを図4-1に示す．

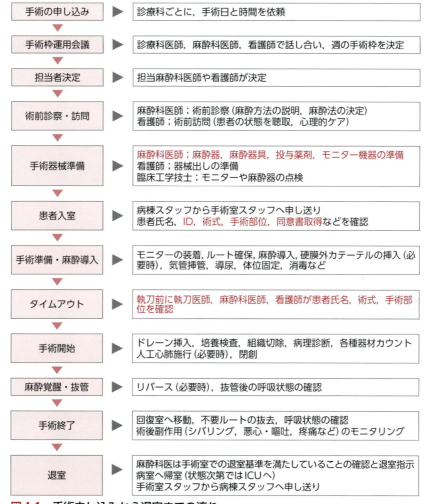

図4-1　手術申し込みから退室までの流れ

術前診察

現在の疾患の状態，合併症の有無（心電図異常，コントロール不良の糖尿病がある場合は，術前に専門科の診察が必要）を確認する．さらに顔色，結膜，開口状態，歯牙の状態，義歯の有無，ジェルネイルの有無，首の後屈前屈，手足のしびれの有無，胸部聴診，腹部の状態，浮腫の有無，脊椎麻酔や硬膜外麻酔が予定されている場合は背中の状態（褥創，傷跡，刺青の有無）も確認する．

麻酔方法の選択をする上で，既往歴，特にアレルギー，喘息（頻度，最終発作，常用薬），神経筋疾患，家族歴で手術や麻酔での異常（悪性高熱症，アナフィラキシーなど）も聴取する必要がある．

なお，麻酔中に発生するアナフィラキシーに対しては，日本麻酔科学会が制定するアナフィラキシーに対する対応プラクティカルガイド[1]も参照されたい．

患者入室前の確認

麻酔器の始業点検，麻酔薬の準備，喉頭鏡の確認，必要物品の準備，ベッド作成，室温の調節などを行う．

なお，全身麻酔器使用時は日本麻酔科学会作成の始業点検指針[2]に従って始業点検を実施する．

患者入室後の確認

患者，前投薬の効果，最終飲水時間，静脈ルート，チューブカフ（気管内チューブのカフ漏れや変形，スタイレットの有無を確認），ヘアピン・入れ歯・指輪などの装飾品の確認，体位確保を行う．

術中の患者モニター

日本麻酔科学会から安全な麻酔中のモニター指針[3]が勧告されており，この指針は全身麻酔，硬膜外麻酔および脊髄くも膜下麻酔を行うときに適用される．

▶麻酔中のモニター指針
①現場に麻酔を担当する医師が居て，絶え間なく看視すること．
②酸素化のチェックについて
　・皮膚，粘膜，血液の色などを看視すること．
　・パルスオキシメータを装着すること．
③換気のチェックについて
　・胸郭や呼吸バッグの動きおよび呼吸音を監視すること．

- 全身麻酔ではカプノメータを装着すること．
- 換気量モニターを適宜使用することが望ましい．

④循環のチェックについて
- 心音，動脈の触診，動脈波形または脈波のいずれかひとつを監視すること．
- 心電図モニターを用いること．
- 血圧測定を行うこと．原則として5分間隔で測定し，必要ならば頻回に測定すること．
- 観血式血圧測定は必要に応じて行う．

⑤体温のチェックについて
- 体温測定を行うこと．

⑥筋弛緩のチェックについて
- 筋弛緩薬および拮抗薬を使用する際には，筋弛緩状態をモニタリングすること．

⑦脳波モニターの装着について
- 脳波モニターは必要に応じて装着すること．

(冨澤　淳)

第4章 はじめての手術室

4 一般的な全身麻酔手術の流れ

手術に伴う痛みを除きストレスから身体を守ることが麻酔の役割であり，麻酔科医は手術中の循環・呼吸・疼痛管理を行う．一般的な全身麻酔手術の流れを図4-2に示す．

術前，麻酔科医は，患者の情報収集，麻酔計画，インフォームド・コンセントの確保，患者不安の軽減などを目的に術前診察を行う．周術期合併症発生と術前の基礎疾患の重症度は深い関係があるため，十分な患者評価を行う．その際，術前に必要な検査や絶飲食指示，術前常用薬の継続あるいは中止の対処，輸血準備などが計画される．手術当日は必要に応じて前投薬を行い，原則患者は自分で歩いて手術室に入室する．手術室で各種モニターを装着後，麻酔がかけられる．一般的に，頭，顔の手術は全身麻酔のみ，胸部，腹部の手術は全身麻酔と硬膜外麻酔併用，下肢手術は硬膜外麻酔と脊椎麻酔で行う．全身麻酔と硬膜外麻酔を併用する場合は，硬膜外麻酔を先に行い，その後，全身麻酔を併用する．硬膜外麻酔と脊椎麻酔併用の場合，硬膜外麻酔を先に行い，次に脊椎麻酔を行う．全身麻酔は，導入，維持，覚醒の3つの過程に分けられる．心臓血管手術，食道手術，臓器移植術などの大手術や，術前から心臓や腎臓の重症合併症をもつ場合，手術後，ICUに入室する．

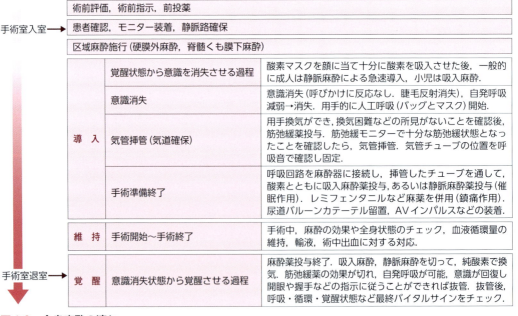

図4-2 全身麻酔の流れ

(柴田ゆうか)

5 麻酔中に使用する薬剤の種類
―全身麻酔と局所麻酔―

麻酔は意識の消失の有無で，大きく全身麻酔と局所麻酔に分類される．

全身麻酔

1 全身麻酔の4要素

全身麻酔は眠っている状態と何が違うのか．

眠っているときは自分で呼吸し，叩けば痛いと感じて目が覚めたり，体を動かすことができる．しかし，全身麻酔では呼吸ができず，痛みも感じず不動状態となる．つまり麻酔の定義は，以下の4つの条件を満たすことである（1957年 Woodbridge提唱）．

❶意識消失　❷鎮痛　❸筋弛緩　❹反射抑制

手術では侵襲に応じ，薬剤や手段を組み合わせてこの4つの条件を調節しながら麻酔する．これをバランス麻酔という．調節は，高血圧，頻脈など自律神経系の反応や筋弛緩の程度，種々のモニターから麻酔深度が評価されて行われる．

バランス麻酔の例としてプロポフォール，レミフェンタニル，ロクロニウム，ロピバカインのような薬剤の組み合わせで4要素を調節する．例えば，麻酔深度を深くするには，鎮静薬であるプロポフォールを増量する方法が一番シンプルであるが，プロポフォールの増量による血圧低下が懸念されるような場合，プロポフォールを増量する代わりにレミフェンタニルの増量で鎮静作用を増強し，麻酔深度を深くすることが可能である．

▶ **全身麻酔＋局所麻酔（硬膜外麻酔）**

胸部や腹部の手術では，全身麻酔に硬膜外麻酔や脊椎麻酔を併用することが多い．静脈麻酔薬プロポフォール，鎮痛麻薬フェンタニル，筋弛緩薬ロクロニウムの3剤に追加して硬膜外麻酔薬ロピバカインが併用されると，鎮痛作用と筋弛緩作用が追加され，鎮痛麻薬と筋弛緩薬の減量が可能となる．

2 静脈麻酔薬と吸入麻酔薬

全身麻酔薬は①静脈麻酔薬，②吸入麻酔薬に大別される．

成人は迅速な導入が可能な静脈麻酔薬，小児では静脈路確保困難であることから吸入麻酔薬を使用することが多い．

表4-2 麻酔に使用される静脈注射剤の作用

薬品名	半減期（時間）	作用発現時間（秒）	静注中止後，意識が回復するまでの時間（分）*	心血管抑制	呼吸抑制	脳保護作用	悪心・嘔吐	覚醒後残存する精神運動障害
プロポフォール	0.5〜7	≦30	4〜10	++	++	+	−	0〜+
チアミラールナトリウム	6〜12	≦30	5〜10	++	++	+	±	++
ミダゾラム	1〜4	30〜60	17〜20	+	++	+	−	+++
ケタミン	1〜3	30〜40	10〜15	−	−	−	++	++〜+++

＊単回静注後

（文献1より引用）

▶ 静脈麻酔薬（表4-2）[1]

中枢神経抑制薬は，抑制物質であるγ-アミノ酪酸（GABA）の作用を増強し，交感神経系を抑制することから血圧低下，脳血流減少，頭蓋内圧低下，呼吸抑制が起こる．麻薬と違い呼吸数減少よりも1回換気量が減少する．

静脈麻酔薬Ⅰ：プロポフォール（ディプリバン®）1%

30秒以内に意識消失し，また肝臓において急速に代謝されるため，中止後4〜8分で覚醒する．導入・覚醒が迅速で，蓄積性の低い理想的な薬剤である．重度の肝機能障害では，代謝が遷延する．

【使用方法】target-controlled infusion（TCI）ポンプを用いて年齢と体重，目標血中濃度を入力し投与すると，3コンパートメントモデルにより脳内濃度を予測して自動的に注入速度が調節される．一般に局所麻酔時の鎮静目的のプロポフォールの至適血中濃度は低い．

【使用上の注意】
- ダイズ油を卵黄レシチンで乳化した脂肪乳剤のため大豆，卵アレルギーに注意．ただし多くの卵アレルギー患者のアレルゲンは卵白であることから，卵アレルギーでも一律に使用不可ではない．
- 30〜60％と高率に静注時血管痛を認める．製剤中の脂肪乳剤に溶解せず，水相中に存在する遊離プロポフォールが血管壁を刺激しブラジキニン，プロスタグランジンを遊離させているのが原因とされる．リドカインやフェンタニル，レミフェンタニルの前投与で軽減できる．
- 防腐剤不添加の脂肪乳剤含有製剤のため，汚染による感染リスクあり．12時間以上投与継続時，チューブも含めて交換が必要である．
- TCIポンプ使用時の血管外漏出は，薬液が多量になりやすく，pH7.0〜8.5，浸透圧比1だが局所組織壊死の報告がある．
- 本剤（含有脂質1.1 kcal/mL）200 mLと10％脂肪乳剤200 mLの熱量はほぼ等しい．

静脈麻酔薬Ⅱ：超短時間作用型バルビツール酸系
チアミラールナトリウム（イソゾール®）0.5g，チオペンタールナトリウム（ラボナール®）0.3g・0.5g

30秒以内に意識消失し，中止後5〜10分で覚醒する．導入・覚醒が迅速であるのは，薬剤の代謝が速いのではなく，薬剤が急速に脳内分布した後，脳から内臓，筋肉，脂肪へ再分布するからである．

【使用方法】 麻酔導入時に単回静注で使用する．覚醒遅延が起こるため麻酔維持に使用しない．

【使用上の注意】
- 副交感神経刺激作用で気管支収縮させる．ヒスタミン遊離作用もあり，重症気管支喘息に禁忌である．
- 強アルカリ性（pH 11）で血管外漏出時，組織刺激性が強い．
- タンパク結合率80％以上のため，低アルブミン血症では効果増強する．

静脈麻酔薬Ⅲ：ケタミン（ケタラール®）静注用50mg/5mL・200mg/20mL（10mg/mL），筋注用500mg/10mL（50mg/mL）

30〜40秒で意識消失し，中止後10〜15分で覚醒する．

興奮性物質 N-methyl-D-aspartate（NMDA）受容体の拮抗薬である．大脳新皮質を抑制し，辺縁系は賦活するため解離性麻酔薬という．交感神経系刺激作用により，血圧上昇，心拍数増加作用があることや，呼吸抑制は少なく気管支拡張作用があることから，ショック患者や喘息患者に使用しやすい．強力な鎮痛作用が特徴で，特に皮膚，筋肉，骨などの体性痛には鎮痛効果を発揮する．内臓痛には効果が弱い．

【使用方法】 筋注は静脈路確保困難な小児に有用．

【使用上の注意】
- 眼圧上昇するため，眼科外傷，緑内障に相対的禁忌．
- 脳波上興奮，脳血流量や頭蓋内圧を増加させるため，けいれん患者，脳外科手術に不適．
- 唾液，気道分泌亢進するため，抗コリン薬（アトロピン）の前投薬が有用である．
- 覚醒時に興奮，不快感，幻覚が起こるため，ベンゾジアゼピン系薬（ジアゼパム，ミダゾラム）の併用投与を行うこともある．

麻酔領域汎用静脈鎮静薬：ミダゾラム（ドルミカム®）10mg/2mL

麻酔薬に比べると作用発現が0.5〜5分と遅く，持続時間が2時間程度と長いが，ベンゾジアゼピン系薬（ジアゼパム，フルニトラゼパム）のなかでは，導入・覚醒が早く麻酔時に使用しやすい．また，強い健忘作用を期待して術中覚醒が懸念されるときに使用される．

【使用上の注意】
- 拮抗薬フルマゼニルは，作用持続が短いことから，拮抗後，再度ミダゾラムの作用を発現し就眠することがあるので注意が必要である．
- 胎盤通過性があり妊婦は有益性投与．眼圧上昇のため，急性閉塞隅角緑内障に禁忌．pH 3のため血管痛がある．

麻酔領域静脈鎮静薬：レミマゾラム（アネレム®）50 mg

2020年8月から販売開始となった，超短時間作用型ベンゾジアゼピン系静脈麻酔薬．60～110秒で意識消失し，中止後，11～14分で覚醒する．代謝にチトクロム P450は関与せず，主に肝臓のカルボキシエステラーゼにより速やかに加水分解されて代謝される．ミダゾラムでは活性代謝物である1-ヒドロキシミダゾラムの腎不全患者における蓄積による過鎮静や鎮静遷延が問題となることがあるが，レミマゾラムの代謝物にはほとんど活性がない．ミダゾラムと同様にフルマゼニルで拮抗され，レミマゾラムの半減期は拮抗薬のフルマゼニルと同程度の50分前後である．国内後期第Ⅱ相/第Ⅲ相臨床試験において，血圧低下の発現率がプロポフォールより有意に少ないこと，注射部位疼痛の発現割合がプロポフォールより少ないことが示されている．

【使用方法】 12 mg/kg/hrで意識消失が得られるまで持続静注，その後1～2 mg/kg/hrの範囲で適切な麻酔深度が得られるように調節．

【使用上の注意】
- 眼圧上昇のため，急性閉塞隅角緑内障に禁忌．妊婦に対しては有益性投与．
- 通常，生理食塩液で溶解．乳酸リンゲル液への溶解で沈殿する．

▶ 吸入麻酔薬

専用の気化器で，液体の揮発性麻酔薬を気化させ吸入し，肺から血液を介して脳へ麻酔薬を到達させる．脂溶性の高さなどの物理化学的特性で細胞膜に溶け込み，神経細胞の興奮性を左右するナトリウムチャネルなどの立体構造を変化させる．終末呼気濃度でリアルタイムに薬物濃度モニターが可能であり，麻酔器ダイヤル設定で，吸入濃度，麻酔深度の調節が容易であることから麻酔維持に用いる．肺胞を経て血中へ移行するため静脈麻酔に比べ導入が遅い．

揮発性吸入麻酔薬に共通する性質は以下の通りである．
- 筋弛緩作用・呼吸抑制・末梢血管拡張・心収縮力抑制・血圧低下・子宮筋弛緩
- 気管支拡張・悪性高熱症誘発・心筋カテコラミン感受性増による不整脈誘発

吸入麻酔薬の性質を示す以下の2つの指標がある．
①血液への溶解度を示す血液ガス分配係数
②麻酔作用の強さを示すminimum alveolar concentration（MAC）最小有効肺胞濃度

セボフルラン

血液/ガス分配係数が0.65と揮発性麻酔薬のなかで最も小さく，導入および覚醒が早いため調節性に優れている．またカテコラミン感受性を高める作用は弱く不整脈誘発は

少ない．ほとんどが肺から排泄され，生体内代謝率は2〜3％である．代謝で産生される無機フッ素は高濃度で腎毒性をもつが，通常量では問題なく，また麻酔器内のCO_2吸収剤のソーダライムと反応し生じる腎毒性物質コンパウンドAも通常問題とならないとされる．気道刺激性は少なく吸入時に咳を誘発しない．

【使用方法】 酸素や亜酸化窒素などとともに0〜4％の吸入濃度として吸気に混ぜ，マスクや気管チューブを通して投与する．

デスフルラン

MACが6.0％と高く，血液/ガス分配係数が0.45と小さいことにより，迅速な麻酔薬の調節と覚醒が可能である．しかし，気道刺激性が強く，咳嗽や喉頭けいれんなどを誘発するため，全身麻酔のマスク導入には適さず，静脈麻酔薬による意識消失を得た後に吸入を開始する．デスフルランは気管支拡張作用をもつが，1.0MACでは気道抵抗を低下させたが，2.0MACでは気道抵抗を増加させたとの報告[2]があること，麻酔導入時や急に吸入濃度を高くしたときに交感神経系緊張を起こし，頻脈，血圧上昇が出現する可能性があることから高濃度の投与は慎重に行う必要がある．生体内代謝率は0.02％ときわめて低く，ほとんどが肺から排泄されるため，腎毒性をもつ無機フッ素の産生はわずかである．乾燥した二酸化炭素吸収剤を用いた場合に一酸化炭素を生じる可能性があるため，ソーダライムの色にかかわらず吸収剤の乾燥が疑われたときは新しいものと交換する必要がある．

❸ 鎮痛麻薬 (表4-3)

強い鎮痛作用と呼吸抑制，悪心・嘔吐など麻薬特有の副作用をもつ．1回換気量減少よりも呼吸数減少が著明である．急速大量静注では鉛管硬直（胸壁，腹筋の硬直）が起こり，換気困難になる．肝代謝のフェンタニルは半減期が長く，遅発性の呼吸抑制が懸念され十分量投与ができないことがあるが，レミフェンタニルは超短時間作用性で，血中や組織の非特異的エステラーゼで速やかに分解され，持続投与中止により3〜10分で速やかに作用消失することから容易な鎮痛コントロールが可能となった．ただし高度の低血圧，徐脈に注意が必要である．また，レミフェンタニルは2022年8月に「集中治療における人工呼吸中の鎮痛」の適応を取得し，術中だけでなく，術後の集中治療においても使用が可能となった．集中治療における使用では，全身麻酔の維持よりも投与量が

表4-3 鎮痛麻薬

薬品名	等価 (mg)	作用持続時間 (分)	最大効果発現時間 (分)
レミフェンタニル	0.1	3〜10	1.5〜2
フェンタニル	0.1	20〜30	3〜5
モルヒネ	10	180〜240	20〜30

少量に設定されており投与量上限も少ないことや，24時間以上継続して投与される場合もあるため，安定性低下の関係から溶解後24時間で薬液を交換する必要があることに注意が必要である．副作用としては高度の低血圧，徐脈に注意が必要であり，特に単回静注時には鉛管硬直に注意する（集中治療における使用では添付文書上，単回静注は行わないこととされている）．グリシン添加のため硬膜外，脊髄くも膜下投与には用いない．フェンタニルは心抑制が軽度である．モルヒネは代謝物に薬理活性があるため，腎機能障害があると副作用が発現しやすい．これらはナロキソンで作用拮抗ができる．

局所麻酔

局所麻酔薬の化学構造は，芳香族部分—中間鎖—（2または3級）アミンであり，エステル型【中間鎖にエステル結合（-COO）含有】と，アミド型【中間鎖にアミド結合（-NHCO）含有】に分類される（図4-3，表4-4[3-5]）．アミド型は肝臓で代謝されるのに対し，エステル型は血清コリンエステラーゼにより速やかに代謝されるため作用時間は短い．またエステル型は，アレルゲンとして知られるパラアミノ安息香酸と構造式が似ており，アナフィラキシーやアレルギー反応が多い．

局所麻酔薬は，細胞膜の内側からナトリウムチャネルをブロックし，活動電位の伝導を細い神経から順に抑制する（図4-4）．

触覚や運動神経の機能を温存し，痛覚神経までをブロックする．効果範囲を確認するため，コールドサインテストで温覚の鈍麻をテストする．冷たくないのにさわっている感じが残る感覚である．効き過ぎて運動神経まで遮断してしまうと，術後の早期離床を妨げてしまう．

局所麻酔薬の効果は，脂溶性，pKa，タンパク結合率などに関連している．神経膜は脂質であるため，脂溶性が高いほど膜を通過しやすく麻酔効果が強い．ブピバカインは，脂溶性が高く，0.25〜0.5％の濃度で投与される．リドカインやメピバカインのような脂溶性の低いものは1〜2％の濃度が必要となる．タンパク結合率が強いと持続時間が長くなり，解離定数pKaは小さいほど神経膜を通過できる塩基型の局所麻酔薬が増加し，作用発現が早くなる．

副作用として，血中濃度上昇による局所麻酔薬中毒は頻度が高い．局所麻酔薬中毒は中枢神経系毒性と循環系毒性に大別される．中毒反応の経過は中枢神経の刺激症状から始まり，舌・口唇のしびれ，多弁，心悸亢進，けいれんへと進行する．中毒反応への対

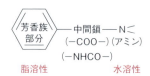

図4-3　局所麻酔薬の基本構造

表4-4 局所麻酔薬一覧

分類	薬品名 [適応麻酔法]	分配係数	タンパク結合率(%)	pKa	作用発現時間	作用持続時間	麻酔力価	毒性
エステル型	プロカイン (ロカイン®) [硬, 伝, 浸]	1.7	5	8.9	遅い	短い	1	低度
エステル型	テトラカイン (テトカイン®) [脊, 硬, 伝, 浸, 表]	221	85	8.5	遅い	長い	16	高度
アミド型	リドカイン (キシロカイン®) [脊, 硬, 伝, 浸, 表]	43	65	7.7	速い	中等度	4	中等度
アミド型	メピバカイン (カルボカイン®) [硬, 伝, 浸]	21	75	7.7	速い	中等度	3〜4	中等度
アミド型	ブピバカイン (マーカイン®) [脊, 硬, 伝]	346	95	8.1	中等度	長い	16	高度
アミド型	レボブピバカイン (ポプスカイン®) [硬, 伝]	346	97	8.1	中等度	長い	16	中等度〜高度
アミド型	ロピバカイン (アナペイン®) [硬, 伝]	115	94	8.1	中等度	長い	16	中等度

脂溶性はオクタノール緩衝液分配係数(高いほど脂溶性が高い)
脊:脊髄くも膜下麻酔, 硬:硬膜外麻酔, 伝:伝達麻酔, 浸:浸潤麻酔, 表:表面麻酔

(文献3-5より作成)

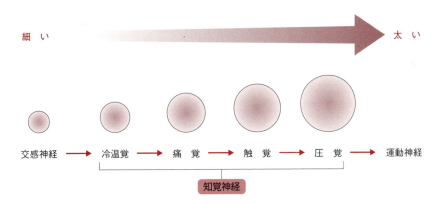

図4-4 薬が作用する神経

処としてけいれんに対してはジアゼパムの投与を行う．適応外使用であるが，局所麻酔薬中毒の治療に脂肪乳剤を投与する場合もある．

また，局所麻酔薬の持続時間延長，局所出血量減少，局所麻酔薬中毒の予防を目的として10〜20万倍エピネフリン添加局所麻酔薬を使用することがあるが，血流低下で組

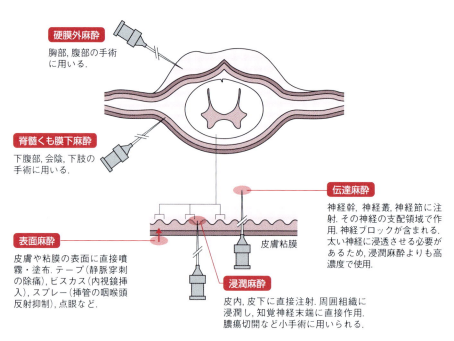

図4-5 局所麻酔薬の種類

(文献6より一部改変)

織壊死のおそれがあるため耳や指趾には慎重投与，陰茎には禁忌である．血圧上昇，甲状腺機能亢進などに注意が必要である．

　局所麻酔法は，痛みの発生部位から痛みを感じる中枢への経路を遮断する．作用部位の違いにより，**図4-5**[6]のように分類される．全身麻酔が中枢神経に作用して意識消失するのに対して，局所麻酔では末梢神経に作用して麻酔効果を得るものであり，意識は消失しない．

　脊髄くも膜下麻酔（脊麻）と硬膜外麻酔（硬麻）は，混同しやすいので**表4-5**に対比する．どちらも脊髄神経をブロックする伝達麻酔であるが，局所麻酔薬の投与部位が脊髄を包む膜（硬膜）の中か外かで異なる．脊麻は腰から脳脊髄液中に局所麻酔薬を注射し，一時的に下半身を麻痺させる方法で，下腹部や下肢の手術に単独で用いる．一方，硬麻は全身麻酔や脊麻と併用して術後疼痛管理に使用されることが多く，硬膜外腔にポリエチレンの細いチューブを入れたまま術後の鎮痛に使用できるのがメリットである．ただし，抗凝固薬，抗血小板薬服用中は，血腫形成のリスクがあるため禁忌である．また，腰椎の手術歴や，加齢による脊椎の変形，肥満により硬膜外腔までの距離が長い場合は穿刺に時間がかかるので，適応が困難となり，中止して全身麻酔に変更することがある．硬麻は大量の薬剤を注入するため局所麻酔薬中毒が起きやすく，脊麻は脳圧亢進状態には禁忌である．

表4-5 脊髄くも膜下麻酔と硬膜外麻酔

	脊髄くも膜下麻酔（脊椎麻酔）	硬膜外麻酔
方　法	脊髄神経をブロックする伝達麻酔	
適　用	推奨：帝王切開，下肢手術 可能：鼠径ヘルニア，急性虫垂炎，TUR-Bt，TUR-P，痔核 ※これらは手術中に脊髄くも膜下麻酔の効果が減弱したときや，術後鎮痛硬膜外麻酔を行うときに硬膜外麻酔を併用する	術後鎮痛硬膜外麻酔：開胸術，開腹術，人工膝，股関節置換術
投与部位	くも膜下腔	硬膜外腔
代表的薬剤	高比重液0.5%ブピバカイン=1.025～1.031 等比重液0.5%ブピバカイン=1.002～1.007 （脳脊髄液の比重=1.004～1.008）	導入時には効果発現の早いリドカイン，メピバカイン．術後鎮痛には，長時間型のロピバカインが汎用される
薬剤注入量	少ない	多い
穿刺部位	第2腰椎よりも尾側	頸椎～仙椎
手術可能部位	横隔膜よりも尾側	頭頸部・顔面以外すべて
穿刺手技	容易	やや難
分節麻酔	難 （くも膜下腔内を比較的広範囲に移動するためブロックされる分節の予測がつきにくい）	容易 （脊髄分節のブロックが可能）
麻酔効果	強い	弱い
効果の発現	早い（3～5分）	遅い（5～15分）
麻酔時間	長くても2時間以内	長時間（持続硬膜外）
筋弛緩	強い	弱い
低血圧の発現	早い，高度	遅い，高度
頭痛，嘔吐，尿閉，呼吸抑制	多い	少ない
局所麻酔薬中毒	まれ	起こり得る
カテーテル留置による持続投与	一般的ではない	一般的

（小澤智紀）

6 薬品管理

薬品管理

　　手術室は病院内でも特に法律の規制対象となる薬剤の使用頻度が高く，また定数配置される種類や数量も多い部署である．薬剤は関連法規の定めに準拠した保管管理体制の徹底が必須であり，また盗難や紛失および不正使用防止の観点からも，薬剤師による厳格な薬品管理が求められる．

関連法規

- 「麻薬及び向精神薬取締法（麻向法）」：麻薬および向精神薬の濫用による保健衛生上の危害を防止し，一方でその有益性を活用するため，施用や管理について定められた法律である．
- 「医薬品，医療機器等の品質，有効性及び安全性の確保等に関する法律（薬機法）」：医薬品などの品質，有効性及び安全性の確保などにより，保健衛生の向上を図ることを目的とした法律である．

麻薬・向精神薬

- 麻薬：麻向法第2条の1に，向精神薬は麻向法第2条の6にて定義されている．手術室では医療用麻薬としてモルヒネ，フェンタニル，レミフェンタニル，ペチジン，ケタミンなどが使用される．
- 向精神薬：鎮静薬としてミダゾラム，レミマゾラム，ペンタゾシン，ジアゼパムなどが使用される．習慣性医薬品は薬機法第50条の11の規定に基づき習慣性があるものとして厚生労働大臣の指定する医薬品と定義され，「病院・診療所における向精神薬取扱いの手引」にて「向精神薬に指定されていない習慣性医薬品についても，向精神薬と同様に管理することが望ましい」と記載されており，向精神薬と同様の管理体制が求められる．

毒薬・劇薬

毒薬および劇薬は薬機法第44条において定義されている．手術室では毒薬は筋弛緩薬としてロクロニウムなどが使用される．

保管管理

- **麻薬**：鍵のかかる堅固な保管庫に保管する（**図4-6**）．麻薬保管庫には麻薬のほか，覚せい剤を一緒に保管することはできるが，それ以外の医薬品や麻薬帳簿，麻薬処方せん，その他の書類，現金，印鑑，貴重品などを保管することはできない（麻向法第34条）．
- **向精神薬**：医療従事者が盗難の防止に必要な注意をしている場合以外は，保管庫（ロッカーや引き出しも可）あるいはその部屋の出入口のいずれかにかぎをかける（麻向法第50条の21）．

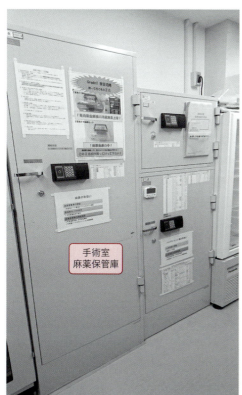
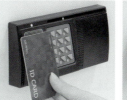
手術室施錠設備
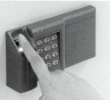
薬剤部施錠設備
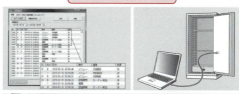
操作履歴の記録と抽出
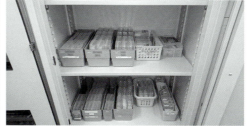

図4-6　麻薬保管庫（聖路加国際病院）
施錠のできる室内に保管．
麻薬専用，金属製，固定してあるか容易に持ち運べない重量．
2箇所以上での施錠が望ましい．
スチール製ロッカー，机の引き出しは不可．
管理カードは日勤帯は手術室薬剤師が，夜勤帯はインチャージ看護師が携帯．

（資料提供：日本アイ・エス・ケイ株式会社）

表4-6 「向精神薬事故届」が必要な剤形ごとの数量

剤　形	届出必要数量
末，散剤，顆粒剤	100グラム（包）
錠剤，カプセル剤，坐剤	120個
注射剤	10アンプル（バイアル）
内用液剤	10容器
経皮吸収型製剤	10枚

- **毒薬・劇薬**：ほかの物と区別して，貯蔵し，または陳列しなければならない．また，毒薬を貯蔵し，または陳列する場所には，かぎを施さなければならない（薬機法第48条）．

事故の対応

- **麻薬**：麻薬管理者は，管理している麻薬につき，滅失，盗取，破損，流失，所在不明その他の事故が生じたときは，すみやかにその麻薬の品名および数量その他事故の状況を明らかにするため必要な事項を，「麻薬事故届」により都道府県知事に届け出なければならない．また，盗取された場合には，すみやかに警察署にも届け出る必要がある（麻向法第35条）．
- **向精神薬**：指定の数量以上の滅失，盗取，所在不明その他の事故が生じたときは，すみやかにその向精神薬の品名，数量その他事故の状況を明らかにするために必要な事項を「向精神薬事故届」により都道府県知事に届け出なければならない（**表4-6**）．また，数量に関わらず，盗取，詐取などの場合には，都道府県知事に届け出るとともに警察署にも届け出なければならない（麻向法第50条の22）．

（阿部 猛）

第5章

術式別 手術の流れ

手術がどのような手順で行われるのか，また麻酔薬や術野に使用する薬剤の種類や投与タイミングについて知るために，代表的な15の手術の流れと使用薬剤について，各施設の例を示した．実際には各施設で手術の方法はさまざまであると思うが，薬学的問題点を抽出するための参考としていただきたい．

脳腫瘍摘出術

疾　患：
- 脳腫瘍．最も悪性度の高いものは脳組織にできるグリオブラストーマ（神経膠芽腫）で，脳内の神経膠細胞（グリア細胞）から発生．
- 良性腫瘍の代表は髄膜腫で成人脳腫瘍の1/4を占め最も多く，症状は発生部位に依存するため大きくても著明な症状が現れるとは限らない．
- 症状発現は腫瘍がかなり大きくなってからで直径3cm程度ではほとんど無症状である．

手術概要：
- 開頭手術（頭蓋骨を切断して脳を露出させて行う），神経内視鏡手術，顕微鏡を使用したマイクロサージャリーがある．
- 神経内視鏡手術（キーホールサージャリー）はマイクロサージャリーよりさらに小さな切開創で手術可能である．
- 顕微鏡や内視鏡の進歩により良好な視野も得ることができるようになったことで開頭手術と併用されることもある．
- 境界がわかりにくい腫瘍や病変と重要な正常組織が隣接している場合には，ナビゲーションシステムを用いて手術することが有用である．
- 腫瘍が骨に浸潤し，骨を切除する際，骨の欠損に人工骨を用いる．
- 腫瘍が大きく脳浮腫を伴うときは脳室ドレーンをおく．
- 開頭腫瘍摘出術は開頭術と覚醒下手術に分けられる．
- 覚醒下手術とは，ラリンジアルマスクで静脈麻酔下に開頭，硬膜切開し，開頭後覚醒下にして患者本人が手術に参加し，電気刺激で機能野を同定（機能マッピング）して神経症状が出現していないかを確認（モニタリング）しながら腫瘍摘出を行う方法である．
- 閉頭時は再度ラリンジアルマスクを挿入するか酸素マスクのみで呼吸管理を行う．対象は15〜65歳以下．
- 中等度以上の症状があるときはマッピング，モニタリングが困難なため施行しない．
- 悪性神経膠腫の患者でギリアデル®脳内留置剤を使う場合は事前に医師と協議し，流通可能な体制を築くこと．

麻酔方法： 全身麻酔

平均手術時間： 7〜8時間

平均麻酔時間： 9〜10時間

体　位： 仰臥位，腹臥位，パークベンチ体位など腫瘍部位により異なる．

出血量（自己血貯血）： 100〜150mL（不要）

術野使用薬剤：

ポビドンヨード，D-マンニトール，ボルヒール®，サージセル，キシロカイン®注1％エピレナミン（1：100,000）含有，アートセレブ®脳脊髄手術用洗浄灌流液，ギリアデル®脳内留置

剤（一部の患者のみ），ジアグノグリーン®

術野の汚染度別分類：清潔手術

感染予防抗菌薬：セファゾリン，3時間ごとに追加投与（腎機能低下例では，投与間隔をさらに延長）

肺血栓塞栓症予防管理：あり

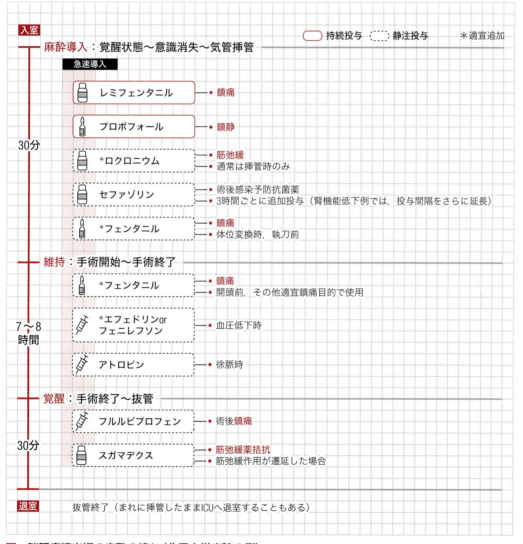

図 脳腫瘍摘出術の麻酔の流れ（北里大学病院の例）

確認ポイント

術前

- 脳腫瘍により惹起された症候性てんかん発作を発症している患者では抗てんかん薬の服用状況を確認する．
- 脳腫瘍の症状は，頭痛，悪心などの頭蓋内圧亢進症状（脳は頭蓋骨に囲まれた狭い空間にあるため，腫瘍が発生すると脳を徐々に圧迫），脳神経麻痺や運動麻痺，脳内病変によるけいれん発作などがある．
- 特定生物由来製品の説明と同意書を確認する．
- 多量出血が予想されるときは手術前に塞栓術を行う．
- 神経膠腫時は，組織診断，圧迫解除（症状改善）のために手術を行い，生命予後改善のために可能な限り摘出することが望まれる．
- 悪性神経膠腫の場合は，出棟前にアラベル®内用剤を使用することがあるため術後の病室選択をする必要がある．特にICUへ入室する場合は必ずICUへ申し送る．

術中

- 血圧低下時は脳灌流圧の低下により脳虚血を来すことが予想される．
- 血圧上昇時は頭蓋内圧上昇による脳虚血，動脈瘤破裂の危険性がある．
- 頭部の固定（3点固定），ここでのバッキングは頸椎損傷の危険性があり，挿管チューブのずれもあるため注意する．
- 術野の灌流には，アートセレブ®脳脊髄手術用洗浄灌流液を使用する．
- 骨切り，硬膜の切開，骨断端からの出血時はボーンワックスで止血し，硬膜からの出血時はバイポーラで止血する（ただし静脈洞をまたぐ開頭のときには出血が多くなるのでゼルフォーム®，サージセルを使用）．
- 脳腫瘍摘出，硬膜縫合時はサージセル，ボルヒール®で止血する．
- ボルヒール®や吸収性組織補強剤（デュラシール）で手術創を接着閉鎖し髄液のもれを防ぐ．
- 覚醒下手術の開閉頭時には全身麻酔と同様，深い鎮静と鎮痛を得るためプロポフォールを用いる．プロポフォールは頭蓋内圧低下作用をもち，腫瘍摘出時の覚醒状態での麻酔コントロールにも適している．
- 覚醒下手術の留意点
  ①筋弛緩薬は導入時のみ使用し，モニタリング中は使用しない．吸入麻酔薬も使用しない．
  ②確実な除痛をするために十分な局所麻酔やオピオイドが必要であり，局所麻酔は皮膚切開部およびヘッドピン周囲の浸潤麻酔，頭皮神経のブロックなどである．長時間手術では皮弁の折り返しで痛みを訴えるため局所麻酔を追加する．局所麻酔薬には長時間作用型のロピバカインなどを使用する．
  ③術中のけいれん発作がないことを確認する．

④マッピングは電気刺激で機能野を同定するが，電気刺激後脳波からスパイクがみられたら冷リンゲル液を直接脳にかける．ジアゼパムや筋弛緩薬はマッピングが継続できなくなるため使用しない．
　　⑤悪心・嘔吐により突然の頭蓋内圧亢進を来す危険があるため，症状出現時は必ずメトクロプラミドを投与する．
- 褥瘡予防でシーツのしわ，ルート，チューブの圧迫を避ける．
- ギリアデル®脳内留置剤使用時は室温で6時間を超えて放置しないようにする．

術後

- 髄膜腫の術後合併症は出血，感染，腫瘍周囲の血管や脳神経の損傷による運動麻痺，脳神経症状がある．前頭葉の髄膜腫では術前に抗けいれん薬の血中濃度を十分な濃度に維持させておかないと術後にけいれん重積発作が生じる可能性が高い．
- 神経膠腫の手術が部分摘出で終わり術後急激な脳腫脹を発生した場合，グリセオール®などの高浸透圧利尿薬を投与する．

（冨澤　淳）

経鼻的下垂体腫瘍摘出術

疾　患：

下垂体腺腫，頭蓋咽頭腫，ラトケのう胞，下垂体腫瘤，頭蓋底腫瘍，胚細胞性腫瘍，髄膜腫など．

手術概要：

- 経鼻的下垂体腫瘍摘出術（TSS，Hardy法）は，X線の透視下で口腔内の上顎あるいは経鼻的に鼻腔内を粘膜下に脳下垂体アプローチする方法である．内視鏡を併用する場合もある．
- 腫瘍周囲の血管走行を確認するためジアグノグリーン®を用いて血管走行を確認する．
- 蝶形骨洞粘膜を削除し硬膜の切開を行う．硬膜の止血を確認したら下垂体腫瘍を摘出し，出血部位を確認し，ボルヒール®を用いて止血する．キシロカイン®注1%エピレナミン（1：100,000）含有で局所麻酔をかけ大腿から筋膜と脂肪を採取し，髄液漏出予防目的で鼻腔内につめ，ボルヒール®で固定する．
- 下垂体腫瘍周囲の残存腫瘍を固定するため，50℃の温湯を腫瘍摘出部に散布する．これは下垂体腫瘍のなかでも分泌性（ホルモン系）の残存腫瘍の機能を固定するために使われるので，非分泌性腫瘍の場合には使われない．摘出後の死腔にサージセルを充填し，止血確認を行う．

麻酔方法： 全身麻酔

平均手術時間： 2〜3時間

平均麻酔時間： 3〜5時間

体　位： 仰臥位，坐位

出血量（自己血貯血）： 50〜100mL（不要）

術野使用薬剤：

0.025%ベンザルコニウム（鼻中隔骨を削るため，鼻腔内粘膜消毒に使用），ボルヒール®，サージセル，ハルトマンpH8，アートセレブ®脳脊髄手術用洗浄灌流液，ジアグノグリーン®，キシロカイン®注1%エピレナミン（1：100,000）含有（大腿部からの筋膜と脂肪採取時の局所麻酔）

術野の汚染度別分類： 清潔手術

感染予防抗菌薬： セファゾリン，3時間ごとに追加投与（腎機能低下例では，投与間隔をさらに延長）

肺血栓塞栓症予防管理： なし

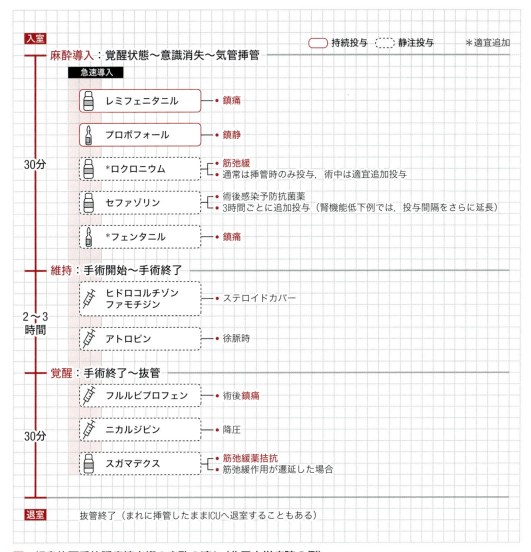

図　経鼻的下垂体腫瘍摘出術の麻酔の流れ（北里大学病院の例）

確認ポイント

術前

- 下垂体腫瘍は脳腫瘍の一部であるが，脳下垂体より発するもので，乳汁分泌ホルモン（プロラクチン），成長ホルモン，副腎皮質刺激ホルモン（ACTH）などのホルモンを産生するタイプとそのようなホルモンをまったく産生しないタイプがある．
- 特定生物由来製品の説明と同意書を確認する．
- ポビドンヨード咳嗽指導を行う．
- H_2受容体拮抗薬，ステロイド薬の術中・術後指示などを確認する．

術中

- 脳細胞への酸素運搬を考える．酸素運搬能は脳血流と血液の酸素運送容量に依存し，酸素運用容量としてヘモグロビン，脳血流として動脈血圧と頭蓋内圧の圧差をモニタリングする．
- 以下の薬剤は頭蓋内圧を上昇させるため基本的に使用しない．
  - 笑気(脳血流増加)，スキサメトニウム(脳血流上昇から脳圧上昇に転じる)
  - ケタミン(脳血管拡張作用により脳血流増加)．

術後

- 術前に腫瘍の視神経圧迫による視野障害がある場合，手術後の自覚的な視野改善などがみられる．
- 術後鼻はかまないように指導，鼻腔内環境改善のためネブライザーなどを行う．
- 力まないようにするため，便秘の予防をする．

(冨澤　淳)

mini lecture

気化器の医療安全対策

現在の気化器には吸入麻酔薬の誤使用を回避するためのさまざまな安全対策が施されている．

- **気化器選択装置（インターロック機構）**：気化器は通常麻酔器に装備され，複数の気化器に装備されていることもある．同時に複数の気化器が作動すると，複数の吸入麻酔薬が混合されることがある．そのため，1つの気化器が作動している場合，ほかの気化器が作動しない気化器選択装置が装備されている．しかし，メーカーにより装置のデザインなどが異なり，まれに異なるメーカーの気化器を装着すると装置が劣化し破損の可能性があり，使用前の点検は十分に行う．

- **麻酔薬の注入（吸入麻酔薬の識別色，キーフィリング方式）**：吸入麻酔薬はその種類によって飽和蒸気圧が異なり，気化器はそれぞれに合わせて構成されている．そのためセボフルランの気化器にはセボフルランを注入しないと安全な吸入麻酔濃度とならない．そのためハロタン：赤，エンフルラン：橙，イソフルラン：紫，セボフルラン：黄，デスフルラン：青と，誤注入を回避するように識別色が決められている．また，従来の気化器に吸入麻酔薬を注入するには，スクリュー方式という気化器の注入口にそのまま吸入麻酔薬を注ぎ充填する方式であったが，近年は気化器と吸入麻酔薬のボトルにアダプターを取り付けて充填する，キーフィリング方式が採用されている．

- **液面計**：気化器の側面には液面計が付いており，吸入麻酔薬注入の際には最大液面レベルを超えないようにしなければならない．最大液面レベルを超えると過充填となり，前述したバイパス回路への吸入麻酔薬の逆流が発生するため注意が必要である．

- **ポンプ効果対策**：手術終了後の呼気開始直後や酸素のフラッシュ後等では，気化器内の圧力が急激に低下することがあり，バイパス回路の圧力低下が早いため，逆流するポンプ効果を発生させることがある．この影響を軽減するため，注入口から気化室までの経路を長くし，逆流したガスがバイパス回路まで流れ込まないように設定されている．

- **リーク（漏れ）テスト**：吸入麻酔薬の液漏れは気化器で発生すると吸入麻酔薬濃度低下につながり，術中覚醒の原因となる．注入口のキャップの紛失，装着部のOリングの劣化などが主な原因のため，使用前に十分なリークテストが必須である．

吸入麻酔薬を管理するには十分な気化器，ならびに麻酔器の構造や取り扱いが必要である．麻酔ガスモニターの普及により安全対策は十分向上してきているが，術前の十分な動作確認が最も重要で安全な手術を担保する[1]．

（寺口　徹／舟越亮寛）

冠動脈バイパス移植術

疾　患：
- 狭心症で薬物療法の効果がなく，経皮経管的冠状動脈形成術（PTCA）も困難な場合．
- 左主幹冠動脈病変（70％以上），3枝病変で低左心機能（左室駆出率が50％未満）など．

手術概要：
- 体の他の部分から血管を採取してつくった血管グラフトを冠動脈狭窄部の先の血管につなぎ合わせバイパスを通す手術（coronary artery bypass graft：CABG）．胸の中央を首の付け根から胃上部まで切断し，胸骨を切断する開心術を行う．人工心肺装置を用いて心臓を止めて手術を行うon pump CABGと心臓を拍動させたまま行うoff pump CABGがある．
- off pump CABGの利点は低侵襲であり，冠血流動態が大きく変化しないため脳梗塞，腎不全，臓器灌流不全が減少し，早期退院が可能である．on pump CABGの利点は，心拍動下縫合を行うoff pump CABGに比べ手術手技が容易である．人工心肺は低体温にした状態でヘパリン化した血液を循環させる．特徴として，以下の2点があげられる．
  ①完全体外循環中は肺循環がなくなる．
  ②血液拍出量は心拍出量の正常値よりやや少ない．

麻酔方法： 全身麻酔

平均手術時間： 4〜6時間

平均麻酔時間： 5〜7時間

体　位： 仰臥位

出血量（自己血貯血）： 400〜600 mL（不要）

術野使用薬剤：

10％ポビドンヨード，ボルヒール®，タコシール®，プロタミン，サージセルニューニット®，オルプリノン，人工心肺使用薬剤（ハルトマンpH8，ミオテクター®，ビカーボン®，D-マンニトール，マルトース，メイロン®，ナファモスタット，ヘパリン）など

術野の汚染度別分類： 清潔手術

感染予防抗菌薬： セファゾリン，3時間ごとに追加投与（腎機能低下例では，投与間隔をさらに延長）

肺血栓塞栓症予防管理： あり

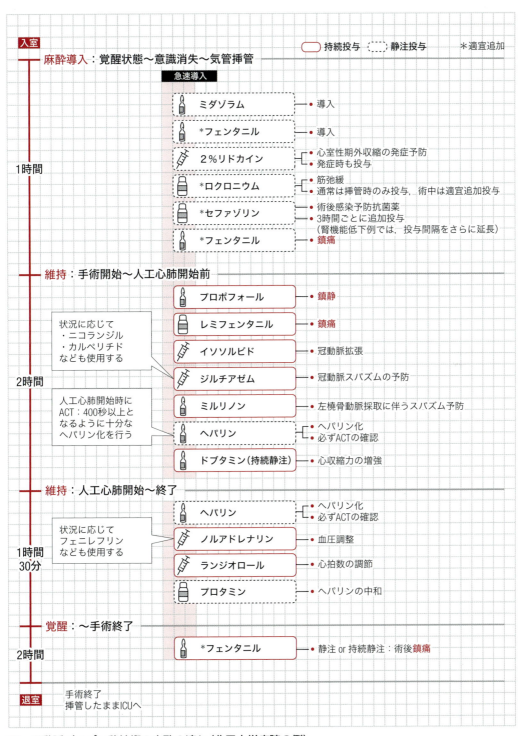

図　冠動脈バイパス移植術の麻酔の流れ（北里大学病院の例）

確認ポイント

術前
- β遮断薬の長期服用患者では中断後24〜48時間に生じる反跳性の高血圧を防ぐために，術前に服用を中止せず継続させる．
- 特定生物由来製品の説明と同意書を確認する．
- 抗凝固療法の中止・再開時期，ヘパリン化の必要性を確認する．
- 手術室入室時，不安，寒冷刺激，麻酔侵襲により発作を起こすことがあるため，術前の発作の頻度，発作時使用薬剤を確認し，術中使用薬として準備する．

術中
- 人工心肺の開始前にヘパリンを静注し，活性化血液凝固時間（ACT）が400秒以上になることを確認する．
- 心室性期外収縮が多発するような場合は2％リドカインを静注する．
- カルペリチドなどを使用することがあるため，配合変化に注意する．
- 人工心肺終了時に投与するプロタミンは一時的に血圧を低下させることがある．
- 心原性ショック，致死性不整脈，冠血流量減少による心筋虚血に注意する．

術後
- 術後数ヵ月は胸部を強くねじる運動（ゴルフなど）を避ける．
- 切開による筋肉痛は半年〜1年で軽快する．

（冨澤　淳）

食道悪性腫瘍手術

疾　患：食道がん

代表的な術式：

①食道がん根治的切除術，②右開胸回復胸骨後食道再建術（胃管利用による），③喉頭温存手術など

手術概要：

病巣の切除，所属リンパ節郭清などにより，がんの根治的切除を目的とする．また，切除部に胃または小腸，結腸を移植して食道の機能を再建する．

内視鏡手術：

- 内視鏡的粘膜切除術，内視鏡的粘膜下層剥離術の適応は0期，Ⅰa期．
- 胸腔鏡下食道切除術・腹腔鏡下胃管作成術は食道がん根治的手術などの代用．
- 安全に施行可能なこと，郭清についても標準手術と差がないこと，侵襲が軽度であることなどが報告されているが十分な根拠がない．

①壁深達度が粘膜層（T1a）のうち，EP，LPM病変では，リンパ節転移はきわめてまれであり，これにより十分に根治性が得られる．

②壁深達度が粘膜筋板に達したもの，粘膜下層にわずかに浸潤するもの（200μmまで）では粘膜切除が可能であるが，リンパ節転移の可能性があり，相対的な適応となる．

③粘膜下層（T1b）に深く入ったもの（200μm以上）では50％程度の転移率があり，表在がんであっても進行がん（固有筋層以深へ浸潤したがん）に準じて治療を行う．

④粘膜切除が3/4周以上に及ぶ場合，粘膜切除後の瘢痕狭窄の発生が予測されるため十分な術前説明と狭窄予防が必要である．

また表層拡大型がんでは複数ヵ所で深部浸潤することがあるため慎重な深達度診断を要する．

麻酔方法：全身麻酔＋硬膜外麻酔

平均手術時間：6～10時間

平均麻酔時間：7～11時間

体　位：左側臥位（腹腔内吻合時），伏臥位

出血量（自己血貯血）：0～200mL（不要）

術野使用薬剤：ピオクタニンブルー（院内製剤：マーキング目的で使用）

術野の汚染度別分類：清潔手術

感染予防抗菌薬：セファゾリン，3時間ごと追加投与

肺血栓塞栓症予防管理：あり

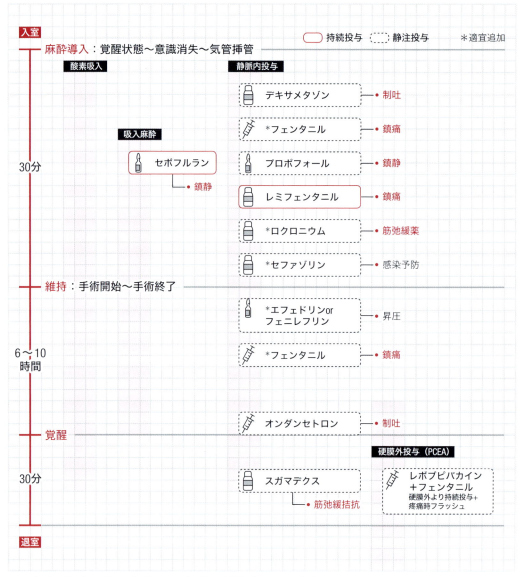

図 食道悪性腫瘍手術の麻酔の流れ（昭和大学藤が丘病院の例）

確認ポイント

術前

- 術前中止薬および術中使用薬剤のアレルギー歴の聴取と代替薬の確認．
- 術前化学療法実施症例では副作用歴の確認．
- 肺合併症のリスク管理目的のために，呼吸機能および口腔内の衛生状態の評価．
- 特定生物由来製品の説明と同意書の取得状況の確認．
- 抗凝固薬の使用有無など術後鎮痛の硬膜外鎮痛法の適応可否の確認と患者への説明．

- 術後悪心・嘔吐のリスク評価と適切な予防策の確認．

術中

- 長時間手術のため抗菌薬の追加投与の確認．
- 術中のアナフィラキシーに注意．

術後

- 硬膜外カテーテルからの鎮痛薬投与の確認（3日間程度）．
- 術後疼痛の評価＊（硬膜外鎮痛法の使用状況，VASまたはNRS）．
- 鎮痛薬の副作用評価（低血圧，神経麻痺，排尿障害，呼吸抑制，嘔気・嘔吐，便秘，眠気）．
- 栄養管理チーム（NST）の介入を含め，栄養管理の実施．
- 呼吸機能回復訓練の実施．

＊術後疼痛の評価方法
Visual analogue scale（VAS）：100mmの線の左端を「痛みなし」，右端を「最悪の痛み」とした場合，患者の痛みの程度を表すところに印を付けてもらい評価する方法．
Numerical rating scale（NRS）：痛みを0から10の11段階に分け，「痛みが全くない」を0，「考えられるなかで最悪の痛み」を10として痛みを点数化し評価する方法．

（米澤　龍）

肺切除術

疾　患：肺腫瘍

代表的な術式：

①一側肺全摘術，②肺葉切除術（一葉切除，二葉切除），③区域切除，④部分切除術など

手術概要：

- 完全胸腔鏡下肺葉切除術は，直視併用なしの胸腔鏡下手術である．縦隔リンパ節郭清術も同時に施行する．皮膚の切開は2～4cmほどのため，術後疼痛は軽度で，呼吸機能の回復も早い．また，術後入院期間も5～6日と短く，出血量が100mL以下で少ないのが利点である．欠点としては，手術時間の延長（3～4時間），緊急時の対応が困難な点などである．
- 胸腔鏡補助下手術は，開胸器を用いて直視を併用して胸腔鏡下手術を行う．縦隔リンパ節の郭清も同時に行う．

内視鏡的手術：肺腫瘍が小さく，肺表面に局在する場合，胸腔鏡手術が可能となる．

麻酔方法：全身麻酔＋胸部硬膜外麻酔

平均手術時間：2～4時間

平均麻酔時間：2～6時間

体　位：側臥位

出血量（自己血貯血）：0～200mL（不要）

術野使用薬剤：ベリプラスト®，ボルヒール®，ピオクタニンブルー（院内製剤：マーキング目的で使用）

術野の汚染度分類：清潔手術

感染予防抗菌薬：セファゾリン，3時間ごと追加投与

肺血栓塞栓症予防管理：あり

確認ポイント

術前

- 術前中止薬および術中使用薬剤のアレルギー歴の聴取と代替薬の確認．
- 肺合併症のリスク管理目的のために，呼吸機能および口腔内の衛生状態の評価．
- 特定生物由来製品の説明と同意書の取得状況の確認．
- 抗凝固薬の使用有無など術後鎮痛の硬膜外鎮痛法の適応可否の確認と患者への説明．
- 術後悪心・嘔吐のリスク評価と適切な予防策の確認．

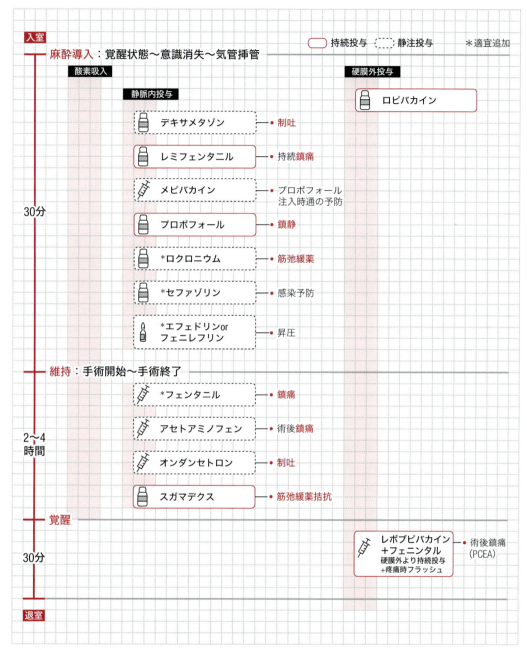

図 肺切除術の麻酔の流れ（昭和大学藤が丘病院の例）

- 栄養状態の評価（進行がんによる低栄養により，膠質浸透圧低下による肺間質への水分貯留が進行しやすい）．

術中

- 術前に呼吸機能障害がある場合，分離肺換気開始後の換気障害に注意．
- 心臓圧迫による血圧低下，徐脈に注意（手術操作が心臓付近に及ぶ場合）．

- 術中の気道閉塞や低酸素血症，高炭酸血症に注意．
- 術中のアナフィラキシーに注意．
- 筋弛緩薬による横隔膜緊張低下による肺うっ血や低酸素血症に注意．
- 肺水腫の原因となるため，過剰輸液に注意．
- 体温管理に注意（開胸による低体温は，覚醒遅延やシバリングのリスク）．

術後

- 硬膜外カテーテルからの鎮痛薬投与の確認（3日間程度）．
- 術後疼痛の評価（硬膜外鎮痛法の使用状況，VASまたはNRS）．
- 鎮痛薬の副作用評価（低血圧，神経麻痺，排尿障害，呼吸抑制，嘔気・嘔吐，便秘，眠気）．
- 栄養管理チーム（NST）の介入を含め，栄養管理の実施．
- 呼吸機能回復訓練の実施．
- 術中の側臥位による，上肢の疼痛やしびれがないかを確認．

（米澤　龍）

mini lecture

灌流液

灌流液とは，体内に流し込み，その後体外に流出させるための液剤である．主として，手術中の出血などに対して視野を確保するため，また術野を洗浄するために用いられる(**表**)．

表 灌流液の効能または効果

医薬品名	効能または効果	容量
アートセレブ®脳脊髄手術用洗浄灌流液	穿頭・開頭手術時の洗浄，脊髄疾患手術時の洗浄及び神経内視鏡手術時の灌流	500mL
アルスロマチック関節手術用灌流液	関節鏡視下検査・手術時または関節切開による手術時の関節腔の拡張及び灌流・洗浄	3,000mL
ウロマチックS泌尿器科用灌流液3%	前立腺及び膀胱疾患の経尿道的手術時，その他泌尿器科手術時並びに術後の洗浄	3,000mL
オペガード®MA眼灌流液	眼手術(白内障，硝子体，緑内障)時の眼内灌流及び洗浄	20mL，300mL，500mL
オキシグルタチオン眼灌流液0.0184%キット	眼科手術(白内障，硝子体，緑内障)時の眼灌流及び洗浄	500mL
ビーエスエスプラス®500眼灌流液0.0184%	眼科手術(白内障，硝子体，緑内障)時の眼灌流及び洗浄	500mL

アートセレブ®脳脊髄手術用洗浄灌流液は，ヒトの脳脊髄液の成分に近い製剤であり，穿頭・開頭手術や脊髄疾患手術時の術野の洗浄，神経内視鏡手術時の灌流に使用される．手術で失われた脳脊髄液の代替・補給液となり，脳や脊髄などの中枢神経組織に接して最終的に血液中に回収されるが，ヒトの脳脊髄液の成分に近いため，安全に使用することができると考えられる．

アルスロマチック関節手術用灌流液は乳酸リンゲル液で，組成が関節内滑液に近く，生理食塩液よりも細胞傷害性が低い．

ウロマチックS泌尿器科用灌流液3%は，経尿道的切除術において尿道や膀胱の開存性を維持して内視鏡視野を確保し，切除された組織片や血液を除去することを目的として使用される．組成はソルビトールのみであるため，手術が長時間となった場合に術中出血により血管内へ灌流液が吸収されると，希釈性の低ナトリウム血症などの電解質異常〔TUR(transurethral resection：経尿道的切除術)症候群〕が発生することがあり，注意が必要である[1]．適応外ではあるが，子宮鏡下手術において子宮を膨らませるために使用されることもある．

オペガード®MA眼灌流液やオキシグルタチオン眼灌流液0.0184％キット，ビーエスエスプラス®500眼灌流液0.0184％は，組成が房水に近く眼障害が少ない製剤である．さらにオキシグルタチオン眼灌流液0.0184％キットとビーエスエスプラス®500眼灌流液0.0184％は，主成分オキシグルタチオンが角膜内皮保護作用を有する．オキシグルタチオンは中性付近のpHにおいて長期的な安定性を確保できないため，使用直前に希釈液と混合する．前者は二室一体型のソフトバッグ容器のキット製剤であり，後者は移注針を用いて，それぞれオキシグルタチオンと希釈液を混合して使用する．

(柴田みづほ)

乳腺悪性腫瘍手術

疾　患：乳がん

代表的な術式：

単純乳房切除術BT（内視鏡下含む），乳房部分切除術Bp，Bq（腋窩郭清AX無or有），（内視鏡下含む），センチネルリンパ節生検SNB

手術概要：

- 乳房全体を取り除く「乳房切除術」としこりを含む乳腺の一部を切除する「乳房温存術（乳房部分切除術）」がある．
- しこりが3〜4cm以上の場合や複数のしこりがある場合などは温存術は適応としない．

内視鏡手術：

低侵襲で術後の整容性も良好．皮膚へのがん近接症例は適応としない．

麻酔方法：全身麻酔，局所麻酔（高齢者，重症糖尿病，心筋梗塞症例など）

平均手術時間：1〜3時間

平均麻酔時間：4時間

体　位：仰臥位

出血量（自己血貯血）：10〜100mL（不要）

術野使用薬剤：

100万倍ボスミン注（剥離の容易化，止血目的），インジゴカルミン（センチネルリンパ節生検用）

術野の汚染度別分類：清潔手術

感染予防抗菌薬：セファゾリン，3時間ごと追加投与

肺血栓塞栓症予防管理：あり

確認ポイント

術前
- 歯科治療歴などから局所麻酔のアレルギー歴確認．
- 化学療法後の血管脆弱性，浮腫の程度はルート確保に影響．

術中
- ボスミン生理食塩液の倍率と希釈法を確認，可能であれば希釈濃度を統一する．
- 色素剤でもアナフィラキシー報告あり．

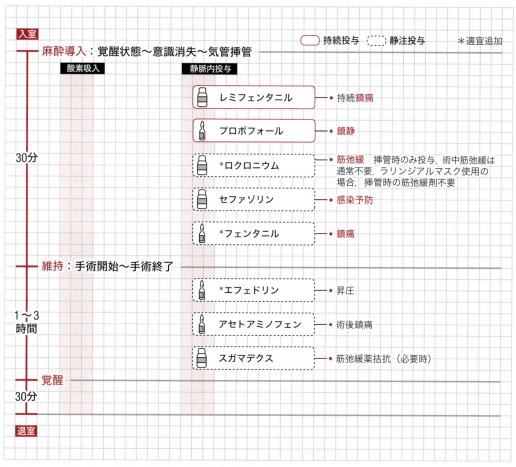

図　乳腺悪性腫瘍手術の麻酔の流れ（広島大学病院の例）

- センチネルリンパ節（SN）検出法は2種類．腫瘍近傍または乳輪部皮下に，
  ①放射線同位元素の場合は前日注入，ガンマプローブで放射線検出．
  ②色素の場合は手術当日に注入，着色したリンパ節を確認することによりSN同定．
  同定したSNを摘出して迅速病理診断を行い，転移がないときは腋窩郭清を省略．
- インジゴカルミン注「SNの同定」適応あり．
- パテントブルーとイソスルファンブルーとの違い（p.265参照）．

術後

- 体表の手術であり，術後疼痛は軽度～中等度．術後鎮痛は，麻薬や局所麻酔薬を使用せず，NSAIDsで対処．

（柴田ゆうか）

胃切除術

疾　患：胃がん

代表的な術式：
部分的胃切除（幽門側，噴門部），分節的胃切除，胃全摘出術

手術概要：
病巣の切除，所属リンパ節郭清などにより，がんの根治的切除を目指すこと，または，がんの進行による通過障害を緩和することを目的とする．切除部位の前後の吻合により，消化管機能を維持する．

内視鏡的手術：
- 内視鏡的粘膜切除術，内視鏡的粘膜下層剥離術．
- 胸腔鏡下胃切除術．
- 安全性や郭清について標準手術と差がないこと，侵襲が軽度であることなどが報告されているが十分な根拠はない．

麻酔方法：全身麻酔＋硬膜外麻酔

平均手術時間：5〜8時間

平均麻酔時間：6〜9時間

体　位：仰臥位

出血量(自己血貯血)：部分切除0〜200mL（不要），全摘400mL（不要）

術野使用薬剤：ピオクタニンブルー（院内製剤：マーキング目的で使用）

術野の汚染度分類：清潔手術

感染予防抗菌薬：セファゾリン，3時間ごと追加投与

肺血栓塞栓症予防管理：あり

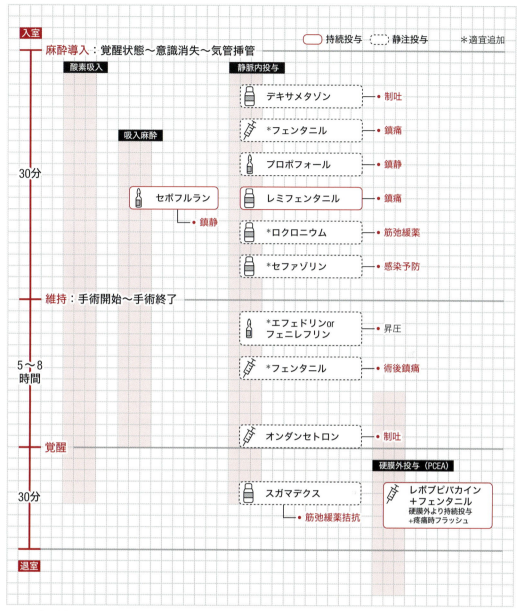

図 胃切除術の麻酔の流れ（昭和大学藤が丘病院の例）

確認ポイント

術前

- 術前中止薬および術中使用薬剤のアレルギー歴の聴取と代替薬の確認.
- 肺合併症のリスク管理目的のために，呼吸機能および口腔内の衛生状態の評価.
- 特定生物由来製品の説明と同意書の取得状況の確認.

- 抗凝固薬の使用有無など術後鎮痛の硬膜外鎮痛法の適応可否の確認と患者への説明.
- 術後悪心・嘔吐のリスク評価と適切な予防策の確認.

術 中

- 長時間手術のため抗菌薬の追加投与の確認.
- 術中のアナフィラキシーに注意.
- 横隔膜神経刺激による吃逆発生時は,麻酔濃度の調整または筋弛緩薬を追加.
- 腸間膜牽引時の顔面紅潮,血圧低下,頻脈が生じた場合は,昇圧剤や輸液を追加.
- 体温管理に注意(低体温は覚醒遅延やシバリングのリスク).

腹腔鏡手術中

- 気腹針挿入時にバッキングした場合,臓器穿刺の危険があるため,十分な筋弛緩状態を維持.
- 末梢血管抵抗や心拍数,血圧の上昇に注意.
- 腹腔内臓器への圧力による腎血流量の減少や腹腔内ガス灌流による不感蒸泄による脱水に注意し,十分な輸液を行う.
- 炭酸ガス排泄のため,分時換気量を調整.
- 乾燥ガスの灌流による体温低下に注意.

術 後

- 硬膜外カテーテルからの鎮痛薬投与の確認(3日間程度).
- 術後疼痛の評価(硬膜外鎮痛法の使用状況,VASまたはNRS).
- 鎮痛薬の副作用評価(低血圧,神経麻痺,排尿障害,呼吸抑制,嘔気・嘔吐,便秘,眠気).
- 栄養管理チーム(NST)の介入を含め,栄養管理の実施.
- 呼吸機能回復訓練の実施.
- 腹腔鏡手術後,起座,起立時の炭酸ガスによる横隔膜神経の刺激による肩甲部痛,背部痛,腹部圧迫感の確認.

〔米澤　龍〕

膵頭部腫瘍切除術

疾　患：
膵頭部がん，胆管がん，十二指腸乳頭部がん，十二指腸がん，膵頭部の膵管内乳頭粘液性腫瘍，膵頭部の膵内分泌腫瘍，腫瘤形成性慢性膵炎，膵管胆管合流異常症．

代表的な術式：
- ①膵頭十二指腸切除術，②幽門輪温存膵頭十二指腸切除術，③亜全胃温存膵頭十二指腸切除術など．
- 代表的な消化管再建の方法には，Whipple法や今永法，Cattell法がある．

手術概要：
病巣の切除，所属リンパ節郭清などにより，がんの根治的切除を目指すこと，または，がんの進行による通過障害を緩和することを目的とする．切除部位の前後の吻合により，消化管機能を維持する．

内視鏡手術：
腹腔鏡補助下膵体尾部切除術，腹腔鏡補助下膵腫瘍核出術

麻酔方法： 全身麻酔＋硬膜外麻酔

平均手術時間： 6～9時間

平均麻酔時間： 7～10時間

体　位： 仰臥位

出血量（自己血貯血）： 300～1,500 mL（必要）

術野使用薬剤：
アビテン®，フィブリン糊製剤，ピオクタニンブルー（院内製剤：マーキング目的で使用）

術野の汚染度分類： 準清潔手術

感染予防抗菌薬： セファゾリン，3時間ごと追加投与

肺血栓塞栓症予防管理： あり

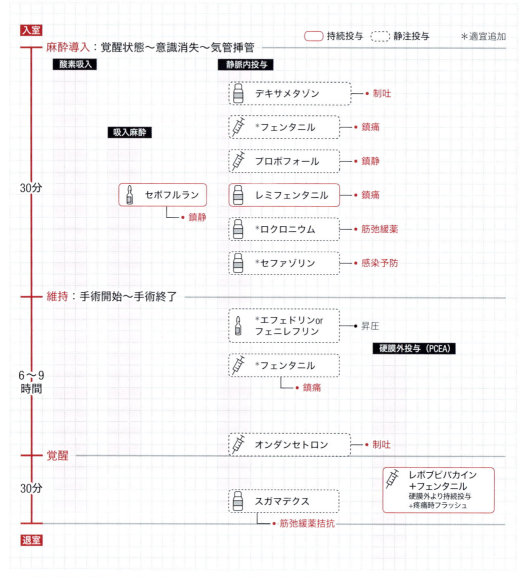

図　膵頭部腫瘍切除術の麻酔の流れ（昭和大学藤が丘病院の例）

確認ポイント

術前

- 術前中止薬および術中使用薬剤のアレルギー歴の聴取と代替薬の確認.
- 特定生物由来製品の説明と同意書の取得状況の確認.
- 抗凝固薬の使用有無など術後鎮痛の硬膜外鎮痛法の適応可否の確認と患者への説明.
- 低栄養，体重減少および免疫機能低下の評価.
- 術後悪心・嘔吐のリスク評価と適切な予防策の確認.

術中
- 長時間手術のため抗菌薬の追加投与の確認.
- 術中のアナフィラキシーに注意.
- 腸間膜牽引時の顔面紅潮,血圧低下,頻脈が生じた場合は,昇圧剤や輸液を追加.
- 体温管理に注意(低体温は,覚醒遅延やシバリングのリスク).

腹腔鏡手術中
- 気腹針挿入時にバッキングした場合,臓器穿刺の危険があるため,十分な筋弛緩状態を維持.
- 末梢血管抵抗や心拍数,血圧の上昇に注意.
- 腹腔内臓器への圧力による腎血流量が減少や腹腔内ガス灌流による不感蒸泄による脱水に注意し,十分な輸液を行う.
- 炭酸ガス排泄のため,分時換気量を調整.
- 乾燥ガスの灌流による体温低下に注意.

術後
- 硬膜外カテーテルからの鎮痛薬投与の確認(3日間程度).
- 術後疼痛の評価(硬膜外鎮痛法の使用状況,VASまたはNRS).
- 鎮痛薬の副作用評価(低血圧,神経麻痺,排尿障害,呼吸抑制,嘔気・嘔吐,便秘,眠気).
- 栄養管理チーム(NST)の介入を含め,栄養管理の実施.
- 呼吸機能回復訓練の実施.
- 腹腔鏡手術後,起座,起立時の炭酸ガスによる横隔膜神経の刺激による肩甲部痛,背部痛,腹部圧迫感の確認.
- 術後合併症の膵液漏と腹腔内出血・膿瘍があるため,腹痛や発熱,悪心・嘔吐などの症状を観察.

(米澤　龍)

mini lecture

ボスミン希釈液，ボスミン添加局所麻酔薬

ボスミン希釈液，ボスミン添加局所麻酔薬はどちらもα作用による血管収縮作用で，手術時の局所止血に用いる．

使用方法

手術時における初期の出血は表皮，真皮以降の皮下組織に達した時点で生じる．手術前に，ボスミン希釈液，ボスミン添加局所麻酔薬を切開マーキング部分，もしくは周辺に一定間隔で皮下注射する．ボスミンによる血管収縮作用により，切開を進めるときに術野が血液で不明瞭になることを抑え，神経などの損傷を回避する．また，出血量も抑える．関節腔内などでは内視鏡時灌流液にボスミンを追加し，局所の出血を抑えて術野を確保する．

なお，術野は電気メスなどで出血部位を焼灼し出血を抑えることができるが，表皮から皮下組織部分を電気メスなどで焼灼することは，皮膚の火傷により術創からの感染リスクを高めるため避けることになっている．

使い分け（表1）

ボスミン1mg/mLを生理食塩液100mLに希釈する，いわゆるボスミン生食10万倍希釈液として，局所出血の予防に汎用される．そのほかさまざまな手術・処置にあわせ5,000～50万倍希釈などが行われている．

近年，ボスミン希釈液の指示ミスや希釈ミスが問題視され，ボスミン添加局所麻酔薬を代用する対策などが取られている．

注意点

- ボスミン添加局所麻酔薬は，キシロカインなど局所麻酔薬にアレルギーが既往としてある場合には用いることができないため，術前評価を十分に行う．
- 誤って血管内に入ると，α作用で高血圧，β作用で頻脈になるため，注入前に吸引して血管内に入っていないことを確認する．
- ボスミン外用液と注射液の濃度（1mg/mL），成分，添加物は同じであるが，注射液は局方に準じた無菌試験やパイロジェン試験を行っており，外用液は未実施であるため，適応部位が限定される．
- 第15改正日本薬局方により，米国の学者が提唱した「エピネフリン」の一般名が，日本人の高峰譲吉が命名した「アドレナリン」に改正された．第6改正日本薬局方では「エピレナミン」という名称がつけられており，これは現在でも使われることがある．名称は違うがどれも同じ成分である．
- もともと血流の少ない耳，指趾，陰茎などにボスミンを投与した場合に壊死する可能性が高いため禁忌となっていたが，2020年12月に適用上の注意が改訂され，耳，指趾に関しては投与の可否を慎重に検討し，必要に応じて減量などを行うことと変更になった．
- 2010年6月にアドレナリン製剤とハロゲン含有吸入麻酔薬の併用禁忌が，慎重投与へ変更された．吸入麻酔薬の影響により，心筋のカテコラミンの感受性が亢進するため，頻脈と不整脈のリスクがある．全身吸入麻酔薬にて麻酔中のヒトの50%に心室性期外収縮を誘発す

表1 ボスミン希釈液とボスミン添加局所麻酔薬

	ボスミン注希釈液		ボスミン添加局所麻酔薬		
メリット	・キシロカインショックなど麻酔薬アレルギーによる有害事象はない		・希釈済のため投与時簡便である ・希釈時の計算間違いなどによる医療過誤を軽減		
希釈用医薬品名	ボスミン注		キシロカイン注射液エピレナミン含有		
規格	1 mg/mL		0.5%20mL	1%20mL	2%20mL
アドレナリン濃度	1 mg/mL (0.1%)	生理食塩水 100 mL希釈 0.01 mg/mL (0.001%)	0.01 mg/mL	0.01 mg/mL	0.0125 mg/mL
希釈換算	1,000倍希釈	100,000倍希釈	100,000倍希釈	100,000倍希釈	80,000倍希釈
リドカイン塩酸塩 (mL当たり)	—	—	5 mg	10 mg	20 mg
代表的な用途	心停止蘇生時	早期胃がんの内視鏡的摘出術における表層剥離	硬膜外麻酔, 伝達麻酔, 浸潤麻酔	硬膜外麻酔, 伝達麻酔, 浸潤麻酔	硬膜外麻酔, 伝達麻酔, 浸潤麻酔, 表面麻酔
		手術時局所出血予防と治療, 手術時局所出血予防と治療			

表2 アドレナリン製剤とハロゲン含有吸入麻酔併用

	ハロタン	イソフルラン	セボフルラン	デスフルラン
麻酔中のヒトの50%に心室性期外収縮を誘発するアドレナリン量(粘膜下投与)	2.1 μg/kg	6.7 μg/kg	5 μg/kg〜14.9 μg/kg	7.0 μg/kg〜13.0 μg/kg
量は60 kgのヒトの場合	—	—	—	—
キシロカイン注射液0.5%, 1% (10万倍希釈アドレナリン含有)	12.5 mL	40 mL	30 mL	42 mL
キシロカイン注射液2% (8万倍希釈アドレナリン含有)	10 mL	32 mL	24 mL	33.6 mL

るアドレナリン量を示した(**表2**).

　外科医は術野確保ならび出血量の軽減のためにもボスミン希釈液,ボスミン添加局所麻酔薬を汎用する.その際,術中に追加投与していくボスミン累積量と,全身吸入麻酔薬の種類によっては,術中に心室性期外収縮を誘発することがある.そのため麻酔科医はボスミン希釈液,ボスミン添加局所麻酔薬の使用は麻酔深度,心電図などのモニターにノイズ,アーチファクトが発生することを前提に注視している.

〈寺口　徹〉

肝切除術

疾　患：
- 肝細胞がん，転移性肝がん，胆管細胞がん，肝内結石症，外傷性肝破裂

代表的な術式：
- 部分切除術，亜区域切除術，区域切除術，葉切除術，拡大葉切除術，肝移植，胆嚢床肝切除術＋胆管切除術（胆道再建術）

手術概要：
- 脈管支配の分類であるクイノー（Couinaud）の肝区域，ヒーリーとシュロイの4分割に従って系統的区域切除，あるいは肝部分切除術を行う．

内視鏡手術：
- 腹腔鏡下肝切除術：以前は左外側区域や右下端などの肝表面に存在し，亜区域切除までは腹腔鏡下で行われていたが，現在では適応拡大し区域切除や葉切除も実施されるようになっている．
- その他：肝細胞がんで肝臓予備能が大量肝切除に耐えられない場合や，病巣が両葉に複数個存在する場合には，局所治療として肝動脈塞栓療法（TAE），経皮的エタノール注入療法（PEIT），経皮的マイクロ波凝固療法（PMCT），ラジオ波焼却療法（RFA）を行う場合もある．

麻酔方法：全身麻酔（＋硬膜外麻酔）

平均手術時間：2〜8時間

平均麻酔時間：3〜9時間

体　位：仰臥位，半側臥位

出血量（自己血貯血）：100〜2,000mL（平均400〜500mL）
　　　　　　　　　　　＊場合により濃厚赤血球（MAP），肝予備能低下時，新鮮血漿（FFP）
　　　　　　　　　　　＊出血量軽減手技：肝流入血流遮断（プルングル法）

術野使用薬剤：切除部位の染色，リークテスト：インジゴカルミン
　　　　　　　　術中胆管造影：インドシアニングリーン

術野の汚染度分類：清潔手術

感染予防抗菌薬：セファゾリン，セフォチアム，フロモキセフ，セフメタゾール，アンピシリン／スルバクタム

肺血栓塞栓症予防管理：あり

TAE：transcatheter arterial embolization, PEIT：percutaneous ethanol injection therapy, PMCT：percutaneous microwave coagulation therapy, RFA：radiofrequency ablation

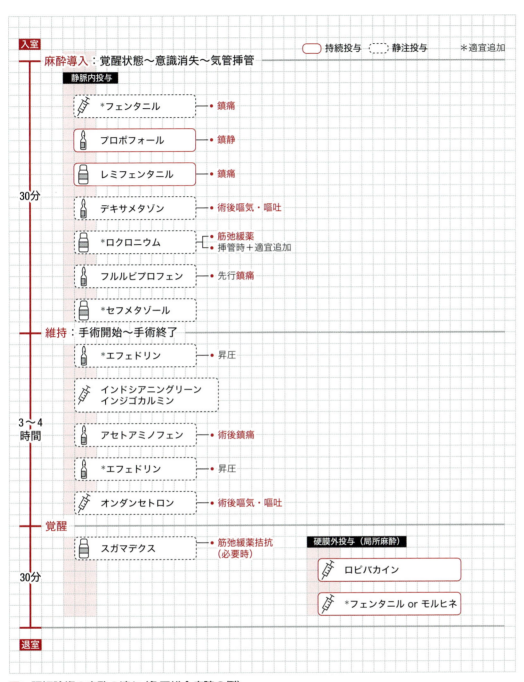

図 肝切除術の麻酔の流れ（亀田総合病院の例）

確認ポイント

術前

- 歯科治療歴などから局所麻酔のアレルギー歴の確認．
- 凝固因子の産生低下による出血傾向を評価する．
- 血小板の低下，抗凝固療法の有無などから硬膜外麻酔（PCEA）の適応を確認．使用予定があれば術前に説明する．
- 特定生物由来製品の説明，同意書の確認．
- 肝硬変によるインスリン感受性低下，対糖能異常を確認し，術前血糖コントロールを行う．
- 肝切除範囲によりタコシール®を適した規格で供給する．
- 腹水や総ビリルビン，インドシアニングリーン（ICG）の15分値で肝予備能を確認する．肝障害度に応じて手術適応か検討され，ICG 15分値で切除範囲が決定される．
- 胆汁瘻を考慮して術前予防抗菌薬を選択する．また体重が80kg以上の場合には用量の調節を検討する．
- 術前に胆道ドレナージを施行している場合は，その培養結果を考慮して感染予防抗菌薬を選択する．

術中

- プリングル法によるバイタル変動が麻酔記録に反映されているか確認する．
- 肝切除や肝外傷の手術に際して出血量を減少させるために，肝十二指腸靱帯を鉗子でクランプして冠動脈および門脈系の血流を一部遮断する方法．血流遮断許容時間は常温下では10～15分程度とされている．
- ハーモニックスカルペル，ソノサージなどの超音波組織凝固切開装置は低温で組織の凝固と切開をすることが可能である．
- ラジオ波を使用する場合にはバイタル変動が多いため，レミフェンタニルの使用量が多い．
- 開腹直後に腸間膜牽引により腸間膜血管内皮細胞から内因性の血管拡張物質（プロスタサイクリンなど）の放出による血管拡張が起こり，顔面紅潮，急激な血圧低下，頻脈がみられる．これらの腸間膜牽引症候群発見時は昇圧薬や輸液により対応する．
- 開腹による低体温は覚醒遅延や覚醒後のシバリングのリスクとなるため，体温管理に努める．
- 予防抗菌薬は腎機能に応じて追加投与．

腹腔鏡手術中

- 亜酸化窒素には閉鎖腔にある気体を膨張させる作用があるため慎重投与．
- 気腹針挿入時にバッキングすると危険で，臓器穿刺を起こすため十分な筋弛緩を保つ．
- 炭酸ガス，腹膜緊張による交感神経刺激のため末梢血管抵抗は上昇し，血圧，心拍上昇する．

- 腹腔内臓器にかかる圧力のため腎血流が低下し尿量が減少する．気腹による心拍出量の低下も関与．腹腔内ガス灌流による不感蒸泄があるため，輸液は5〜10 mL/kg/hr 確保する．
- 炭酸ガスが経時的に血中に吸収されるため（40 mL/min），これを排泄するため分時換気量を20%増加させる．
- 乾燥ガスの灌流により体温が低下する．

術後

- 輸血量，輸液量，ドレーンの排液量をモニタリングしin-outバランスを考慮して抜去のタイミングを確認する．
- 術前の腎機能障害，高血圧，輸血施行患者は術後の急性腎不全に注意する．
- 肝不全，腹水，胸水，胆汁漏，肺合併症，門脈静脈血栓症，肝膿瘍を含めた感染，消化管出血のモニタリング．
- 切開の方法（J字切開，逆L字切開，メルセデス切開，右胸膜連続斜切開）を確認し疼痛状況をモニタリングする．また切開方法によっては遷延性疼痛の有無を確認．
- プロトロンビン時間，総ビリルビン，肝胆道系酵素のモニタリング．
- 硬膜外カテーテル抜去前の凝固能・血小板の確認．
- 消化管出血予防のプロトンポンプインヒビターの有無，利尿薬の使用状況の確認．
- 切除範囲が広い場合にはグリコーゲンの貯蓄の減少によって容易に低血糖を起こす可能性があるため，インスリンを含めた血糖降下薬の調節と血糖値のモニタリング．
- タコシール®や血液製剤の製造番号などの回収と保管．
- 特定生物由来製品による感染などの有害事象の確認．

（寺口　徹／舟越亮寛）

> mini lecture

腹腔鏡下手術

腹腔鏡下手術とは，腹腔鏡カメラ（内視鏡）をお腹の中に挿入し，テレビモニターに腹腔を映し出しながら，外科医がモニターを見て手術する方法である（図1）．腹部に5～20mmのポート（穴）を数ヵ所あけ，その穴から操作するため腹部を切らずに手術が可能となる．胸腔にカメラ（内視鏡）を入れて手術を行う場合は，胸腔鏡下手術という．副腎や腎の手術では，経腹腔的に行う方法と後腹膜から行う方法がある．棒状の硬性鏡と先端部分が曲がるフレキシブル電子スコープがある．鉗子という器具を用いて開腹手術と同様に手術を行う．

利点と欠点

開腹式と比べて利点は，皮膚切開が小さく，筋肉を切断することが少ないため術後痛が少ない，美容上よい，入院日数が短縮する，内視鏡により手術視野が拡大されるため開腹手術では見づらい部位がよく見えるなどがあげられ，多くの疾患で行われている．一方，欠点としてカメラや鉗子を挿入するポートの位置が固定されるため，手術操作が制限され手術時間が長くなる，比較的少量の出血でも視野が得られにくいなどがある．強度の癒着がある場合や腫瘍が大きいときには非適応となる．

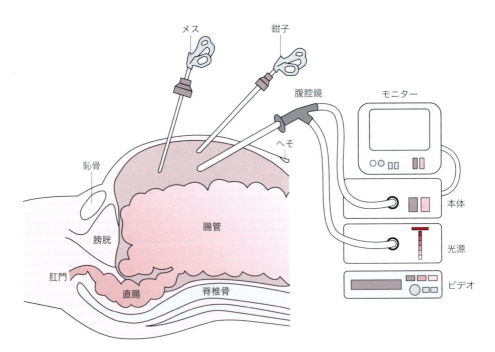

- 気腹は必ず低流量から開始し，手術中は常に気腹内圧をモニタリングする．
- 画像モニターは，術者用と助手用に左右1台ずつ準備する．
- 術者，術野，腹（胸）腔鏡，モニターは一直線上であることが望ましい．

図1　腹腔鏡下手術

視野の確保

❶「気腹式」と「つり上げ式」

　腹腔鏡下手術では，視野を確保し，手術操作を容易にするために，手術野周辺に広いスペースを確保する必要がある．そのための方法として，腹腔内に炭酸ガスを注入し，そのガスの力で腹壁を挙上する「気腹式」と，腹壁をつり上げて行う「つり上げ式」があり，主流は気腹式である．気腹は炭酸ガスの圧が高くなればなるほど視野を確保しやすいが，この際，腹腔内に圧をかけすぎるとさまざまな合併症を生じる（**表1**）．

❷ 体位変換

　ベッドの傾きを変え，視野を確保することもある．

麻酔法

　腹腔鏡下手術では，気腹により横隔膜が押し上げられ呼吸が苦しくなるため，腰椎麻酔や局所麻酔でなく全身麻酔で行う．気道内圧も高いためラリンジアルマスクは使用せず，気管内挿管をする．亜酸化窒素は閉鎖腔にある気体を膨張させるため，慎重投与となる．気腹針挿入時にバッキングすることは，操作上危険であり，臓器穿刺を起こすため，十分な筋弛緩を保つ．また導入時にマスク換気で胃内に送気した場合，視野を確保するため胃内ガスを吸引する必要がある．

表1　腹腔鏡下手術の合併症

①〜④の症状は起こり得るため，術中モニターによりコントロールを行う．
⑤〜⑨の合併症は気腹時間の短縮や適正な気腹圧により，可能な限り回避すべき合併症である．

① 循環動態の変化	炭酸ガス，腹膜緊張による交感神経刺激のため末梢血管抵抗は上昇し，血圧，心拍上昇する．
② 尿量減少	腹腔内臓器にかかる圧力のため，気腹中は腎血流が低下し尿量は減少する．気腹による心拍出量の低下も関与する．腹腔内ガス灌流による不感蒸泄があるため，輸液は5〜10mL/kg/hrで確保する．
③ 高炭酸ガス血症	炭酸ガスが経時的に血中に吸収されるため（40mL/min），呼気終末二酸化炭素（$ETCO_2$）濃度が上昇する．これを排泄するため分時換気量を20%増加させると20〜30分で元の$ETCO_2$に戻る．
④ 低体温	乾燥ガスの灌流により体温が低下する．
⑤ 炭酸ガス塞栓	気腹圧が高いときの大血管損傷で，炭酸ガスが直接血管内に注入される．
⑥ 血栓症	気腹により骨盤内静脈が圧迫されることが原因だが，実際には術後早期離床することにより腹腔鏡下手術では起こりにくい．
⑦ 皮下気腫	切開部より炭酸ガスが皮下に漏れて生じる．数日で自然吸収される．
⑧ 気胸	手術操作による横隔膜損傷により肺がふくらみにくくなる状態をつくってしまう．
⑨ 気腹症状（肩甲部痛，背部痛，胸部圧迫感）	炭酸ガス吸入時に，急激に横隔膜が伸展されることや術後起座，起立時の炭酸ガスによる横隔膜神経の刺激で生じる．ゆっくり気腹することで防止できる．術後一過性である．

（柴田ゆうか）

⑩ 直腸切除術

疾　患：直腸がん

代表的な術式：
- 高位前方切除術（Rs, Ra）
- 低位前方切除術（Rb）
- 超低位前方切除術（肛門から4〜5cmにできた超低位直腸がん）
- 腹会陰式直腸切断術（別名 Miles 手術）

手術概要：
- 大腸がんのうち直腸がんは約30〜40％を占める．直腸はRs（直腸S状結腸部），Ra（腹膜反転部），Rb（下部結腸）に分類される．これらの前方切除術は，肛門括約筋温存手術であり術後も便機能を残せるため，現在最も多く用いられている．

内視鏡手術：
- 経肛門的内視鏡下マイクロサージャリー（TEM）
- 肛門から5〜20cm

麻酔方法：全身麻酔＋硬膜外麻酔

平均手術時間：高位前方切除術，低位前方切除術：2〜4時間
　　　　　　　超低位前方切除術，腹会陰式直腸切除術：4〜6時間

平均麻酔時間：3〜7時間

体　位：仰臥位，砕石位，ヘッドダウン

出血量（自己血貯血）：腹腔鏡下手術：20〜200mL
　　　　　　　　　　　開腹手術：200〜600mL

術野使用薬剤：アビテン®，フィブリン糊製剤

術野の汚染度分類：汚染手術

感染予防抗菌薬：第2セフェム系（セフメタゾールなど）

肺血栓塞栓症予防管理：あり

確認ポイント

術前
- 歯科治療歴などから局所麻酔のアレルギー歴を確認する．
- 化学療法後の血管脆弱性，浮腫の程度はルート確保に影響する．

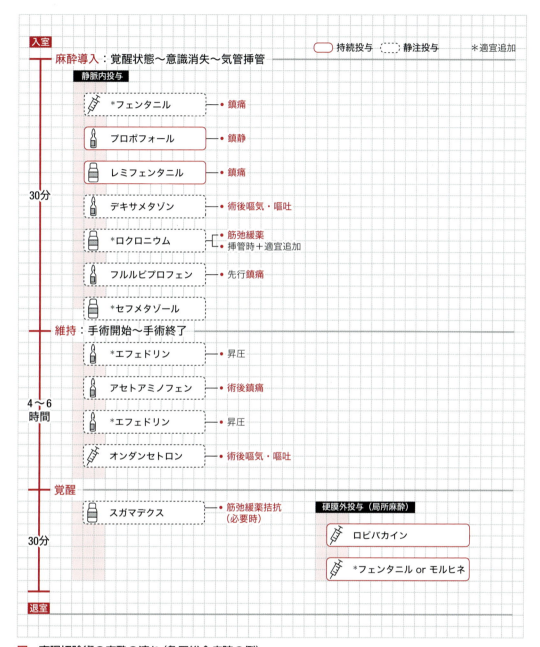

図 直腸切除術の麻酔の流れ（亀田総合病院の例）

- 直腸腫瘍は便秘と下痢を繰り返し，血便を生じる．
- ERAS プログラムでは術前に下剤はルーティン使用せず，日常的に下剤を常用している患者や左半側結腸切除術あるいは直腸切除術の術前使用に限定するべきとされている．
- 抗凝固療法の有無などから硬膜外麻酔（PCEA）の適応を確認．使用予定があれば術前に説明する．

- 腫瘍からの出血による貧血，消化器症状による低栄養，体重減少がみられることが多く，免疫機能低下などの術前評価を行う．
- 体重が80kg以上では術前予防抗菌薬の用量調節を検討する．
- 右半側結腸腫瘍では腸内容が液状のため通過障害による腹部症状は少ないが，左半結腸腫瘍では腸内容は固形で，通過障害による出血，腹痛を生じる．

術中

- ボスミン生理食塩液の倍率と希釈法の確認，可能であれば希釈濃度を統一する．
- 開腹直後胃腸間膜牽引により腸間膜血管内皮細胞から内因性の血管拡張物質（プロスタサイクリンなど）の放出による血管拡張が起こり，顔面紅潮，急激な血圧低下，頻脈がみられる．これら腸間膜牽引症候群発見時は昇圧薬や輸液により対応する．
- 低体温は覚醒遅延や覚醒後のシバリングのリスクとなるため，体温管理に努める．
- 予防抗菌薬は腎機能に応じて追加投与．

腹腔鏡手術中

- 亜酸化窒素には閉鎖腔にある気体を膨張させる機能があるため慎重投与．
- 気腹針挿入時にバッキングすると危険で，臓器穿刺を起こすため十分な筋弛緩を保つ．
- 炭酸ガス，腹膜緊張による交感神経刺激のため末梢血管抵抗は上昇し，血圧，心拍数が上昇する．
- 砕石位，ヘッドダウン中は血栓塞栓予防としてフットポンプを装着する．
- 腹腔内臓器にかかる圧力のため腎血流が低下し尿量減少する．気腹による心拍出量の低下も関与．腹腔内ガス灌流による不感蒸泄があるため，輸液は5〜10mL/kg/hr確保する．
- 炭酸ガスが経時的に血中に吸収されるため（40mL/min），これを排泄するため分時換気量を20%増加させる．
- 直腸洗浄や乾燥ガスの灌流により体温低下する．

術後

- 人工肛門（ストーマ）造設部位を確認し糞便のモニターを行う．
- 術後鎮痛のために術後3日間程度硬膜外カテーテルから鎮痛薬を投与．
- 疾患によるものや免疫機能低下によりSSIが起こりやすい．特にRb病変では縫合不全や創部感染などのモニタリングを行う．
- 砕石位が長い場合は仙骨部周囲に発赤が生じやすく，褥瘡予防のモニタリングが必要．
- レビテーターを使用することで腓骨神経麻痺が生じる場合があるため下肢のしびれに注意する．
- 術直後〜1日目はドレーンなどの出血に注意しながらモニタリング．
- 座位による圧迫は疼痛悪化や血流低下を起こすため，状況に応じて円座などを使用する．
- 術後4〜7日目は吻合部背側ドレーンの量や性状や腹部症状に注意してモニタリング．
- 低位前方切除症候群では排尿・排便障害を生じるため，ADLが低下する場合がある．

（寺口　徹／舟越亮寛）

帝王切開術

疾　患[1]：
- 選択的帝王切開（予定帝王切開）：胎児の問題（骨盤位などの胎位異常，胎児発育不全，巨大児など）や母体の問題（前置胎盤，児頭骨盤不均衡，既往帝切後妊娠，多胎妊娠，高齢妊娠，心疾患などの合併症妊娠など）で，経腟分娩が難しいとされ，予定して手術を行うもの．
- 緊急帝王切開：本来，自然分娩を予定していたが，分娩前あるいは分娩中にトラブルが生じたために母子の救命を目的として手術を行うもの（胎児仮死，臍帯脱出，常位胎盤早期剥離，子宮破裂，重症妊娠高血圧症候群，微弱陣痛，分娩停止など）．

術　式[1,2]：
子宮下節に横切開を入れて胎児を娩出する腹式帝王切開術が最も一般的な術式である．

手術概要[2]：
手術の流れとしては，麻酔を行い，消毒後に腹壁切開，子宮切開により胎児・胎盤を娩出し，子宮筋縫合，腹壁縫合となる．

麻酔方法：
- 選択的帝王切開：脊髄くも膜下麻酔により意識下にて手術を行い，場合により硬膜外麻酔を併用（CSEA）し，術後鎮痛として硬膜外PCAを使用
- 緊急帝王切開：時間的余裕がない場合，全身麻酔にて手術を行い，術後鎮痛としてivPCAを使用

平均手術時間：1～2時間
平均麻酔時間：1.5～2.5時間
体　位：仰臥位，砕石位（さいせきい）
出血量（自己血貯血）：羊水込みで500～1,500 mL（自己血は適宜貯血）
術野使用薬剤：オキシトシン，メチルエルゴメトリン
術野の汚染度別分類：準清潔手術
感染予防抗菌薬：アンピシリン・スルバクタム
肺血栓塞栓予防管理：あり

第5章 術式別 手術の流れ

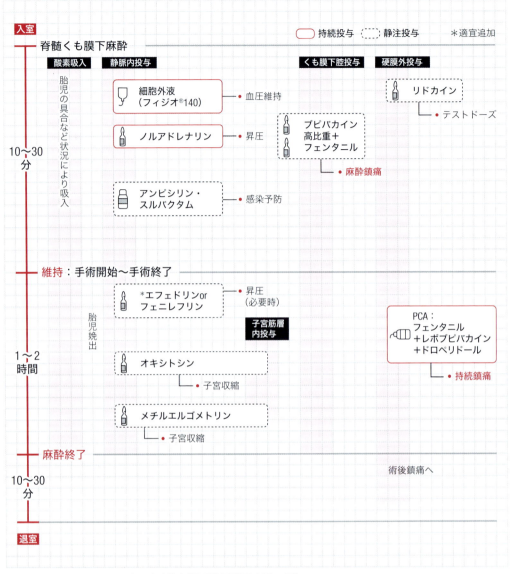

図 帝王切開術の麻酔の流れ（千葉大学医学部附属病院の例）

確認ポイント

術前

- アレルギーを確認する．
- 便通状態と術後指示を確認する．
- 術後鎮痛薬を確認する．
- 妊婦はフルストマック（胃内に食物などが入っている状態であること）とされ，全身麻酔による緊急帝王切開時は，胃内容物の逆流による誤嚥のリスクが非常に高くなる．

- 必要に応じてメトクロプラミドやH₂受容体拮抗薬を使用する．
- メトクロプラミドは誤嚥のリスクを減らす以外にも，脊髄くも膜下麻酔後の低血圧や手術操作などによる胎児娩出前後の悪心・嘔吐にも有効である．胎盤を通過するが，胎児への悪影響は認められていない．
- リトドリンを術前より長期間使用している場合，その投与終了による末梢血管拡張の中断と，胎児娩出後に子宮への血流が体循環に戻ることによる循環血流量増加などの要因が加わり，肺水腫が起こりやすいため輸液量に注意する．
- 前置胎盤の場合，子宮下部に胎盤が形成される．子宮下部には筋組織が少ないために収縮力が小さくなり，胎盤が剥がれた後に出血量が減少しにくい．このことから大量出血につながることがあるため，輸血の準備が必要となる．
- 母体の手術部位感染や子宮内膜炎などの予防を目的として，ほかの手術同様に術前1時間以内の抗菌薬の投与が推奨されている．

術中

- 子宮胎盤血流は母胎血圧に依存しているため，母体の低血圧は胎児徐脈を引き起こすなど胎児に悪影響を及ぼす．そのため，帝王切開の麻酔では血圧管理が重要になる．
  - 妊婦の場合，妊娠子宮が下大静脈を圧迫し，静脈還流や心拍出量が減少し低血圧になる（仰臥位低血圧症候群：対策として体位の取り方に子宮左方転位がある）ため，注意が必要となる．
  - 昇圧薬として使用されるエフェドリン，フェニレフリンは症例により使い分けられる．

エフェドリン	・胎盤移行性が高い ・胎児に代謝性アシドーシスを引き起こす可能性がある[3]	子宮胎盤血流を低下させない[3]
フェニレフリン	・母体の心拍出量を減少させ，胎盤への酸素運搬量を減少させる可能性が指摘されている	

　　また，フェニレフリンと比較し母体心拍数や心拍出量を上昇させ，臍帯静脈酸素含有量を高めるとされるノルアドレナリンが使用されることもある[4]．
- 早期産児の帝王切開では，児の娩出困難時などに子宮を弛緩させる目的で，児娩出に先立ちニトログリセリンを使用することがある[3]（適応外）．
- 緊急帝王切開では，麻酔導入の早さから全身麻酔で行うことがある．脊髄くも膜下麻酔時に比べ，低血圧のリスクが下がるメリットがある一方，母体の誤嚥リスク増加や胎児の薬剤曝露といったデメリットもある．
- 脊髄くも膜下麻酔に伴う血圧低下や腹膜など多臓器への刺激，精神的な影響などさまざまな原因により，術中の悪心・嘔吐は比較的目立つため，随時グラニセトロンや少量のドロペリドール（適応外）などの制吐薬や励ましの声かけで対応する．
- 脊髄くも膜下麻酔を行う場合，脊麻用のブピバカインは妊婦には効果が強く，非妊娠時と比較し低用量で同レベルの麻酔高が得られる．

高比重製剤	・作用発現時間が早く，作用持続時間が短い ・麻酔範囲の広がりが比重に依存するため，ある程度麻酔範囲の調節が可能となる
等比重製剤	・作用発現時間が遅く，作用持続時間が長い ・前置胎盤症例や胎盤の膀胱浸潤症例など長時間の手術になる場合に選択される

- 帝王切開での胎児娩出後の弛緩出血に対し，子宮収縮を目的としてオキシトシンやメチルエルゴメトリン，ジノプロストが使用される．

オキシトシン	・弱いバソプレシン作用があるため，血圧上昇や水分貯留を避けるためにも，混和する際には低張液を選択しない[3] ・投与速度を上げすぎた場合，血管拡張や心筋抑制作用により血圧を低下させるため注意する ・ボーラス投与は，末梢血管を拡張し血圧を低下させるため，回避する[3] ・子宮筋層内へは5〜10単位を直接投与する[3]
メチルエルゴメトリン	・子宮収縮作用ほど強くはないが血管収縮作用もあるため，血圧上昇に注意が必要である[3] ・心血管病変のある患者では，冠動脈攣縮により狭心症や心筋梗塞が誘発されるリスクがある[3]
ジノプロスト	・帝王切開で胎児娩出後の弛緩出血のコントロールを目的として使用する場合は，適応外となる[3] ・100〜1,000μgを子宮筋注や持続静注で投与する場合がある[3]

術後

- 下腹部手術のため影響を受けやすい排尿・排便の評価を行う．特に脊髄くも膜下麻酔で使用する局所麻酔薬は神経へ影響することがある．また，モルヒネ使用時は副作用により尿閉が生じやすい．
- 術後疼痛の評価を行う．硬膜外PCA使用時は，血圧の変動も確認する．
- 静脈血栓塞栓症のリスクが高いため，早期離床が不可欠となり，疼痛コントロールが重要となる．

（柴田みづほ）

経尿道的前立腺切除術

疾　患：
前立腺肥大に伴う下部尿路症状を有する患者のうち，薬物療法の効果が不十分，中等度から重度の症状，尿閉・尿路感染症・血尿・膀胱結石などの合併症がある（または危惧される）場合に適応が考慮される[1]．

代表的な術式：
経尿道的前立腺切除術（TURP）；モノポーラTURP（M-TURP）とバイポーラTURP（B-TURP），経尿道的バイポーラ電極前立腺核出術（TUEB），ホルミウムレーザー前立腺核出術（HoLEP），光選択式前立腺蒸散術（PVP）など

手術概要：

- 膀胱鏡を使用して，経尿道的に前立腺腺腫を細かく切断する切除術，外科的被膜に沿ってくりぬく核出術，レーザーを使用して蒸散消失させる蒸散術などが実施されている．施行される術式は施設によって異なるが，推定前立腺体積や抗血栓薬休止の可否などが術式選択の一つの目安として示されている[1]．

- TURPは膀胱鏡にループ型の電気メスを接続し，先端の切除ループに通じた高周波電流で水中切開により前立腺腺腫を切除する方法．モノポーラ電気メスを使用するモノポーラTURPとバイポーラ電気メスを使用するバイポーラTURPに分類される．TUEBはバイポーラシステムに専用ループ電極を使用し，前立腺腺腫を外科的被膜に沿って核出し，細断回収する手術である．

- HoLEPはホルミウムレーザーを使用して，前立腺腺腫を外科的被膜に沿って核出する術式である．核出した腺腫はモーセレーターという機器を使用して細断しながら吸引して体外に排出する．灌流液は生理食塩水を用いる．出血が少なく，抗血栓薬の内服を継続したまま施行可能とされる[1]．

- PVPは波長532 nmの緑色光を特徴とするレーザーを使用し，肥大組織を血管とともに蒸散する術式である．蒸散された組織は，表層から気泡となって灌流液に流し去られる．止血能力に優れており，抗血栓薬を内服した状態でも施行可能とされる[1]．

麻酔方法： 全身麻酔または脊髄くも膜下麻酔と閉鎖神経ブロックの併施

平均手術時間： 1〜2時間

平均麻酔時間： 2〜3時間

体　位： 砕石位

出血量（自己血貯血）： 術中に多量の灌流液を使用するため，正確な出血量の把握は困難である（不要）

術野使用薬剤： 灌流液（3% D-ソルビトール液，生理食塩液）

術野の汚染度分類： 準清潔手術[2]

感染予防抗菌薬： セファゾリン，セフメタゾール，スルバクタム/アンピシリン，アミノグリコシド系[2]

肺血栓塞栓症予防管理： 低リスク（早期離床および積極的な運動）[3]

第5章 術式別 手術の流れ

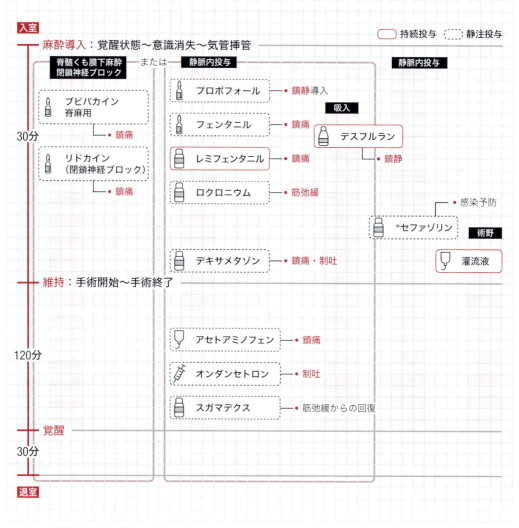

図　経尿道的前立腺切除術の麻酔の流れ

確認ポイント

術前

- 患者情報，術式，麻酔法，常用薬，サプリメント使用状況，PONVリスクなどを確認する．
- アレルギー歴・副作用歴などに基づいた代替薬の提案，休止・継続が必要な薬剤やサプリメント中止状況の確認と情報提供，腎機能の確認と腎排泄型の薬剤の投与設計，PONVリスクに応じた制吐剤の提案などの薬学的管理を実施する．
- HoLEPやPVPは抗血栓薬を継続して施行可能であるが[1]，脊髄くも膜下麻酔で手術を実施する場合には，麻酔の合併症としての硬膜外血腫などの血腫のリスクとなり得

る[4]．麻酔法の選択に関して麻酔科医に確認する必要がある．
- 手術部位感染症予防のための抗菌薬，術後疼痛管理に使用する鎮痛薬などの服薬計画を立案する．

◮ 術 中

- 内視鏡視野を確保し，尿道，膀胱の開存性を維持し，かつ切除された組織片あるいは血液を除去するための灌流液が必要である．従来から行われているモノポーラTURPにおいては，モノポーラ電気メスによる灌流液中への漏電を防ぐ目的で，電解質を含まない3% D-ソルビトール液を使用する．前立腺切除面の静脈や，被膜穿孔を起こした場合の後腹膜腔や腹腔内から術中に血管内で吸収されることで血液が希釈を受け，低Na血症を来たすTUR症候群を生じることがある．バイポーラTURPは電気メスの性質上，生理食塩液が使用可能であり，TUR症候群を回避できる．そのため，近年では生理食塩液を使用する術式が増加している．
- 手術中に電気メスで閉鎖神経が刺激されることで，大腿内転筋群の急激な収縮による下肢の内転が起こる．大腿内転筋群が動くと，その衝撃で術者の機械操作に影響し，偶発的な膀胱損傷などをきたすリスクになる．これを予防するために，全身麻酔においては筋弛緩薬を使用し，脊髄くも膜下麻酔においては閉鎖神経ブロックを併用することがある．近年，エコーガイド下閉鎖神経ブロックが普及し，成功率が上昇している．

◮ 術 後

- 術前に休止した薬剤の再開を確認する．
- 予防抗菌薬の投与期間と副作用症状の確認を行う．発熱，検査値や陰嚢部の痛み・腫脹などの局所症状から急性前立腺炎や急性精巣上体炎などの感染を疑う場合や，副作用症状を認める場合には，抗菌薬の処方提案を行う．
- 術後血尿が強い場合には，牽引固定をして止血を試みることがある．また，生理食塩液で膀胱内灌流を行い，凝血塊による尿道カテーテル閉塞を予防する．止血目的の膀胱留置カテーテルの牽引固定による不快感や痛みに対して鎮痛薬が使用されることがあるため，鎮痛薬の処方提案を行う．
- 低Na血症と嘔気，嘔吐，徐脈，低血圧，あくび，意識障害，けいれんなどの症状からTUR症候群と診断された場合には，生理食塩液やフロセミドなどの投与が行われることがある．

（長谷川哲也）

mini lecture

静脈ラインに残存していた レミフェンタニルによる呼吸抑制

全身麻酔におけるレミフェンタニル使用に関連した医療事故について述べる.

発生状況

レミフェンタニル（アルチバ®静注用2mg, 5mg）は、超短時間型作用性のオピオイド鎮痛薬（麻薬性鎮痛薬）で、鎮痛作用の発現と消失が速やかであることを特徴とし、わが国では2007年1月に薬価収載され、2016年には後発医薬品が薬価収載され、2021年3月には先発医薬品と適応が同一となった. 日本医療機能評価機構の医療事故情報収集事業においてレミフェンタニルに関連した医療事故の報告では、レミフェンタニルをワンショットした事例や、手術が終了し抜管後に、レミフェンタニルが残存した静脈ラインから別の薬剤を投与したことにより、意図せずにレミフェンタニルを投与した事例がある（表1）. 高用量のオピオイドを急速投与することで鉛管現象による呼吸停止をきたすことがあり、レミフェンタニルの添付文書に「呼吸停止」が追記された2011年以降も当局より2016年「シリンジポンプの薬剤量や溶液量の設定間違い」、2023年「シリンジポンプの単位の選択間違い」において注意喚起されているところである.

静脈ライン内の残存による呼吸抑制事例3件の共通点（表2）

- 手術時静脈ラインからレミフェンタニルを使用.
- 手術終了時、レミフェンタニルの投与を終了した. その結果、患者は覚醒していた.

表1 静脈ライン内のレミフェンタニル残存による呼吸抑制事例（1）

事例	概 要
1	全身麻酔を終了するためにレミフェンタニルの投与を中止した. 手術終了後、レミフェンタニルの投与に使用していた静脈ラインに少量のヘパリン入りの生理食塩液でフラッシュしてロックした. 帰室1時間後、そのラインよりソルデム®3Aを開始したところ、突然、患者は眼球上転、両上肢屈曲位で拘縮し呼吸停止した. 挿管後、人工呼吸による呼吸管理をしていたが、その後、自発呼吸を認めたため抜管した.
2	麻酔担当医は、全身麻酔を終了する頃、レミフェンタニルの持続投与を終了し、気管内チューブを抜去した. その後、手術室内で輸液ボトルが空になっていることに気づき、新しい輸液ボトルに交換した. 患者を回復室へ移動中、麻酔科医と麻酔科責任医が患者の意識消失・呼吸停止に気づいた. 直ちに用手的人工呼吸を開始し、患者の意識状態は改善した. 輸液ライン内に残存してたレミフェンタニルが輸液ボトルの交換により急速過量投与されたことが原因と考えられた.
3	抜管直後の患者に、輸液速度の変更に伴って静脈ライン内に残存していたレミフェンタニルが急激に静脈内投与された. その結果、一時的に呼吸が停止した. 酸素飽和度が70%程度まで低下したが呼びかけにより患者は自発呼吸を再開した.

表2 静脈ライン内のレミフェンタニル残存による呼吸抑制事例（2）

事例	レミフェンタニル投与停止直後のラインの状況	事例の発生場所	レミフェンタニルが投与された原因	症 状
1	滴下停止	病室	輸液投与	眼球上転, 呼吸抑制
2	滴下停止	回復室への移動中	輸液交換	意識消失, 呼吸停止
3	停止せず	手術室	輸液速度の変更	呼吸抑制

- 使用していたラインにレミフェンタニルが残存している状態で，そのラインからの輸液投与を停止した．
- その後，同じラインの輸液の投与を開始した．
- 結果，ラインに残存しているレミフェンタニルが意図せず患者に投与され，呼吸抑制などの症状が発現した．

呼吸抑制の原因となる一般的な使用状況の例

- 170cm，60kg，60歳の患者．
- レミフェンタニルを三方活栓で輸液と合流して使用．
- 50cmの延長チューブの側管から持続注入（回路内レミフェンタニル容量は2〜2.5mL）．
- 手術終了時レミフェンタニル0.15μg/kg/min，輸液速度60mL/hr．
- 術後鎮痛のため手術終了10〜30分前にフェンタニル100μg静注．

- この状況で，輸液ボトル交換時レミフェンタニルがフラッシュされたときの影響．
- レミフェンタニル効果部位濃度1.2ng/mL（レミフェンタニルフラッシュ容量0.18mL）．
- フェンタニル効果部位濃度0.7ng/mL．
- Total 1.9ng/mL（呼吸抑制を起こすとされる1.6ng/mL以上）．

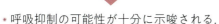

- 呼吸抑制の可能性が十分に示唆される．

静脈ライン内の残存による呼吸抑制対策について

- レミフェンタニル使用中は，輸液投与速度の変化がレミフェンタニルの血中濃度の変化を来す可能性を認識する．
- 輸液ボトルが空になったときや輸液の交換時には，輸液の投与速度が変化することを認識する．
- レミフェンタニルの投与終了後，以下の確認を行い，レミフェンタニル残存の可能性を排除する．
  ❶レミフェンタニルの投薬ラインをメインルートから切り離し，輸液を滴下して5分以上経過していること．
  ❷❶の確認後，呼吸に異常がなく自発呼吸が確立している．
  ❸❷の確認後，呼吸数を1分間測定する．

ラリンジアルマスク（laryngeal mask airway：LMA）下での全身麻酔管理中の換気困難

　手術操作などの侵襲刺激が加わった後に鎮痛や鎮静のアンバランスが主原因となり，声帯筋群に限局した筋硬直発現の可能性やLMA下での陽圧換気そのものが要因となる可能性が指摘されているため，発現の可能性を考慮し，換気困難発現時には筋弛緩剤の投与を行うようにする．

〈寺口　徹／舟越亮寛〉

mini lecture

局所麻酔薬レスキュー

疫 学

局所麻酔薬中毒の頻度はブロック手技や部位により異なり，約500～10,000人に1人と発生率に広い幅がある．その発生を予測することは困難であるが，局所麻酔薬を用いるあらゆる場面で起こり得ると考えられる．

ガイドライン

海外では米国区域麻酔学会（American Society of Regional Anesthesia and Pain Medicine：ASRA)[1]や英国・アイルランド麻酔科医協会（The Association of Anaesthetists of Great Britain and Ireland：AAGBI)[2]で，局所麻酔薬中毒に対するガイドラインが策定されており，日本でも2017年6月に，日本麻酔科学会にて「局所麻酔薬中毒への対応プラクティカルガイド」が作成された[3]．これらのガイドラインにおいて，脂肪乳剤を用いた局所麻酔薬中毒の治療が推奨されている．

発生機序

局所麻酔薬は神経細胞膜のNaチャネルを遮断することにより，活動電位の発生と伝播を抑制する．この遮断作用は非特異的であるため，末梢神経細胞以外のさまざまな細胞膜にも影響を与え，特に中枢神経系や心臓に対する作用を生じることで，局所麻酔中毒の症状が発現する．

リスク因子

局所麻酔薬は血漿中でタンパクと結合する．薬理活性を示すのは細胞膜を通過するタンパク非結合の遊離型であるため，タンパク結合率の高い長時間作用型局所麻酔薬では中毒症状が生じやすくなる．また，アミド型局所麻酔薬は肝臓での代謝能の変化に注意が必要である．肝代謝依存型薬剤（enzyme-limited drug）の特徴をもつロピバカイン，ブピバカインでは，肝機能低下による薬物代謝酵素（P450）活性の低下により，中毒を生じやすくなる．また，肝血流量依存型薬剤（flow-limited drug）のリドカインでは，肝血流量が低下している心不全患者や，肝硬変で側副血行路を形成している患者では，局所麻酔薬中毒を生じやすくなる．また，局所麻酔薬は，塩基型とイオン型の平衡状態にあり，アシドーシスではイオン型が増加して局所麻酔作用の発現が遅延する反面，タンパク結合率が低下するため，中毒症状が発現しやすくなる．

症 状

- **中枢神経症状**：初期には大脳皮質の抑制系の遮断により，舌や唇のしびれ，金属様の味覚，多弁，呂律困難，興奮，めまい，視力聴力障害，ふらつき，けいれんを生じ，その後，興奮経路の遮断により，せん妄，意識消失，呼吸停止の経過をとる．
- **心血管系症状**：初期の神経症状に伴い，高血圧，頻脈，心室性期外収縮を生じ，その後洞性除脈，伝達障害，低血圧，循環虚脱，心停止などの抑制徴候が生じる．

予 防

- 局所麻酔薬は少量ずつ分割して投与し，投与の度にしばらく時間をおいて，中毒症状の発現の有無を観察する．
- 高用量の局所麻酔薬を投与する際には，ラセミ体のブピバカインよりも(S)-異性体であるロピバカインやレボブピバカインのほうが中毒症状は出にくく，推奨される．

治療（脂肪乳剤の投与）

- 1.5 mL/kgを約1分かけて投与し，その後0.25 mL/kg/minで持続投与を開始する．
- 5分後に循環の改善が得られなければ，再度1.5 mL/kgを投与するとともに持続投与量を2倍の0.5 mL/kg/minに増加し，5分後に再度1.5 mL/kgを投与する．
- 循環の回復，安定後もさらに10分間は脂肪乳剤の投与を継続する．最大投与量の目安は12 mL/kgとする．

（阿部　猛）

人工膝関節置換術

疾患:
- 加齢性変化，関節リウマチや膝関節特発性骨壊死などの疾患，外傷などにより生じた変形性膝関節症．
- 保存療法を行っても痛みや可動域制限が改善せず日常生活に支障を来たした患者が適応．

代表的な術式:
- 変形が高度な場合：人工膝関節全置換術（total knee arthroplasty：TKA）
- 変形が軽度で大腿脛骨関節の内側または外側に限局する場合：人工膝関節単顆置換術（unicompartmental knee arthroplasty：UKA）

手術概要:
- 摩耗・変形を生じた膝関節表面をインプラントで置換することで除痛および可動域や不安定性を改善し，歩行能力を回復する手術である．
- TKA は膝関節面全体を，UKA は軟骨が消失している内側あるいは外側の関節面を部分置換する．
- 術中，止血目的で手術側の大腿部にタニケットを用いる．タニケットによる下肢虚血はタニケットペインと呼ばれる強い虚血痛を生じる．タニケット終了時の再灌流によるバイタルの変化や術後の下肢の痛みやしびれ感の残存も麻酔上の大きな問題となる．
- 膝正面に 10～15cm 程度の切開を加え，関節を展開する．アライメントガイドを使用し，大腿骨と脛骨の関節表面をそれぞれ骨切りする．トライアルを使用して，膝関節の安定性を確認する．安定性が獲得されるまで軟部組織の解離を進める．安定性が獲得できたらインプラントを設置する．
- 正確な骨切りを行うために，最近ではナビゲーションシステムやロボット支援も活用されている．

麻酔方法：全身麻酔と硬膜外麻酔または伝達麻酔または浸潤麻酔（関節内カクテル）の併施

平均手術時間：片側手術で1時間半程度

平均麻酔時間：片側手術で2時間半程度

体　位：仰臥位

出血量（自己血貯血）：片側手術で300～400mL程度（不要）

術野使用薬剤：
関節内カクテル（局所麻酔薬*，デキサメタゾン，非ステロイド性抗炎症薬，アドレナリンなど），トラネキサム酸

*2024年9月現在，販売されている長時間作用型のアミド型局所麻酔薬であるブピバカイン，ロピバカイン，レボブピバカインなどの製剤は局所浸潤麻酔には適応外使用となる．ただし，保険審査上，ロピバカインとレボブピバカインの製剤は局所浸潤麻酔への使用が認められている．

術野の汚染度分類：清潔手術[1]

感染予防抗菌薬：セファゾリン静注[1]

肺血栓塞栓症予防管理：高リスク（理学的予防法や抗凝固薬による予防のいずれかの実施や併用を推奨）[2]

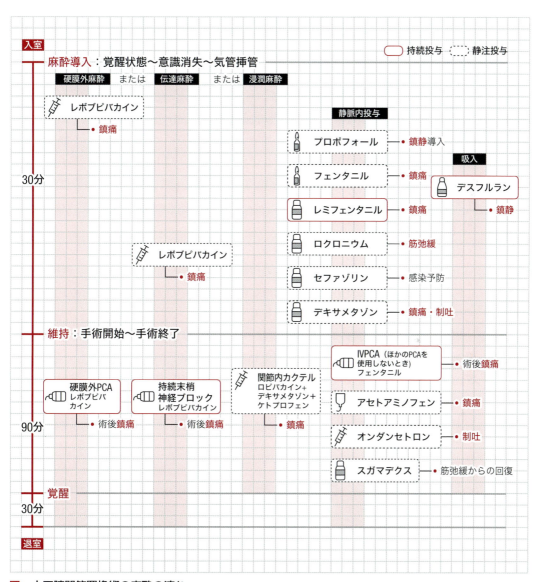

図　人工膝関節置換術の麻酔の流れ

確認ポイント

術前
- 患者情報，術式，麻酔法，常用薬，サプリメント使用状況，PONVリスクなどを確認する．
- アレルギー歴・副作用歴などに基づいた代替薬の提案，休止・継続が必要な薬剤やサプリメント中止状況の確認と情報提供，腎機能の確認と腎排泄型の薬剤の投与設計，PONVリスクに応じた制吐剤の提案などの薬学的管理を実施する．
- 手術部位感染症予防のための抗菌薬，術後疼痛管理に使用する鎮痛薬，血栓塞栓症予防薬などの服薬計画を立案する．

術中
- インプラントを使用する手術であることから，手術部位感染は重症難治化しやすい．清潔操作と適切な消毒薬の使用，予防抗菌薬投与など十分な注意が必要である．タニケットを使用する場合は，少なくとも加圧する5〜10分前に抗菌薬の投与を終了する[1]．
- 伝達麻酔や浸潤麻酔で手術を行う場合には，手術中に高用量の局所麻酔薬を使用することがある．そのため，局所麻酔薬中毒への対応として，抗けいれん薬や20％脂肪乳剤を準備する[3]．

術後
- 術前に休止した薬剤の再開を確認する．
- 予防抗菌薬の投与期間と副作用症状の確認を行う．検査値や発熱，発赤，腫脹，疼痛，創部からの持続する浸出液などの局所症状から手術部位感染を疑う場合や，副作用症状を認める場合には，抗菌薬の処方提案を行う．
- 術後疼痛の評価と鎮痛薬の副作用症状の確認および鎮痛薬の処方提案を行う．タニケット使用後にタニケットペインを生じることもある．
- 術中はタニケットを使用し，動脈を人工的に閉塞した状態であるため，静脈血栓塞栓症リスクが高い術式であり，術後は理学的予防法や抗凝固薬による予防のいずれかの実施や併用が推奨される．下腿の腫脹，疼痛，緊満感，皮膚の紅潮，Homans徴候（膝を屈曲位とし，足関節を背屈させると腓腹部や膝窩部に疼痛が出現する）などの深部静脈血栓症の症状や呼吸困難，胸痛，咳嗽などの肺塞栓症の症状に注意する．抗凝固薬の開始にあたって，硬膜外鎮痛や持続末梢神経ブロックによる鎮痛を行っている場合には，血腫を予防するために，カテーテル抜去から抗凝固薬開始までに十分な間隔をあけるように他職種と連携する必要がある[4]．抗凝固薬使用中は，出血や貧血にも注意が必要である．
- 手術操作に伴う神経損傷，術後に患肢外旋位での腓骨頭の圧迫による腓骨神経麻痺，区域麻酔の影響により，下肢の感覚異常や運動障害のような神経症状を生じることがある．他職種と連携して，症状に対応する必要がある．

（長谷川哲也）

14 修正型電気けいれん療法

疾　患[1]：
- 大うつ病，躁病，統合失調症などが適応となる．その他，慎重に検討する適応として，悪性症候群やパーキンソン病などがあげられる．
- 迅速な治療効果が必要である場合（自殺の危険，拒食などによる身体衰弱など）や薬物治療の効果がみられない場合，副作用の出現などで薬物治療が困難である場合などが適応状況となる．

術　式[2]：
- 現在の電気けいれん療法の主流は，全身麻酔と筋弛緩薬を使用した修正型電気けいれん療法（m-ECT）である．以前は，全身にけいれんを起こす電気けいれん療法が行われていたが，骨折や脱臼などの合併症が問題となっていた．

手術概要：
- 頭部に電気刺激を与えることで，脳に全般性の発作活動を誘発し，臨床症状の改善を得ようとする治療法である．現在，サイマトロン®のように毎回インピーダンスを確認し，決められたエネルギーを与えられるような機器が標準的になっている[2]．
- 静脈麻酔薬（チオペンタール，プロポフォールなど）を投与して意識を消失させ，十分な換気をする．その後，通電後の脳のけいれん波と同期した全身のけいれんを起こさないよう筋弛緩薬（スキサメトニウム）を投与してから頭部に通電する[1]．
- 麻酔薬の投与後，片下肢にタニケットを巻き，末梢側の血流を止めた後に筋弛緩薬を投与することで，脳波だけでなく，片下肢の筋電図からもけいれんを確認できる[2,3]．タニケットを使用せず，脳波のみでけいれんを評価することもある．
- 週に2～3回，合計6～12回の治療を行う[1]．
- 作用機序は不明である[2]．

麻酔方法：全身麻酔
平均手術時間：1～2分
平均麻酔時間：5～10分
体　位：仰臥位
出血量（自己血貯血）：なし（不要）
術野使用薬剤：なし
術野の汚染度別分類：―
感染予防抗菌薬：なし
肺血栓塞栓予防管理：なし

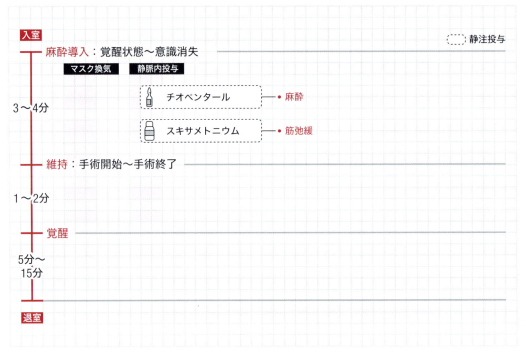

図 修正型電気けいれん療法の麻酔の流れ（千葉大学医学部附属病院の例）

確認ポイント

術前

- 誤嚥を予防するため，ECT実施の6時間前までに固形食の摂取を中止し，少量の水と必要な医薬品以外の摂取は2時間前までとすることが推奨されている[2,3]．
- スキサメトニウム
  - 投与にあたり，血清コリンエステラーゼ値を確認する必要がある．
  - 異型コリンエステラーゼ血症など遺伝的にコリンエステラーゼ活性が低い，あるいは欠損している場合は，分解が遅れ作用が延長し無呼吸を起こすため，非常に危険である．
- 炭酸リチウム
  - APA（米国精神医学会）ガイドラインでは，ECT実施時に使用しないことが推奨されている[2]．
  - 使用患者では，ECT実施時にスキサメトニウムの作用が延長し，遷延性無呼吸を生じる可能性や通電直後の数秒間の心停止，ECT実施後の認知機能障害やせん妄の増加，けいれん発作の遷延などが報告されている[2]．
  - リチウム濃度が血中より消失する期間を考慮し，ECT実施4〜5日前には炭酸リチウムを中止し，ECTの治療スケジュール完了後に状況を見て再開することが望

ましい．
- 抗てんかん薬やベンゾジアゼピン系薬剤
  - 抗けいれん作用をもつため，けいれんを生じにくくし，有効けいれんが得られないなどECTの効果を下げるため，ECT実施前に漸減中止することが望ましい[2,3]．

術中

- 気管挿管せずにマスク換気のみで麻酔をかける場合，口内が乾いていれば誤嚥のリスクが軽減するため，アトロピンを使用することがある（アトロピンの使用はせん妄のリスクを増加させるため使用症例を選択する）．
- けいれん発作中は交感神経優位となるため血圧が上昇する[2]が，頻脈を伴うのでエスモロールが有効である．発作終了後は副交感神経優位となる[2]ため，術後の唾液分泌増加による誤嚥に注意が必要である．
- 筋弛緩薬
  - 通常，「精神神経科における電撃療法の際の筋弛緩」の適応があるスキサメトニウムを使用する．
  - 悪性高熱症の既往や家族歴がある患者などスキサメトニウムが使用できない場合は，ロクロニウムなど非脱分極型筋弛緩薬を使用する[3]が，スガマデクスの使用がほぼ必須となる（ECT実施後は唾液分泌が増加することから，筋弛緩作用が残存すると誤嚥のリスクが高くなるため）．
- 静脈麻酔薬
  - プロポフォール，チオペンタールが汎用され[3]，けいれん閾値を上げないことを目的として，ケタミンが選択されることもある．

チオペンタール	・循環器系への抑制作用がプロポフォールに比べると弱い[3]が有効けいれんを得られる可能性が高く，第一選択とする場合もある． ・就眠が得られない場合，けいれん閾値に影響しないとされるレミフェンタニル50〜100μgのワンショットや，さらにレミフェンタニル0.1〜0.2μg/kg/minの持続投与と併用することもある．
プロポフォール	・ECT実施直後の高血圧の抑制効果があるとされるが，けいれん時間を短縮させるとの報告もある[3]．

術後

- せん妄や健忘の状況を確認し，使用している医薬品の再検討なども考慮する．
- 鎮静状態になるケースもあるため，上気道閉塞や誤嚥に注意が必要である．
- 炭酸リチウムを使用する可能性がある場合，ECT実施後の頭痛に対しては血清リチウム濃度を上昇させると考えられているNSAIDsではなくアセトアミノフェンを選択する．

（柴田みづほ）

眼科手術

疾　患：

白内障，緑内障，裂孔原性網膜剥離，糖尿病網膜症，黄斑円孔，黄斑前膜，硝子体出血，黄斑浮腫，水晶体落下，睫毛内反症，眼瞼内反症，眼瞼下垂，斜視，涙道閉塞，翼状片，角膜白斑，角膜混濁など

代表的な術式：

- 白内障手術：超音波水晶体乳化吸引術，眼内レンズ挿入術など
- 緑内障手術：濾過手術（線維柱帯切除術など），房水流出路再建術（線維柱帯切開術，低侵襲緑内障手術（MIGS）など）
- 網膜硝子体手術：硝子体手術，強膜バックリング手術，硝子体内注射など
- 外眼部手術：睫毛内反症・眼瞼内反症・眼瞼下垂手術，斜視手術，涙管チューブ挿入術，翼状片手術など
- 角膜手術：角膜移植など

手術概要：

- 白内障手術：混濁・硬化した水晶体を超音波で破砕・吸引あるいは摘出し，眼内レンズを挿入する．
- 緑内障手術：房水流出量を増加させるために眼外へ流出路を作成する（濾過手術），または，線維柱帯における房水流出抵抗を解除しシュレム管への房水流出を促進する（房水流出路再建術）．
- 網膜硝子体手術：硝子体手術は，硝子体カッターを使用して出血などで混濁した硝子体や膜様組織を切除して吸引除去する．疾患によって，網膜面上にある膜を鑷子で剥がす，剪刀で増殖膜を切る，レーザー治療，空気・ガス・シリコンオイルの注入などを行う．強膜バックリング手術は，裂孔原性網膜剥離に対して，バックルを強膜に縫い付けることで眼球の外側から強膜を眼球の内側に陥凹させ，網膜裂孔と網膜色素上皮を接着させる．血管内皮増殖因子（VEGF）によって誘導される新生血管が原因となる疾患に対しては，抗VEGF抗体薬の硝子体内注射を行う．
- 外眼部手術：睫毛内反症，眼瞼内反症，眼瞼下垂などの眼瞼疾患に対しては，余剰な皮膚，筋膜，筋肉の埋没，切除，縫合，吊り上げなどを行う．斜視手術は，外眼筋の位置を調整する手術で，弱化術（外眼筋の付着部を後方へずらす後転術など）と強化術（外眼筋の付着部を前方へずらす前転術など）が行われる．薬剤（S-1やレバミピド点眼液など）の副作用としても生じることがある涙道閉塞・狭窄に対しては涙管チューブを挿入して拡張する手術を行う．翼状片手術は，翼状片組織を切除し切除部に健常部位の結膜を移植する．
- 角膜の手術：角膜移植は，混濁・変形した角膜を切除し，ドナーの角膜を移植する．

麻酔方法：点眼麻酔，テノン嚢下麻酔，球後麻酔，滑車下神経麻酔，全身麻酔など

平均手術時間：15分〜2時間

平均麻酔時間：15分〜2時間

体　位：仰臥位

出血量（自己血貯血）：ほかの手術と比較して出血量は少ない（不要）

術野使用薬剤：局所麻酔薬，消毒薬，粘弾性物質（手術時の空間保持，角膜内皮保護，角膜乾燥防止，染色補助剤），眼内灌流液，トリアムシノロンアセトニド（硝子体の可視化），マイトマイシンC*

＊マイトマイシンC注用2mgおよび10mgは眼科手術には適応外使用となる．2023年1月にマイトマイシン眼科外用液用2mgが緑内障観血的手術における補助の適応で製造承認を取得し，同年7月に発売された．

術野の汚染度分類：清潔創，準清潔創

感染予防抗菌薬：フルオロキノロン点眼，セフロキシム点眼など術前3日間3回／日，セファゾリン[1, 2]

静脈血栓塞栓症予防管理：なし

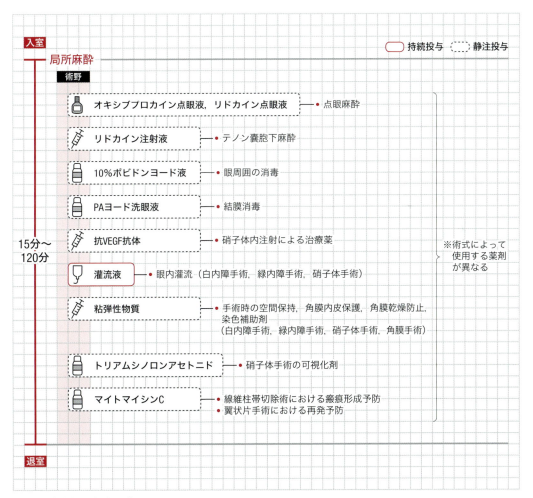

図　眼科手術の麻酔の流れ

確認ポイント

術 前
- 患者情報，術式，麻酔法，常用薬，サプリメント使用状況などを確認する．
- アレルギー歴・副作用歴などに基づいた代替薬の提案，休止・継続が必要な薬剤やサプリメント中止状況の確認と情報提供などの薬学的管理を実施する．
- 前立腺肥大症に伴う排尿障害に使用する$α_1$遮断薬を内服中または内服歴のある患者において，術中虹彩緊張低下症候群（intraoperative floppy iris syndrome：IFIS，p.39）が起こり得るため，白内障手術が予定されている場合には眼科医への情報提供が必要である．

術 中
- 術野消毒に使用する薬剤は，通常，眼周囲の皮膚消毒に10％ポビドンヨードを使用し，結膜の消毒には4〜8倍に希釈したPAヨードを使用する．10％ポビドンヨードは角膜障害を引き起こす濃度であるため，閉眼したうえで皮膚消毒を行う必要がある．
- 線維柱帯切除術における瘢痕形成予防や翼状片手術における再発予防にマイトマイシンCを使用することがある．殺細胞性抗がん剤であるため，調製から投与，廃棄まで十分な曝露対策が必要である．
- 眼球の圧迫，外眼筋の操作により，三叉神経-迷走神経反射である眼球心臓反射を引き起こすことがある．急激な徐脈，不整脈，血圧低下などを生じることがあり，循環が不安定な場合には，アトロピンを用いて循環管理を行うことがある．
- 硝子体手術において，六フッ化水素（SF_6），八フッ化プロパン（C_3F_8）のような眼内長期滞留ガスを眼内に充填する手術において笑気（N_2O）を使用すると，N_2Oは窒素よりも可溶性が高いため迅速にガス気泡に移動して注入量の2.5〜3.0倍に膨張し，眼圧上昇により視力低下や失明に至ることが知られている．N_2Oを用いた全身麻酔下でSF_6やC_3F_8を眼内に充填する必要が生じた場合には，注入前15分以上はN_2Oの吸入を停止する必要がある[3]．
- 斜視手術は小児における術後悪心・嘔吐（PONV）のリスク因子となるため，十分なPONV対策が必要である[4]．

術 後
- 術前に休止した薬剤の再開を確認する．
- 一般的に，術後は抗菌薬やステロイド薬の点眼，白内障手術術後の嚢胞様黄斑浮腫予防のための非ステロイド性抗炎症薬の点眼，眼瞼手術術後の抗菌薬の眼軟膏，翼状片手術術後の再発予防のためのトラニラストの点眼などが使用される．点眼指導，薬学的管理を行う．

（長谷川哲也）

mini lecture

手術支援ロボット

ダビンチサージカルシステム

　米国Intuitive Surgical社により開発された手術支援ロボットであり，2000年に米国FDAの承認を取得以来，世界中で使用されている．日本では2012年4月の前立腺悪性腫瘍手術への保険適用を機に急速に普及し，現在，呼吸器，心臓の弁形成，胃，直腸，膵臓，肝臓，膀胱，子宮などに対する29術式で保険適用され，570台以上（2023年1月現在）が導入されている．ダビンチ手術は切開部が開腹・開胸手術に比べて小さい低侵襲手術であり，出血の抑制，鎮痛薬投与量の低減，合併症リスクの低減，早期回復および入院期間の短縮効果が示されている．術者はサージョンコンソールと呼ばれるユニットで操作を行い，患者側に設置された4本のアームをもった機器を遠隔操作する（図1）．アームには高画質の3次元カメラとロボット専用鉗子が接続される．ダビンチの鉗子は多関節で自由な角度で操作できることが最大の特徴であり，剥離・切離面に対して適切な角度で鉗子を当てることで繊細かつ適切な操作が可能になる．2023年1月には，これまでのマルチポートシステムに加え，単孔式手術を得意とするシングルポートシステムも日本に導入された．

Made in Japanの手術支援ロボット：hinotori™ サージカルロボットシステム

　メディカロイド社が開発したロボットで，出資元企業であり，産業用ロボットの製造販売で長い歴史をもつ川崎重工業の技術を活かして開発され，2020年8月に厚生労働省より製造販売承認を取得した（図2）．現在，泌尿器科（腎臓がん，膀胱がん，前立腺がんなど8術式），消化器外科（胃がん，大腸がんなど11術式），婦人科（子宮体がん，子宮良性腫瘍摘出など3術式）の手術で保険適用され，31施設で導入されている．手術を実施するオペレーションユニットのアームはコンパクトかつ8軸で滑らかな動きが可能である．執刀医が操作をするサージョンコックピットは執刀医の体格や姿勢に合わせて位置調整が可能であり，長時間にわたる手術で

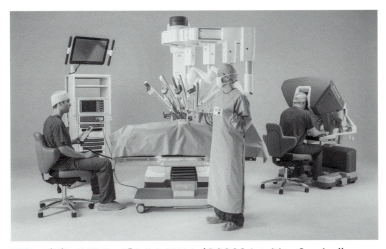

図1　ダビンチXiサージカルシステム（©2023 Intuitive Surgical）
（資料提供：インテュイティブサージカル合同会社）

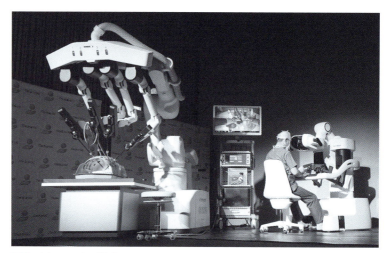

図2　hinotoriの構成　　　　（資料提供；株式会社メディカロイド）

も執刀医の負担を軽減し，ストレスフリーな手術をサポートする設計となっている．また，Medicaroid Intelligent Network System（MINS™）と呼ばれるネットワークプラットフォームが標準装備され，サージカルロボットシステムの運用支援に加え，安全・効率的な手術室の活用支援，手技の伝承・継承支援を行うサービス提供を予定している．

（阿部　猛）

第6章

便利ツール

手術室で限定的に使用する薬剤の比較表や，特有の使い方をする薬剤などについての効能・効果，副作用，安全性など医薬品情報をまとめた．手術室における医薬品情報提供の場面で，医師，看護師とディスカッションするためのツールとして活用してほしい．

第6章 便利ツール

1 手術と麻酔の略語

A

AAA	abdominal aortic aneurysm	腹部大動脈瘤
abd	abdominal	腹部
ACG	angio cardio graphy	心血管造影法
ACL	anterior cruciate ligament	前十字靱帯
ACT	activated clotting (coagulation) time	活性凝固時間
ADL	activities of daily living	日常生活能
AEP	auditory evoked potential	聴覚誘発電位
Af	atrial fibrillation	心房細動
AF	atrial flutter	心房粗動
AI	aortic insufficiency	大動脈弁閉鎖不全
AIDS	acquired immune deficiency syndrome	後天性免疫不全症候群
AKI	acute kidney injury	急性腎障害
ALK	anterior lamellar keratoplasty	表層角膜移植
AMI	acute myocardial infarction	急性心筋梗塞
AO	abdominal aorta	腹部大動脈
AP	angina pectoris	狭心症
AP	aortic pressure	大動脈圧
APC	atrial premature contraction	心房性期外収縮
Apo	apoplexy	脳卒中
Appe	appendicitis	虫垂炎
APS	acute pain service	術後痛管理
APTT	activated partial thromboplastin time	活性化部分トロンボプラスチン時間
AR	aortic regurgitation	大動脈弁閉鎖不全
ARF	acute renal failure	急性腎不全
AS	aortic stenosis	大動脈弁狭窄
ASA	American Society of Anesthesiologists	米国麻酔科学会
ASD	atrial septal defect	心房中隔欠損
ASO	arteriosclerosis obliterans	閉塞性動脈硬化症
A&T	adenoidectomy & tonsillectomy	アデノイド切除・扁桃摘出
AT	transabdominal histerectomy	腹式子宮全摘術
ATH	abdominal total hysterectomy	腹式単純子宮全摘術
AT-Ⅲ	antithrombin Ⅲ	アンチトロンビンⅢ
Aus	auskratzung(独)	搔爬
AVB	atrioventricular block	房室ブロック
AVR	aortic valve replacement	大動脈弁置換術
AWS	airway scope	エアウェイスコープ

B

BA	bronchial asthma	気管支喘息
BBB	blood brain barrier	血液脳関門
BE	base excess	塩基過剰
BF	broncho fiberscope	気管支鏡
BGA	blood gas analysis	血液ガス分析

BHA	bipolar hip arthroplasty	人工骨頭置換術
BiPAP	biphasic positive airway pressure	二相性陽圧呼吸
BIS	bispectral index	二波長指数（脳波モニター）
BMI	body mass index	肥満指数
BMT	bone marrow transplantation	骨髄移植
BP	blood pressure	血圧
BPH	benign prostatic hypertrophy	前立腺肥大症
BSA	body surface area	体表面積
BSO	bilateral salpingo-oophorectomy	両側付属器摘出術
BSR	burst suppression ratio	バーストサプレッション比
BT	body temperature	基礎体温
BUN	blood urea nitrogen	血中尿素窒素

C

CABG	coronary artery bypass graft	冠動脈バイパス術
CAD	coronary artery disease	冠動脈疾患
CAG	cerebral angiography	脳血管造影
CAG	coronary angiography	冠血管造影（冠動脈造影）
CAPD	continuous ambulatory peritoneal dialysis	持続性自己管理腹膜透析
CBC	complete blood count	全血球計算（値）
CBF	cerebral blood flow	脳血流
CCI	chronic coronary insufficiency	慢性冠状動脈不全
Ccr	creatinine clearance	クレアチニンクリアランス
CCU	coronary care unit	冠疾患集中治療室
CEI	continuous epidural infusion	持続硬膜外投与
CHF	congestive heart failure	うっ血性心不全
CHS	compression hip screw	大腿骨頸部固定術
CI	cardiac index	心係数
CIS	carcinoma in situ	上皮内癌
CKD	chronic kidney disease	慢性腎疾患
CLD	chronic lung disease	慢性肺疾患
CNS	central nervous system	中枢神経系
CO	cardiac output	心拍出量
COPD	chronic obstructive pulmonary disease	慢性閉塞性肺疾患
CPA	cardiopulmonary arrest	心肺停止
CPAP	continuous positive airway pressure	持続気道陽圧
CPB	cardiopulmonary bypass	人工心肺
CPD	cephalopelvic disproportion	児頭骨盤不均衡
CRBBB	complete right bundle branch block	完全右脚ブロック
CRF	chronic renal failure	慢性腎不全
CRP	C-reactive protein	C反応性タンパク
CS	cesarean section	帝王切開
CSEA	combined spinal-epidural anesthesia	脊髄くも膜下硬膜外併用麻酔
CSF	cerebrospinal fluid	脳脊髄液
CTR	cardio thoracic ratio	心胸郭比
CVA	cerebral vascular accident	脳血管発作
CVC	sentral venous catheter	中心静脈カテーテル
CVD	cerebrovascular disease	脳血管障害
CVP	central venous pressure	中心静脈圧

D

DALK	deep anterior lamellar keratoplasty	深層表層角膜移植
DBS	deep brain stimulation	脳深部電気刺激法
D&C	dilatation & curettage	子宮内容除去術
DC	defibrillation	除細動

DCM	dilated cardiomyopathy	拡張型心筋症
DES	drug eluting stent	薬剤溶出性ステント
DF	defibrillation	除細動
DIC	disseminated intravascular coagulation	播種性血管内凝固
DM	diabetes mellitus	糖尿病
DVT	deep vein thrombosis	深部静脈血栓症

E

EBUS	endobronchial ultrasound	超音波気管支鏡
ECC	extracorporeal circulation	体外循環
ECG	electrocardiogram	心電図
Echo	echography	超音波検査
ECT	electroconvulsive therapy	電気痙攣療法
EEG	electroencephalogram	脳波
EF	ejection fraction	駆出率
EMG	electromyogram	筋電図
EMR	endoscopic mucosal resection	内視鏡的粘膜切除術
Eosino	eosino	好酸球
Epi	epilepsy	てんかん
ER	emergency room	救急治療室
ERAS	enhanced recovery after surgery	術後回復力増強プロトコール
ESD	endoscopic submucosal dissection	内視鏡的粘膜下層剥離術
ESWL	extracorporeal shock wave lithotripsy	体外衝撃波砕石術
$ETCO_2$	end-tidal carbon dioxide	呼気終末二酸化炭素
ETS	endoscopic thoracic sympathectomy	胸腔鏡下交換神経切断術
EVAR	endovascular aortic repair	ステントグラフト内挿術

F

FBS	fasting blood sugar	空腹時血糖
FEV1.0	forced expiratory volume in one second	1秒量
%FEV1.0	forced expiratory volume % in one second	1秒率
FFP	fresh frozen plasma	新鮮凍結血漿
FIO_2	fraction of inspiratory oxygen	吸入酸素濃度
FOB	fiberoptic bronchoscope	気管支ファイバースコープ
FP	femoropopliteal	大腿膝窩動脈
FR	flow rate	流量，流速
FVC	forced vital capacity	努力肺活量

G

GA	general anesthesia	全身麻酔
GERD	gastroesophageal reflux disease	胃食道逆流症
GU	gastric ulcer	胃潰瘍
GVHD	graft-versus-host disease	移植片対宿主病

H

HAV	hepatitis A virus	A型肝炎ウイルス
HB	hepatitis B	B型肝炎
HbCO	carboxyhemoglobin	一酸化炭素ヘモグロビン
HbF	fetal hemoglobin	胎児ヘモグロビン
HC	hepatic cirrhosis	肝硬変
HCC	hepatocellular carcinoma	肝細胞癌
HCM	hypertrophic cardiomyopathy	肥大型心筋症
HD	hemodialysis	血液透析
HES	hydroxyethyl starch	ヒドロキシエチルスターチ
HHD	home hemo dialysis	在宅血液透析
HIT	heparin induced thrombocytopenia	ヘパリン起因性血小板減少症

HIV	human immunodeficiency virus	ヒト免疫不全ウイルス
HL	hyperlipidemia	高脂血症（脂質異常症）
HOCM	hypertrophic obstructive cardiomyopathy	閉塞性肥大型心筋症
HOT	home oxgen therapy	在宅酸素療法
HR	heart rate	心拍数
HT	hypertension	高血圧症
HUS	hemolytic-uremic syndrome	溶血性尿毒症症候群
HV	hepatic vein	肝静脈

I

IABP	intraaortic balloon pump	大動脈内バルーンポンプ
IBP	invasive blood pressure	観血式血圧
IC	inspiratory capacity	最大吸気量
ICD	implantable cardioverter-defibrillator	植え込み型除細動器
ICG	indocyanine green	インドシアニングリーン
ICP	intracranial pressure	頭蓋内圧
ICU	intensive care unit	集中治療室
IHD	ischemic heart disease	虚血性心疾患
IOL	intraocular lens	眼内レンズ
IOP	intraocular pressure	眼圧
IPPV	intermittent positive pressure ventilation	間欠的陽圧換気
IRBBB	incomplete right bundle branch block	不完全右脚ブロック
IRDS	infantile respiratory distress syndrome	新生児呼吸促迫症候群
ITP	idiopathic thrombocytopenic purpura	特発性血小板減少性紫斑病
IUFD	intrauterine fetal death	子宮内胎児死亡
IUGR	intrauterine growth retardation	子宮内胎児発育遅延
IVH	intravenous hyperalimentation	高カロリー輸液
IVC	inferior vena cava	下大静脈

J

JCS	Japan come scale	日本式昏睡スケール

K

KLAL	keratolimbal allograft	角膜輪部移植

L

LAC	laparoscopic assisted colectomy	腹腔鏡下大腸切除術
LAD	left anterior desceding branch	左前下行枝
LATG	laparoscopic assisted total gastrectomy	腹腔鏡下胃全摘術
LAVH	laparoscopically assisted vaginal hysterectomy	腹腔鏡下腟式子宮全摘出術
LBBB	left bundle branch block	左脚ブロック
LC	liver cirrhosis	肝硬変
LCA	left coronary artery	左冠状動脈
LCC	luxatio coxae congenita	先天性股関節脱臼
LCCA	late cortical cerebellar atrophy	晩発性小脳皮質萎縮症
LITA	left internal thoracic artery	左内胸動脈
LK	lunge krebs（独）	肺がん
LMA	laryngeal mask airway	ラリンジアルマスク
LMT	left main trunk	左主幹部動脈
LOS	low cardiac output syndrome	低心拍出量症候群
LVEDD	left ventricle end-diastolic dimension	左室拡張終期径
LVEDP	left ventricular end-diastolic pressure	左室拡張終期圧
LVH	left ventricular hypertrophy	左室肥大

M

MAC	minimum alveolar concentration	最小肺胞濃度
MAP	mean airway pressure	平均気道圧
MAP	mean arterial pressure	平均動脈圧
MAP	Red Cells M・A・P	人赤血球濃厚液の商品名
MDF	myocardial depressant factor	心筋抑制因子
MDS	myelodysplastic syndrome	骨髄異型性症候群
MEP	motor evoked potential	運動誘発電位
MG	myasthenia gravis	重症筋無力症
MH	malignant hyperthermia	悪性高熱症
MI	mitral insufficiency	僧帽弁閉鎖不全
MI	myocardial infraction	心筋梗塞
MK	magen krebs(独)	胃腫瘍
MM	malignant melanoma	悪性黒色腫
MOF	multiple organ failure	多臓器不全
MR	mitral regurgitation	僧帽弁閉鎖不全
MRA	magnetic resonance angiography	磁気共鳴血管撮影
MRI	magnetic resonance imaging	磁気共鳴映像法
MS	mitral stenosis	僧帽弁狭窄
MVR	mitral valve replacement	僧帽弁置換術
MVP	mitral valvuloplasty	僧帽弁形成術

N

NAD	normal axis deviation	正常軸偏位
NIBP	non invasive blood pressure	非観血式血圧
NIPPV	non-invasive intermittent positive pressure ventilation	非侵襲的間歇陽圧人工呼吸
NLA	neuroleptanesthesia	ニューロレプト麻酔／神経遮断麻酔
NO	nitric oxide	一酸化窒素
NSR	normal sinus rhythm	正常洞調律
NYHA	New York Heart Association	ニューヨーク心臓協会（心不全症状程度分類）

O

OLV	one lung ventilation	片肺換気
OMI	old myocardial infarction	陳旧性心筋梗塞
OPCAB	off-pump coronary artery bypass	心拍動下冠動脈バイパス術
OR	operating room	手術室
ORIF	open reduction and internal fixation	観血的整復固定術
OSAS	obstructive sleep apnea syndrome	閉塞型睡眠時無呼吸症候群

P

PA	pulmonary artery	肺動脈
PAC	premature atrial contraction	心房性期外収縮
PAC	pulmonary artery catheter	肺動脈カテーテル
$PaCO_2$	partial pressure of arterial carbon dioxide	動脈血CO_2分圧
PACU	postanesthetic care unit	麻酔回復室
PAF	paroxysmal atrial fibrillation	発作性心房細動
PaO_2	partial pressure of arterial oxygen	動脈血O_2分圧
Paw	airway pressure	気道内圧
PAWP	pulmonary artery wedge pressure	肺動脈楔入圧
PC	platelet concentrate	濃厚血小板
PCA	patient-controlled analgesia	自己調節鎮痛
PCEA	patient-controlled epidural analgesia	自己調節硬膜外鎮痛
PCI	percutaneous coronary intervention	経皮的冠動脈形成術
PCPS	percutaneous cardiopulmonary support	経皮的心肺補助

PCV	pressure-control ventilation	圧調節換気
PCWP	pulmonary capillary wedge pressure	肺動脈楔入圧
PD	pancreaticoduodenectomy	膵十二指腸切除術
PD	peritoneal dialysis	腹膜透析
PDA	patent ductus arteriosus	動脈管開存
PDPH	postdural puncture headache	硬膜穿刺後頭痛
PE	pulmonary embolism	肺塞栓症
PEA	phacoemulsification	白内障超音波乳化吸引術
PEEP	positive end-expiratory pressure	呼気終末陽圧
PH	pulmonary hypertension	肺高血圧
PIH	pregnancy induced hypertension	妊娠高血圧症候群
PIP	peak inspiratory pressure	最高気道内圧
PKP	penetrating keratoplasty	全層角膜移植
PM	pacemaker	ペースメーカー
PMI	perioperative myocardial infarction	周術期心筋梗塞
POP	pelvic organ prolapse	骨盤内臓器脱
PONV	postoperative nausea and vomiting	術後悪心・嘔吐
POPS	postoperative pain service	術後痛管理
POS	problem-oriented system	問題志向型システム
PPPD	pylorus-preserving pancreatoduodenectomy	全胃幽門輪温存膵頭十二指腸切除術
PPV	pars plana vitrectomy	経毛様体硝子体手術
PROM	premature rupture of membrane	前期破水
PS	pressure systolic	収縮期圧
PSH	post spinal headache	脊椎麻酔後頭痛
PSVT	paroxysmal supraventricular tachycardia	発作性上室性頻拍
PT	prothrombin time	プロトロンビン時間
PTCA	percutaneous trasluminal coronary angioplasty	経皮経管的冠動脈形成術
PTCD	percutaneous transhepatic cholangiodrainage	経皮経肝胆道ドレナージ術
PTCR	percutaneous transluminal coronary recanalization	経皮経管的冠動脈再開通術
PVC	premature ventricular contraction	心室性期外収縮
PVP	peripheral venous pressure	末梢静脈圧
PVR	pulmonary vascular resistance	肺血管抵抗

R

RA	rheumatoid arthritis	関節リウマチ
RAD	right axis deviation	右軸偏位
RCA	right coronaryartery	右冠状動脈
RCC	red cell concentrate	赤血球濃厚液
ROM	range of motion	可動域
RR	respiratory rate	呼吸数
RR	recovery room	回復室
rSO2	regional cerbral oxygen saturation	脳酸素飽和度
RT	radiation therapy	放射線療法
RV	residual volume	残気量

S

SAH	subarachnoid hemorrhage	くも膜下出血
SAS	sleep apnea syndrome	睡眠時無呼吸症候群
SBP	systolic blood pressure	収縮期血圧
SDH	subdural hematoma	硬膜下血腫
SEP	somatosensory evoked potential	体性感覚誘発電位
SIADH	syndrome of inappropriate secretion antidiuretic hormone	抗利尿ホルモン分泌異常症候群
SIDS	sudden infant death syndrome	乳児突然死症候群
SIRS	systemic inflammatory response syndrome	全身性炎症反応症候群

SLE	systemic lupus erythematosus	全身性エリテマトーデス
SMBG	self-monitoring of blood glucose	血糖自己測定
SpO$_2$	oxygen saturation of peripheral artery	末梢動脈血酸素飽和度
SR	sinus rhythm	洞律動
SSS	sick sinus syndrome	洞不全症候群
SV	stroke volume	1回拍出量
SVG	saphenous vein graft	大伏在静脈移植
Sv$_{O2}$	mixed venous oxygen saturation	混合静脈血酸素飽和度
SVR	systemic vascular resistance	体血管抵抗
SVV	stroke volume variation	1回拍出量変動

T

TAA	thoracic aortic aneurtsm	胸部大動脈瘤
TAE	transcatheter arterial embolization	経カテーテル動脈塞栓術
TAH	total abdominal hysterectomy	腹式子宮全摘出術
TB	tuberculosis	結核
TCD	transcranial doppler sonography	経頭蓋超音波ドプラー法
TCI	target controlled infusion	標的濃度調節持続静注
TCR	transcervical resection	子宮鏡下子宮筋腫摘出術
TEE	transesophageal echocardiography	経食道心エコー
TEVAR	thoracic endovascular aortic repair	胸部ステントグラフト内挿術
TG	triglyceride	中性脂肪
THA	total hip arthroplasty	股関節全置換術
THR	total hip replacement	股関節全置換術
TIA	transient ischemic attack	一過性脳虚血発作
TIVA	total intravenous anesthesia	全静脈麻酔
TKA	total knee arthroplasty	膝関節全置換術
TKR	total knee replacement	膝関節全置換術
TLE	trabeculectomy	線維柱帯切除術
TLO	trabeculotomy	線維柱帯切開術
TOF	train-of-four	四連反応
TP	total protein	総タンパク
TPN	total parenteral nutrition	完全静脈栄養
TSS	trans-sphenoidal surgery	経鼻的下垂体腫瘍摘出術
TTP	thrombotic thrombocytopenic purpura	血栓性血小板減少性紫斑病
TUR-Bt	transurethral resection of bladder tumor	経尿道的膀胱腫瘍摘出術
TUR-P	transurethral resection of prostate	経尿道的前立腺摘出術
TV	tidal volume	1回換気量
TVH	total vagunal hysterectomy	腟式子宮全摘術
TVM	tension free vaginal mesh	骨盤臓器脱に対するメッシュ手術

U

UC	ulcerative colitis	潰瘍性大腸炎
UCG	ultrasonic cardiography	心臓超音波検査
Uro	urology	泌尿器科 (学)

V

VAS	visual analogue scale	視覚的評価尺度
VAS	ventricular assisting system	心室補助装置
VATS	video assisted throracic surgery	胸腔鏡補助手術
VC	vital capacity	肺活量
VF	ventricular fibrillation	心室細動
VIMA	volatile induction and maintenance of anesthesia	揮発性麻酔薬による導入と維持
Vit	vitrectomy	硝子体茎切除術
VPC	ventricular premature contraction	心室性期外収縮

V-Pshunt	vetriculo-peritoneal shunt	脳室一腹腔内シャント術
V/Q	ventilation-perfusion ratio	換気血流比
VQ ratio	ventilation-perfusion ratio	換気血流比
VSA	vasospastic angina	冠攣縮性狭心症
VSD	ventricular septal defect	心室中隔欠損
VT	tidal volume	1回換気量
VT	ventricular tachycardia	心室頻拍
VT	trans-vaginal hysterectomy	腟式子宮全摘術
VTE	venous thromboembolism	静脈血栓塞栓症
VTH	vaginal total hysterectomy	腟式単純子宮全摘術
VUR	vesicoureteral reflux	膀胱尿管逆流

W

WBC	white blood cell count	白血球数

X

X-P	X-ray photograph	X線撮影

（柴田ゆうか）

筋弛緩薬比較表

	脱分極性筋弛緩薬	非脱分極性筋弛緩薬
一般名	スキサメトニウム	ロクロニウム
用量	・成人[1]：(間歇的投与)1回10～60mgを静注，上記用量で筋弛緩が得られない時は筋弛緩が得られるまで適宜増量．(持続点滴)0.1～0.2％の濃度になるよう生理食塩液または5％ブドウ糖液で希釈し持続注入，通常2.5mg/分くらいの速さで投与 ・乳幼児・小児[1]：1mg/kgを静注もしくは2～3mg/kgを筋注	・成人[1]：初回0.6mg/kgを静注，必用時0.1～0.2mg/kgを追加投与．挿管用量の上限は0.9mg/kg．持続投与の場合は7μg/kg/分の速度で開始 ・乳幼児・小児[2]：0.45～0.6mg/kgを静注，必要時0.075～0.125mg/kgを追加投与
透析性	透析では除去されない	透析で除去
妊婦への投与	可 ※投与の有益性がリスクを上回る場合のみ[1,4]	可 ※投与の有益性がリスクを上回る場合のみ[1,4]
効果発現時間[2]	0.5～1分	・成人：1～2分 ・小児：0.5～1分
作用持続時間[2]	4～10分	成人：30分，乳幼児：40分，小児：26～30分(用量依存性)
消失経路	・血漿のコリンエステラーゼで加水分解され，尿・胆汁中に排泄 ・尿中排泄：10％未満(未変化体)	・主に肝代謝 ・胆汁排泄：約50％，尿中排泄：約40％(未変化体)
併用禁忌	ジギタリス製剤	―
主な副作用	①血清カリウム値の上昇 ②横紋筋融解症 ③悪性高熱症 ④不整脈・心停止 ⑤筋線維束攣縮による眼圧・胃内圧・頭蓋内圧の上昇および麻酔後筋肉痛 ⑥ショック・アナフィラキシー	①遅延性の呼吸抑制 ②ショック，アナフィラキシー様症状 ③横紋筋融解症 ④気管支けいれん
過量投与時の対応	具体的な設定なし(呼吸停止を起こしやすく，注入後すぐに生じる．人工呼吸の時期を失わないように，事前に設備の準備や点検を必ず行う)	自発呼吸が回復するまで呼吸管理を行う
拮抗薬	なし(血中コリンエステラーゼで速やかに分解されるため拮抗薬不要)	スガマデクス，ネオスチグミン(0.02～0.06mg/kg)＋アトロピン(0.01～0.02mg/kg)

	脱分極性筋弛緩薬	非脱分極性筋弛緩薬
備考	①副作用のため，適応は緊急気道確保時に限定される ②筋弛緩作用発現前に一過性の非生理的な筋収縮がある．この副作用軽減目的で，スキサメトニウム投与2〜3分前に少量の非脱分極性筋弛緩薬を投与すること（プレキュラリゼーション）がある[5] ③重篤な肝機能障害患者では減量が推奨される	スガマデクス投与後に本剤を再投与する必要が生じた場合，本剤の作用発現時間の遅延が認められる

参考資料
1) 各医薬品添付文書．
2) Taketomo CK, et al：Pediatric & neonatal dosage handbook, 29th ed, Wolters Kluwer, 2022.
3) 日本腎臓病薬物療法学会 腎機能別薬剤投与方法一覧作成委員会（編）：腎機能別薬剤投与量 POCKET BOOK 第4版，じほう，2022．
4) Briggs GG, et al：Briggs drugs in pregnancy and lactation, 12th Ed, Wolters Kluwer, 2022.
5) 日本麻酔科学会：スキサメトニウム塩化物水和物（suxamethonium chloride hydrate）．麻酔薬および麻酔関連薬使用ガイドライン第3版4訂，147-148, 2019.

（奥脇達也）

3 麻薬比較表

一般名	ペチジン	ケタミン	モルヒネ	フェンタニル	レミフェンタニル
用量	①激しい疼痛時における鎮痛・鎮静・鎮痙 〔全身投与〕 皮下注・筋注[1]：1回35～50mg（小児は1～1.5mg/kg[2]）を投与．追加投与は3～4時間ごと 静注[2]：50～150mg（1.0mg/kg）投与後，間歇的または持続静注（25mg/hr）し，鎮痛レベルを維持 〔硬膜外投与〕 5mg/mLに希釈し，12.5～50mg（持続投与の場合は10～60mg/hr）を硬膜外に投与 〔脊髄くも膜下投与〕[2] 術後鎮痛に対しては，10～30mg投与 ②麻酔前投薬[1] 麻酔30～90分前に50～100mg（小児は1～1.5mg/kg[2]）を皮下注又は筋注 ③全身麻酔の補助[1] 10mg/mLに希釈し，10～15mgずつ間歇的に静注．なお50mgまで増可． ④無痛分娩 〔全身投与〕 皮下注・筋注：1回70～100mgを投与．追加投与は1回35～70mgを3～4時間ごとと（1～2回）[1] 静注：1回25～50mg投与．追加投与は3～4時間ごと[2] 〔硬膜外投与〕[2] 1回25～100mgを投与 〔脊髄くも膜下投与〕[2] 1回10mgを投与 ⑤術後シバリング[2] 1回に25mg（0.4～0.5mg/kg）を静注	①手術麻酔 〔静注〕[1,2] 成人・小児：初回は1～2mg/kgを1分以上かけて緩徐に静注．維持投与は初回量またはその半量．もしくは最初の30分間は0.1mg/kg/分，それ以後は0.05mg/kg/分を基準とし持続静注することも可能．持続静注の場合には，手術終了の30分前に投与を中止する 〔筋注〕[1,2] 初回5～10mg/kg（小児は4～8mg/kg）を筋注し，必要に応じて初回量と同量または半量を追加投与 ②吸入麻酔薬が中心の全身麻酔の補助[2] 5～10mg/kgを筋注または1～2mg/kgを静注 ③帝王切開時の全身麻酔の導入[2] 1mg/kgを緩徐に静注 ④無痛分娩[2] 0.2～0.4mg/kgを緩徐に静注	①麻酔前投薬[2] 0.1～0.2mg/kgを筋注 ②麻酔の補助鎮痛[2] 0.1～0.4mg/kgを静注 ③術後鎮痛[1,2] 〔硬膜外投与の場合〕 1回2～6mgを硬膜外腔に注入．効果不十分の場合は1～2mgずつ追加投与．但し，上限は10mg/日．硬膜外腔へ持続注入する場合は1日2～10mgを投与 〔脊髄くも膜下投与の場合〕 1回0.1～0.5mgをくも膜下腔に投与．追加投与や持続投与は原則行わない	①全身麻酔，全身麻酔における鎮痛[1] 〔バランス麻酔〕 導入時：1.5～8μg/kg（小児は1～5μg/kg）を緩徐に静注または希釈し点滴静注 維持：1回25～50μgずつ静注もしくは希釈して0.5～5μg/kgで点滴静注（小児は1～5μg/kgずつ間歇的に投与または希釈し点滴静注） 〔大量フェンタニル麻酔〕 導入時：20～150μg/kg（小児は最大100μg/kgまで）を緩徐に静注または希釈し点滴静注 維持：希釈して20～40μg/kg/hで点滴静注（小児は1～5μg/kgずつ間歇的に投与または希釈し点滴静注） ②局所麻酔における鎮痛の補助[1] 1～3μg/kgを静注 ③術後疼痛に対する鎮痛[1] 〔静注〕 成人・小児[2]： 1～2μg/kgを緩徐に静注後，1～2μg/kg/hで点滴静注 〔硬膜外投与〕 1回25～100μgを硬膜外腔に注入もしくは25～100μg/hで持続注入 〔くも膜下投与〕 1回5～25μgをくも膜下腔に投与	①全身麻酔の導入における鎮痛 0.5μg/kg/minで持続静注（ダブルルーメンチューブの使用，挿管困難等，気管挿管時に強い刺激が予想される場合は1.0μg/kg/minとする） 必要に応じて，持続静脈内投与開始前に1.0μg/kgを30～60秒かけて単回静脈内投与する ②全身麻酔の維持における鎮痛 成人・小児（1歳以上）：0.25μg/kg/minで持続静注．最大でも2.0μg/kg/min（小児は1.3μg/kg/min）を超えないこと（小児：浅麻酔時には，1.0μg/kgを追加単回静注する） 生後2ヵ月までの幼児[3]：0.4μg/kg/minで持続静注．最大でも1.0μg/kg/minを超えないこと（浅麻酔時には，1.0μg/kgを追加単回静注する）
透析性	透析では除去されない[4]	透析では除去されない[4]	透析では除去されない[4]	透析では除去されない[4]	透析では除去されない[4]
妊婦への投与	有益性投与 ※投与中の授乳は避ける（母乳への移行あり）	有益性投与	有益性投与 ※投与中の授乳は避ける（母乳への移行あり）	有益性投与 ※投与中の授乳は避ける（母乳への移行あり）	有益性投与 ※投与中の授乳は避けるのが望ましい（動物実験では乳汁への移行が認められている）

3 麻薬比較表

項目	薬剤1	薬剤2	薬剤3	薬剤4	薬剤5
調製法	希釈時：生理食塩液，5％ブドウ糖液を使用	希釈時：生理食塩液，5％ブドウ糖液を使用	硬膜外投与時および脊髄くも膜下投与時：必ず生理食塩液等で希釈する	希釈時：生理食塩液，5％ブドウ糖液等を使用	溶解時：注射用水，生理食塩液，5％ブドウ糖液で1mg/mLに溶解 希釈時：生理食塩液又は5％ブドウ糖注射液で100μg/mL（20～250μg/mL）に希釈（注射用水は用いないこと）
効果発現時間[1),2)]	筋注・皮下注：10分以内 静注：5分以内 脊髄くも膜下投与：5～15分 硬膜外投与：15～20分	静注：1分以内 筋注：3～5分以内	静注：5～10分[3)]	静注：投与後すぐ 硬膜外・脊髄くも膜下投与：5分	約1分
作用持続時間[1),2)]	2～3時間	静注：6～10分（睡眠持続時間） 筋注：90～100分（睡眠持続時間）	静注：3～5時間[3)] 硬膜外・脊髄くも膜下投与：最長24時間（単回投与）[6)]	静注：30～45分 硬膜外投与：2～4時間 脊髄くも膜下投与：3～6時間	5～10分
消失経路[1)]	主に肝代謝 尿中排泄：約70％（未変化体は約10％）	主に肝代謝 尿中排泄：約91％（静注時）	主に肝代謝（代謝物のM6Gにも薬理作用あり） 尿中排泄：約90％（未変化体と代謝物）	主に肝代謝 尿中排泄：約76％（未変化体は約6％）	血液・組織に存在する非特異的エステラーゼにより加水分解 尿中排泄：約81％（未変化体は約1％）
併用禁忌	MAO阻害剤	なし	なし	なし	なし
主な副作用	薬物依存，呼吸抑制，気管支痙攣，起立性低血圧，頻脈，徐脈，錯乱，せん妄，痙攣，嘔気，嘔吐	急性心不全，呼吸抑制，無呼吸，舌根沈下，痙攣，覚醒時反応（悪夢，幻覚など）	呼吸抑制，血圧低下，筋硬直，便秘，嘔気，発赤，蕁麻疹	薬物依存，呼吸抑制，筋硬直，徐脈，血圧低下，嘔気・嘔吐，便秘，尿閉，瘙痒	筋硬直，換気困難，呼吸抑制，血圧低下，徐脈，嘔気・嘔吐，シバリング
過量投与時の対応	①投与を中止し，適切な呼吸管理を行う ②退薬症候に注意しながら麻薬拮抗薬を投与する ③補液，昇圧剤等の投与又は他の補助療法を行う	設定なし	①投与を中止し，適切な呼吸管理を行う ②退薬症候に注意しながら麻薬拮抗薬を投与 ③補液，昇圧剤等の投与又は他の補助療法を行う	①換気低下又は無呼吸の場合には酸素吸入を行う ②麻薬拮抗薬の投与を考慮 ③筋強直による呼吸抑制には筋弛緩薬を投与 ④保温及び適切な水分摂取を維持する ⑤循環血液量減少がある場合は，適切な輸液療法を行う	①本剤の投与速度の減速又は中止を検討 ②筋硬直に対しては，筋弛緩薬を投与 ③呼吸抑制に対しては，麻薬拮抗薬の投与を考慮 ③血圧低下に対しては，輸液，昇圧剤の投与等を行う ④徐脈に対しては，輸液，昇圧剤，副交感神経遮断薬の投与等を行う
拮抗薬	ナロキソン，レバロルファン	なし	ナロキソン，レバロルファン	ナロキソン，レバロルファン	ナロキソン，レバロルファン
備考	①モルヒネ様の中枢性鎮痛作用を示し，その鎮痛効果はモルヒネの1/10～1/5である．モルヒネと比較し，尿閉や便秘などの副作用は弱く，呼吸抑制なども軽度である ②アトロピン様の向神経性鎮痙作用及びパパベリン様の向筋肉性鎮痙作用を示す ③ペチジンの呼吸抑制作用を防止するレバロルファンを配合させたペチロルファン製剤がある	①急速または高用量を静脈内投与すると呼吸抑制が生じることがあるため静注時は必ず1分以上かける ②覚醒時反応の予防に，ジアゼパム，ドロペリドールなどを前投薬する．興奮，錯乱状態等の激しい覚醒時反応の出現時には，短時間作用型又は超短時間作用型バルビツール酸系薬剤の少量投与，あるいはジアゼパムを投与する ③静注用と筋注用の製剤で濃度などが異なるため誤投与に注意する	①モルヒネ静注時の呼吸抑制のピークは5～10分であり，鎮痛使用量での換気量の減少は4～5時間持続する ②モルヒネは水溶性のため硬膜外投与時ではμ受容体によく結合するそのため少量で鎮痛効果が長く続く ③1％製品と4％製品がある	①呼吸抑制が生じる血中濃度は，0.7ng/mL以上であるが，血中濃度が0.6～2.0ng/mLでは臨床的に問題となるような呼吸抑制は生じない ②低出生体重児，新生児及び乳児に自発呼吸下で投与する場合は，呼吸抑制を起こしやすいため低用量から開始する	①本剤は添加物としてグリシンを含むため，硬膜外及びくも膜下への投与は行わない ②肥満患者（BMI≧25）の用量設定は実体重ではなく標準体重に基づいて決定する ③本剤の投与終了後，投与ルートを洗浄する際には本剤の残液が急速静注されるおそれがあるため注意する

MAO：モノアミンオキシダーゼ　M6G：モルヒネ-6-グルクロニド

参考資料：
1）医薬品インタビューフォーム
2）日本麻酔科学会：麻酔薬および麻酔関連薬使用ガイドライン第3版4訂，2019.
3）American Pharmacists Association：Pediatric & Neonatal Dosage Handbook 29th, Wolters Kluwer, 2022
4）日本腎臓病薬物療法学会 腎機能別薬剤投与方法一覧作成委員会 編：腎機能別薬剤投与量 POCKET BOOK 第4版，じほう，2022.
5）Aubrun F：Postoperative intravenous morphine titration. British Journal of Anaesthesia, 108（2）：193-201, 2012.
6）Bujedo B：A Clinical Approach to Neuraxial Morphine for the Treatment of Postoperative Pain. Pain Research and Treatment, 2012.

（奥脇達也）

4 輸液比較表

輸液			電解質 (mEq/L)					
			Na⁺	K⁺	Ca²⁺	Mg²⁺	Cl⁻	$H_2PO_4^-$
細胞外液補充液	重炭酸リンゲル	ビカネイト®	130	4	3	2	109	—
	酢酸リンゲル	フィジオ®140	140	4	3	2	115	—
		ソルアセトF	131	4	3	—	109	—
		ヴィーン®D	130	4	3	—	109	—
	乳酸リンゲル	ハルトマンD液「フソー」	131	4	3	—	110	—
		ラクテック®	130	4	3	—	109	—
		ハルトマンpH8	131	4	3	—	110	—
		ソルラクトS	131	4	3	—	110	—
		ニソリ®M注	130	4	3	—	109	—
	生理食塩液	テルモ生食	154	—	—	—	154	—
血漿増量液	ヘスパンダー®		105.6	4	2.7	—	92.3	—
	ボルベン®		154	—	—	—	154	—
	サヴィオゾール®		130	4	3	—	109	—
開始液	ソルデム®1		90	—	—	—	70	—
	KN1号		77	—	—	—	77	—
脱水補給液	ソルデム®2		77.5	30	—	—	59	—
	ソリタ®-T2号		84	20	—	—	66	P 10 (mmol/L)
維持液	ソルデム®3A		35	20	—	—	35	—
	ヴィーン®3G		45	17	—	5	37	10
	ソルデム®3AG		35	20	—	—	35	—
	フィジオ®35		35	20	5	3	28	P 10 (mmol/L)
術後回復液	ソルデム®6		30	—	—	—	20	

Glu：グルコース，Sor：ソルビトール，Mal：マルトース，HES：ヒドロキシエチルデンプン，Dxt：デキストラン，Lac⁻：L-Lactate⁻ または Lactate⁻，Ace⁻：Acetate⁻，Gluco⁻：Gluconate⁻，Cit^{3-}：$Citrate^{3-}$

輸液比較表(つづき)

輸液			電解質 (mEq/L)		HES (%)	Glu (g/L)	熱量 (kcal/L)	pH
			Lac$^-$	その他				
細胞外液補充液	重炭酸リンゲル	ビカネイト®	HCO$_3^-$ 28	Cit^{3-} 4	—	—	—	6.8〜7.8
	酢酸リンゲル	フィジオ®140	Ace$^-$ 25	Gluco$^-$ 3 Cit^{3-} 6	—	10	40	5.9〜6.2
		ソルアセトF	Ace$^-$ 28	—	—	—	—	6.5〜7.5
		ヴィーン®D	Ace$^-$ 28	—	—	50	200	4.0〜6.5
	乳酸リンゲル	ハルトマンD液「フソー」	28	—	—	50	200	4.1〜4.9
		ラクテック®	28	—	—	—	—	6.0〜8.5
		ハルトマンpH8	28	—	—	—	—	7.8〜8.2
		ソルラクトS	28	—	—	Sor 50	200	6.0〜7.5
		ニソリ®M注	28	—	—	Mal 50	200	3.5〜6.5
	生理食塩液	テルモ生食	—	—	—	—	—	4.5〜8.0
血漿増量液		ヘスパンダー®	20	—	6	10	40	5.0〜7.0
		ボルベン®	—	—	6	—	—	4.0〜5.5
		サヴィオゾール®	28	—	Dxt 3	—	—	8.0〜8.4
開始液		ソルデム®1	20	—	—	26	104	4.5〜7.0
		KN1号	—	—	—	25	100	4.0〜7.5
脱水補給液		ソルデム®2	48.5	—	—	14.5	58	4.5〜7.0
		ソリタ®-T2号	28	—	—	32	128	3.5〜6.5
維持液		ソルデム®3A	20	—	—	43	172	5.0〜6.5
		ヴィーン®3G	Ace$^-$ 20	—	—	50	200	4.3〜6.3
		ソルデム®3AG	20	—	—	75	300	5.0〜6.5
		フィジオ®35	Ace$^-$ 20	Gluco$^-$ 5	—	100	400	4.7〜5.3
術後回復液		ソルデム®6	10		—	40	160	4.5〜7.0

(奥脇達也)

5 手術室汎用薬の配合変化表

薬剤名	溶解液と溶解方法	配合変化の有無（24時間まで）
アルプロスタジル アルファデクス	※ブドウ糖，生理食塩液いずれも可．	輸液以外の薬剤と別経路で投与（患者の血圧変化に応じて本剤の投与速度を適宜調節する必要があるため）．
ガベキサート	※注射用水，ブドウ糖，生理食塩液いずれも可．抗菌薬，血液製剤との配合は混濁．アミノ酸輸液，アルカリ性薬剤，亜硫酸塩添加薬剤との配合は分解に注意． 高濃度で血管内壁を障害し，注射部位および刺入した血管に沿って静脈炎や潰瘍・壊死を起こすことがあるので，100mg当たり50mL以上の輸液（0.2％以下）で点滴静注．	×配合不可：シベレスタット，ヘパリン，フロセミド，抗菌薬，メチルプレドニゾロン，ビカネイト，ビーフリード，ヒドロコルチゾン．
カルペリチド（遺伝子組換え）	注射用水5mLに溶解し，必要に応じ生理食塩液または5％糖液で希釈．生理食塩液での溶解は不可．	×配合不可：カテコラミン，ヘパリンなど亜硫酸塩含有製剤は，ジスルフィド結合を開裂させカルペリチド含量低下．フロセミド，ランジオロール，ヒドロコルチゾン，ヒューマリン，ヘパリン，シベレスタット，フルカリック，ビーフリード．
シベレスタット	生理食塩液に溶解した後，1日量を250～500mLの輸液で希釈． ①カルシウム含有輸液による希釈は，カルシウムイオンにより沈殿析出． ②pH 6以下は溶解性不安定のため，結晶析出． ③アミノ酸輸液による希釈，pH 8以上，$NaHSO_3$含有輸液などでは分解促進．	○配合可：生理食塩液，5％糖液，グリセオール，KN1，KN3，KNMG3，ソリタT，ソリタT2，ソリタT3，ソルデム1，ソルデム3A，低分子デキストラン糖，10％糖，20％糖，50％糖，70％糖，マルトス10％． ×配合不可：アクチット，ヴィーン3G，フィジオゾール3，20％マンニトール，ドパミン，ドブタミン，ニカルジピン，ナファモスタット，ガベキサート，カルペリチド．
シベンゾリン	※ブドウ糖，生理食塩液いずれも可．	×配合不可：ヘパリン．
ジルチアゼム	他剤と配合後pH 8を超えると本剤析出． ※ブドウ糖，生理食塩液いずれも可．	○配合可：ナファモスタット，ガベキサート，カルペリチド． ×配合不可：シベレスタット．
ナファモスタット	本剤10mgに対し1mL以上の5％糖液または注射用水で溶解後，5％糖液に混和．生理食塩液・無機塩類含有溶液による直接溶解は不可（白濁・結晶析出するため）．	×配合不可：フィジオ140，シベレスタット，ヘパリン，フロセミド，ヒドロコルチゾン，ビカネイト，ビーフリード．
ニカルジピン	他剤と配合後，pHが高いと本剤析出． ※ブドウ糖，生理食塩液，マンニトールいずれも可．	×配合不可：フロセミド，カンレノ酸カリウム，アミノフィリン，リドカイン，トラネキサム酸，カルバゾクロムスルホン酸，ヘパリン，ホスホマイシン，イミペネム・シラスタチン，フロモキセフナトリウム，炭酸水素ナトリウム．
ニコランジル	※ブドウ糖，生理食塩液いずれも可．	×配合不可：ニカルジピン，マンニトール．

手術室汎用薬の配合変化表（つづき）

薬剤名	溶解液と溶解方法	配合変化の有無（24時間まで）
ニトログリセリン	本剤をpH 10以上のアルカリ性溶液・還元物質（アスコルビン酸）を含む溶液で希釈すると速やかにニトログリセリン含量が低下. ※ブドウ糖，生理食塩液いずれも可.	塩化ビニル製の輸液セットには，本剤が吸着するため使用不可.
プロポフォール	他の薬剤（5％糖液除く）と混合しないこと．5％糖液での希釈率は5倍を超えないこと．	○配合可：ミダゾラム，シベレスタット，フロセミド． ×配合不可：ドパミン，ドブタミン，フルカリック．
ミダゾラム	他剤と配合後pHが高いと本剤は沈殿，白濁．アルカリ性溶液，リドカイン注射液と配合不可．本剤を乳酸リンゲル液で希釈時，塩化ビニル製の輸液セットには本剤が吸着．	×配合不可：チアミラールナトリウム，チオペンタール，スルピリン，ジアゼパム，ダントロレンナトリウム，トラネキサム酸，フロセミド，ヒドロコルチゾン，カルチコール，グルコン酸カルシウム，ビカネイト，フルカリック，シベレスタット，ヘパリン． ○配合可：プロポフォール．

（柴田ゆうか）

局所麻酔時の鎮静薬の選択と投与方法

局所麻酔では,局所麻酔薬を脳以外の神経に作用させ,部分的に神経を遮断するので意識は保たれる.よって,患者は体の異常を伝えることができ,また医師は患者に生じた異常を表情や呼吸状態などから読み取ることができる.一方,意識があるため患者は不安を感じ,時には手術を安全に遂行できない場合もある.

よって,局所麻酔下手術において,患者の快適性および満足度を高めるため鎮静薬がしばしば付加される.薬剤選択に関しては,消失時間,病態禁忌や全身麻酔への移行の可能性も考慮して行われる.

医薬品名称	標準投与量	半減期	病態禁忌	その他
デクスメデトミジン	【初期負荷投与】 6μg/kg/時 10分間静脈内 【維持投与】 0.2〜0.7μg/kg/hr(適宜減速)	$t_{1/2}$:2.1〜2.9 hr	・過敏症	・低血圧,高血圧,徐脈,心室細動等が現れ,心停止にいたるおそれがある ・通常の用法・用量以外の方法で本剤を投与した場合に重篤な徐脈,洞停止等が現れることがある
プロポフォール	【TCI機能使用時の目標血中濃度】 1.0〜2.0μg/mL 【TCI機能未使用時の目標血中濃度】 ①0.5mg/kgを3〜5min ②1.5〜4.5mg/kg/hr持続	$t_{1/2\alpha}$:2.6 min $t_{1/2\beta}$:0.85 hr $t_{1/2\gamma}$:6.1 hr	・過敏症 ・妊産婦 ・小児	・卵,大豆アレルギーに注意 ・血管痛あり ・パルスオキシメータで持続的に呼吸状態をモニターする必要がある ・少なくとも5分に1回は血圧測定を行う
ミダゾラム	0.02〜0.03mg/kg 必要時,初回量の半量〜同量追加	$t_{1/2}$:1.8〜6.4 hr	・過敏症 ・急性狭隅角緑内障 ・重症筋無力症 ・ショック,昏睡,バイタルサインの悪い急性アルコール中毒の患者	・不穏,譫妄が生じることがある
ジアゼパム	【静脈内投与】 0.1〜0.2mg/kg(2〜10mg) 【精神鎮静法】 完全に意識が消失しないように緩徐に投与(2.5mg/30min)	$t_{1/2\alpha}$:0.3〜1 hr $t_{1/2\beta}$:9〜96 hr	・急性狭隅角緑内障 ・重症筋無力症 ・ショック,昏睡,バイタルサインの悪い急性アルコール中毒の患者	・血栓性静脈炎あり

TCI:target-controlled infusion

(石原慎之)

7 生体組織接着剤の種類と使用方法

製 品	タコシール®組織接着用シート	ボルヒール®組織接着用	ベリプラスト®P コンビセット組織接着用
分 類	医療用医薬品	医療用医薬品	医療用医薬品
特定生物由来製品	○	○	○
採血国など	海外非献血（アメリカ・ドイツ・オーストリア）無償供血	国内献血（2003年血液新法「献血による国内自給の原則」に則している）	海外非献血（アメリカ・ドイツ・オーストリア）無償供血
感染の危険性	完全に排除できない（血液を原料としているため）		
感染予防のための製造工程	液状加熱（最も熱伝導効率の高い）による60℃/10hを施している．製造工程中のウイルスクリアランス値のデータを公表している．	ウイルス除去膜（BMM）を導入．耐熱性感染因子（パルボウイルス，プリオン）および未知の感染因子対策．	液状加熱（最も熱伝導効率の高い）による60℃/10hを施している．製造工程中のウイルスクリアランス値のデータを公表している．
効能・効果，保険適用範囲	肝臓外科，肺外科，心臓血管外科および産婦人科領域における手術時の組織の接着・閉鎖（ただし，縫合あるいは接合した組織から血液，体液または体内ガスの漏出を来し，ほかに適切な処置法のない場合に限る）	組織の接着・閉鎖（ただし，縫合あるいは接合した組織から血液，体液または体内ガスの漏出を来し，ほかに適切な処置法のない場合に限る）	
規 格	フラットタイプ：9.5cm×4.8cm（レギュラー），4.8cm×4.8cm（ハーフ），3.0×2.5cm（スモール）ロールタイプ：4.8cm×4.8cm（ハーフ）	0.5mL，1mL，2mL，3mL，5mL	0.5mL，1mL，3mL，5mL
組成・成分	（有効成分）ヒトフィブリノゲン，アプロチニントロンビン画分，（支持体）ウマコラーゲン	ヒトフィブリノゲン，人血液凝固第XIII因子，局外規アプロチニン液，日局トロンビン，日局塩化カルシウム	
	※形成されたフィブリン塊のプラスミンによる溶解を防止するために，アプロチニン添加		
性 状	スポンジ状のシート	乾燥末，液剤	乾燥末，液剤
作 用	フィブリノゲンとトロンビンの反応によりフィブリンが生成される．生成したフィブリンは直ちに重合し安定したフィブリン塊が形成され接着，閉鎖する．	フィブリノゲンがトロンビンの作用を受け，さらに活性化された凝固因子によって安定したフィブリンが形成され接着，閉鎖する．	フィブリノゲンがトロンビンの作用を受け，さらに活性化された凝固因子によって安定したフィブリンが形成され接着，閉鎖する．
用時調製	不要	要	要
調製時間	不要	外回り看護師8工程，器械出し看護師4工程．	外回り看護師3工程，器械出し看護師5工程．コンビセット化されており，調製時間が短縮．
調製器セット	なし	針（メタル）不使用．プラスチック，針刺し事故防止，分別不要．	無菌パック内にキット化されている．

製品	タコシール®組織接着用シート	ボルヒール®組織接着用	ベリプラスト®P コンビセット組織接着用
使用前の保管方法	直前まで冷蔵庫保管可能. 室温保存・遮光.	室温に10分戻してA液を1分間手で温めると薬液20℃以上になり使用可能. 40℃以上で熱変性するため保温庫による温めは禁止.	製剤が冷たいまま使用すると凝固しない. 使用30分以上前に冷蔵庫から出し室温で保存.
安定性試験	40℃で6ヵ月安定.	冷蔵庫から室温への出し入れを5回くり返した場合,安定.	溶解前25℃で24ヵ月. 溶解後は50時間安定.
調整手順	なし	1分間激しく振とう（振とうによるタンパク変性なし）振とうによる泡は製剤内陰圧解除で消失.	A・B液ともに溶液を穏やかに揺らす.
調整器セットに常備アプライノズル	なし	重層法	重層法
調整器セットに常備シングルノズル	なし	混合法（2液混合ヘッド＋アプライノズル）	混合法（2液混合ヘッド＋アプライノズル＋スプレーチップ）
フレキシブルノズル（1液滴下用）	なし	なし	フレキシブルに曲がる. 95mm,300mm
フレキシブルノズル（2液滴下用）	なし	フレキシブルに曲がる. 150mm,300mm	ベリPスネーク100mm, 160mm
調整器セットに常備 スプレーチップ（圧縮空気なしで2液を噴霧）	なし	なし	0.5mL／1mL用, 3mL／5mL用
スプレーセット（レギュレーターで圧縮空気を用いて2液を噴霧）(0.15〜0.2MPa)	なし	1mL／2mL用,3mL／5mL用	0.5mL／1mL用, 3mL／5mL用
低圧（0.075MPa）噴霧タイプup side version 軟らかい組織（脳,肺,心臓）への塗布が可能	なし	なし	0.5mL／1mL用, 3mL／5mL用（up side version）
胸腔鏡用. 先端が長く,胸腔鏡下手術における肺縫合部からの空気もれ閉鎖. 低圧（0.075MPa）	なし	3mL,5mL, ショート150mm ロング320mm	（先端まっすぐタイプ） 3mL,5mL用 200mm／300mm （先端屈曲タイプ） 3mL,5mL用 200mm／300mm
シングルスプレーセット（2液を別々に噴霧. 先端凝固は少ない）	なし	なし	（先端クリップなし） 0.5mL／1mL用 （先端クリップ付） 3mL／5mL用
微量滴下セット（耳鼻科,眼,脳外などで微量滴下可能）	なし	（ポンピングなし） 0.5mL／1mL用	（ポンピング付　脳外用） 0.5mL／1mL用 （ポンピング付　耳鼻科用） 0.5mL／1mL用
カテーテル（胃カメラ・内視鏡用）	なし	なし	全長1.5m　エアー使用可.
レギュレーター（ガス圧力調整器）使用	なし	あり	あり
保管	10℃以下に凍結を避けて保存.		
遮光	要	不要	不要
圧迫の可否	3〜5分間の圧迫必要.	不可	不可
湿潤状態での適応	できるだけ血液・体液を取り除く.	可	可

生体組織接着剤の種類と使用方法（つづき）

製　品	タコシール®組織接着用シート	ボルヒール®組織接着用	ベリプラスト®P コンビセット組織接着用
接着強度	データなし	3分後：92.7±7.65g／cm^2 30分後：126.2±28.09g／cm^2 （新薬と臨床，48 (1)：20, 1999）	強い 3分後：129.4±18.88g／cm^2 30分後：211.4±51.25g／cm^2 （新薬と臨床，48：(1) 20, 1999）
備　考	鉗子操作が比較的困難な凸凹不整の多い面に貼付時は適宜小さくカットして使用される．	2液混合法，スプレー法，重層法（A液を擦り込んだ後，支持体としてネオベールを貼付，上からA・B液を噴霧）などの使用法が行われている．	2液混合法，スプレー法，重層法（A液を擦り込んだ後，支持体としてネオベールを貼付，上からA・B液を噴霧）なその使用法が行われている．

（寺口　徹／舟越亮寛）

8 手術室消毒薬一覧

水準	一般名	使用濃度	手術部位の皮膚	手術部位の粘膜	手指	皮膚創傷	粘膜創傷	熱傷皮膚	化膿局所	腟	結膜嚢	口腔	医療器具	手術室内	抗菌スペクトル[1,2] ブドウ球菌	結核菌	HBV	HIV	芽胞産生菌
高	過酢酸	0.3%											●		●	●	●	●	●
	グルタラール	2〜3.5%											●		●	●	●	●	●
	フタラール	0.55%											●		●	●	●	●	▲*4
中	次亜塩素酸ナトリウム	0.005〜0.05%	●0.005〜0.01%	●0.005〜0.01%	●0.01〜0.05%								●0.02〜0.05%	●0.02〜0.05%	●	▲*3	●	●	▲*5
	消毒用エタノール	原液(76.9〜81.4%)	●		●								●		●	●	●	●	×
	イソプロパノール	原液(50%, 70%)			●								●		●	●	●	●	×
	イソプロパノール添加エタノール液	原液	▲配合比で異なる		●								●		●	●	●	—	×
	ポビドンヨード	原液(7.5%, 10%)	●7.5%, 10%	●10%	●7.5%	●10%	●10%	●10%							●	●	●	●	▲*4
	フェノール	1.5〜5%			●1.5〜2%								●2〜5%	●2〜5%	●	●	—	—	×
	クレゾール	0.1〜1%	●0.5〜1%		●0.5〜1%				●0.1%				●0.5〜1%	●0.5〜1%	●	●	—	—	×
低	ベンザルコニウム塩化物	0.01〜0.2%	●0.1〜0.2%	●0.01〜0.025%	●0.05〜0.1%	●0.01〜0.025%	●0.01〜0.025%			●0.02〜0.05%	●0.01〜0.05%		●0.1%	●0.05〜0.2%	●	×	—	—	×
	クロルヘキシジングルコン酸塩	0.02〜0.5%, 4%	●0.1〜0.5%		●0.1 0.5, 4%(4%は医療者用)	●0.05%					▲0.02%		●0.1〜0.5%	●0.05%	▲*2	×	—	—	×
	ベンゼトニウム塩化物	0.01〜0.2%	●0.1〜0.2%	●0.01〜0.025%	●0.05〜0.1%	●0.01〜0.025%				●0.025%	●0.02%		●0.1%	●0.05〜0.2%	●	×	—	—	×
	アルキルジアミノエチルグリシン塩酸塩	0.01〜0.5%	●0.1%	●0.01%	●0.05〜0.2%	●0.01〜0.05%	●0.01%						●*1 0.05〜0.2%	●*1 0.05〜0.2%	●	●*1	—	—	×
その他	オキシドール	原液(3%) or 2〜3倍希釈				●原液 or 2〜3倍希釈							●2倍希釈		●	×	—	●	▲*2
	アクリノール水和物	0.05〜0.2%							●0.05〜0.2%				●0.05〜0.1%		▲*2	—	—	—	×

●：使用可，●：希釈すれば使用可，▲：界面活性剤を含有しない製剤のみ使用可，▲：条件付きで使用可，—：データなし，×：使用不可

＊1 結核患者手術時の手術室の清掃に使用する場合は 0.2〜0.5%溶液を使用する
＊2 長時間の接触が必要な場合あり．即効性も期待できない
＊3 0.1%以上の濃度で有効
＊4 *Bacillus*属の芽胞には無効，*Clostridioides*属の芽胞には有効
＊5 0.1%で1時間以上の接触が維持する必要あり

参考文献
1) 吉田製薬文献調査チーム：Y'sText 消毒薬テキスト第5版．協和企画，2016．
2) 大久保憲ほか：2020年版 消毒と滅菌のガイドライン改訂第4版．へるす出版，2020．

(奥脇達也)

9 色素製剤の種類と使い分け

色素製剤の種類	使用例	特徴	代表的な処方例と用法・用量
カーボンブラック（微粒子活性炭）	・胃がん切除時，リンパ流検索用，リンパ節郭清の指標	・カーボンブラックのサイズは約20nmと小さく，胃に注入すると大動脈周囲リンパ節まで染まることが知られている ・高次リンパ節まで流れてしまうので現在は汎用されない	【処方例】 ・カーボンブラック　　　5g ・15%PVP (K-30) Soln　13mL ・注射用水　　　　　全量100mL 【用法・用量】 ・1回0.3〜0.5mLを漿膜下，あるいはリンパ節内に注入する（動物実験用墨汁代用可）
インジゴカルミン	・ESDなど色素散布法による胃内視鏡検査 ・腎機能検査 ・乳がん，悪性黒色腫におけるセンチネルリンパ節の同定	・青色色素は黄色の補色になるため，黄色い脂肪組織に埋もれた組織内で青く染め出されるリンパ節やリンパ管は非常に識別しやすい（なぜSNに溜まりやすいかははっきりと解明されていないが，色素が血清タンパク質と結合してサイズが大きくなるためと考えられている） ・パテントブルーのisomerであるリンファズリンは欧米では認可されており使用経験多数報告あり	【処方例】 ・インジゴカルミン末　0.1〜1g ・注射用水　　　　　全量100mL 【用法・用量】 ・1回20mLを内視鏡下へ散布する（1%は経口投与）
トリパンブルー	・白内障手術時前嚢染色		【処方例】 ・0.4%トリパンブルー液　3mL ・BSS希釈液　　　　　9mL 【用法・用量】 ・0.1mLを前嚢下に滴下する
トルイジンブルー	・食道がん深達度診断 ・上皮小体		【処方例】 1) トルイジンブルー　　2g 　蒸留水　　　　　全量100mL 2) トルイジンブルー　　0.1g 　注射用水　　　　全量100mL 【用法・用量】 1) 1回10mLを直視下散布する 2) 1回8mLを甲状腺動脈内に注入する
パテントブルー	・各種がんリンパ管造影		【処方例】 ・パテントブルー・バイオレット　2g ・蒸留水　　　　　　　全量50mL 【用法・用量】 ・0.5%プロカイン注で2倍希釈し，左右の後肢に皮下注射する
ピオクタニンブルー ・ゲンチアナバイオレット ・クリスタルバイオレット ・メチルロザリニン	・術野マーカー	・グラム陽性菌，真菌に効力があり低刺激性消炎剤であるが，動物実験で発がん性の報告あり	【処方例】 ・1%ピオクタニンブルー溶液　5mL 【用法・用量】 ・適宜

色素製剤の種類	使用例	特徴	代表的な処方例と用法・用量
レゾルシン/フクシン	・放射線治療時照射野マーカー	・皮膚インクという名称にしている施設もある ・コラーゲン，平滑筋，ミトコンドリアなどの染色へ使うことができる	【処方例】 ・レゾルシン　9g ・フクシン（塩基性）　5.1g ・液状フェノール　4.8mL ・アセトン　6.8mL ・エタノール　13mL ・精製水　全量120mL 【用法・用量】 ・適量
ブリリアントブルー	・ESDなど色素法による消化管微小がんの診断	・インドシアニングリーンよりも網膜などに対する細胞毒性が低いといわれている．着色料，青色1号としても汎用	【処方例】 ・ブリリアントブルー液　5g ・精製水　全量500mL 【用法・用量】 ・1回10mLにガスコンドロップ10mL，蒸留水100mL，重層・1.2g，プロナーゼM0.5gを加え，検査前に内服する
フルオレセインナトリウム	・角膜上皮欠損診断	・溶液を眼に滴下したり，静脈に注射することによって血管造影を行う．フルオレセイン点眼は角膜の擦過傷，潰瘍，角膜ヘルペス，ドライアイなどの診断に効果的である．一方造影は加齢黄斑変性，糖尿病網膜症，眼内の炎症，腫瘍などの識別に利用される	【処方例】 ・フルオレサイト　0.25mL ・ベノキシール0.4%液　100mL 【用法・用量】 ・1回1滴点眼
メチレンブルー	・膀胱がん組織診断 ・病的副甲状腺切除	・メトヘモグロビン血症の治療薬としても用いられる	【処方例】 ・メチレンブルー3水和物　0.177g ・生理食塩液　全量100mL 【用法・用量】 ・メチレンブルー50mLを膀胱内に注入し，5分後に生理食塩液で洗浄する
ヨウ素/ヨウ化カリウム	・色素法による食道がんの診断	・ヨウ化カリウムはヨウ素を溶解させやすくする ・上部消化管内視鏡では食道がんの検索のため，色素として散布される ・食道がん浸潤部はグリコーゲンが欠如しているため，染色されず白くみえる	【処方例】 ・ヨウ素　3g ・ヨウ化カリウム　6g ・滅菌精製水　全量100mL 【用法・用量】 ・1回5mL程度を直視下で散布する
ローズベンガル	・角膜上皮欠損診断	・眼球前面の傷や凹凸状態など表面の変化を検査する場合にフルオレセインナトリウム同様に用いる ・ムチン層のない乾いた部分が赤く染色され，その部分の角結膜では涙の膜が途切れやすくなっていることを診断する	【処方例】 ・ローズベンガル　1g ・生理食塩液　全量100mL 【用法・用量】 ・1回1滴点眼

センチネルリンパ節生検（sentinel lymph node biopsy：SLNB）では，微粒子活性炭，インジゴカルミンのほか，1％イソスルファンブルー，1％サルファンブルー，0.5％インドシアニングリーン，0.08％メチレンブルーが汎用されている．

参考資料
1）日本病院薬剤師会 監修：病院薬局製剤事例集，薬事日報社，2013．

（阿部誠治）

10 止血剤，凝固剤などの種類と使い分け

■ 区分：医療用医薬品

商品名	スポンゼル®	ゼルフォーム®	ゼルフィルム®，眼科用ゼルフィルム®	アルト原末
分類	止血用ゼラチンスポンジ	滅菌吸収性ゼラチンスポンジ	滅菌吸収性ゼラチンフィルム	アルギン酸ナトリウム
組成・成分	1g中に日局ゼラチン1g 動物の骨，皮膚，じん帯またはけんを酸またはアルカリで処理して得た粗コラーゲンを水で過熱抽出して凍結乾燥し無菌に製した多孔性のゼラチンスポンジ．重量の30倍以上の水を吸収．フィブリンとほぼ同等の止血効果．	1,000cm³中に日局ゼラチン10g.	1,000cm³中に日局ゼラチンを硬化した吸収性フィルム14g.	アルギン酸ナトリウム500mgおよび1g.
使用目的 効能・効果	外科領域における止血．褥瘡潰瘍．	外科領域における止血．褥瘡潰瘍．	脳神経外科，胸部外科および眼科手術後の癒着防止．	出血部位が表面に限局され局所の処置で止血する場合，特に結紮困難な微小血管の出血，実質臓器の出血など．
使用方法 用法・用量	適当量を乾燥状態のまま，または生理食塩液かトロンビン溶液に浸し，皮膚あるいは臓器の傷創面に貼付し滲出する血液を吸収させて固着する．	乾燥状態で使用する場合，圧縮して出血面にあて10～15秒間適当な強さで圧迫する．または生理食塩液かトロンビン溶液に浸し，皮膚あるいは臓器の傷創面に貼付し滲出する血液を吸収させて固着する．	所要の大きさに切った後生理食塩液に浸して柔軟化させ，適所に被覆するかまたは挿入する．生理食塩液を30～40℃に温めると早く軟化するが，冷溶液でも1～2分で軟化する．	所要量を創面に撒布し，乾いたガーゼまたは生理食塩水をガーゼまたは脱脂綿で短時間おさえる．
備考	組織に容易に吸収される．殺菌作用をもたない．塞栓術に使用した結果，組織壊死の報告あり．組織内や体腔内に包埋したとき1ヵ月以内に液化吸収される．	組織に容易に吸収される．殺菌作用をもたない．塞栓術に使用した結果，組織壊死の報告あり．鼻腔への使用によりショック様症候群（ブドウ球菌繁殖によるトキシックショック症候群）を起こしたとの報告あり．	組織に吸収される．殺菌作用をもたない．	殺菌作用をもたない．
規格	2.5cm×5cm×3枚 7cm×10cm×5枚	No.12 20mm×60mm×7mm　1枚入り×4袋 No.100 80mm×125mm×10mm　1枚入り×1袋 アルミ袋，紙袋，中袋の三重包装であり，アルミ袋の内側，紙袋の外側は滅菌されていない．	ゼルフィルム 100×125mm×1枚 眼科用ゼルフィルム 25×50mm×6枚	500mg 1g

■区分：高度管理医療機器

商品名	アビテン®	インテグラン®	サージセル・アブソーバブル・ヘモスタット
分類	コラーゲン使用吸収性局所止血材	コラーゲン使用吸収性局所止血材	可吸収性止血剤
組成・成分	牛真皮より得られた微繊維性コラーゲン． ・牛の原産国：オーストラリア ・飼料：原産国の牧草や穀物	仔牛真皮由来のアテロコラーゲン（タンパク質分解酵素により可溶化し，主要な抗原性発現部位を除去したコラーゲン）を紡糸加工し，ポリエポキシ化合物で化学架橋処理後，綿状およびシート状に成形したもの．	木材パルプから得られたセルロース繊維を酸化して得られた酸性多糖類繊維植物由来．
使用目的 効能・効果	結紮または通常の処置による止血が無効，または実施できない場合の各種手術時の止血．	結紮または通常の処置による止血が無効，または実施できない場合の各種手術時の止血．	各種手術時の補助的な止血．
使用方法 用法・用量	出血創面の血液を取り除いた後，適当量を乾燥状態のまま出血面に適用し，上からガーゼなどで圧迫する．止血後，余剰分は可能な限り，生理食塩液を用いて洗浄除去する．	出血創面の血液を取り除いた後，適当量を乾燥状態のまま出血面に適用し，上から圧迫する．止血後，余剰分は可能な限り除去する．本品は濡れた状態では止血効果が低下するため，乾燥した状態で使用すること．	出血部位に適当量をあてるか充填する．止血の達成後，余剰分は可能な限り取り除く．
備考	製剤の断片が自家血返血装置のフィルターを通過するとの報告があるため，自家血返血装置使用患者に使用しない．骨の海面構造を塞ぎ，メタクリル系接着剤（例：骨セメント）の作用を減弱させるおそれがあるため，メタクリル系接着剤によって補綴剤の接着する骨表面に使用しない． ・牛皮は厚生労働省のBSEリスク分類においてクラスⅣのリスクなしに分類されている．	製剤の断片が自家血返血装置のフィルターを通過するとの報告があるため，自家血返血装置使用患者に使用しない．コラーゲン以外のタンパク質を含まない（ウシ血清アルブミンなど）．骨の海面構造を塞ぎ，メタクリル系接着剤（例：骨セメント）の作用を減弱させるおそれがあるため，メタクリル系接着剤によって補綴剤を接着する骨表面に使用しない．	吸湿性：4〜5倍の重さの水を吸収する．
規格	フラワータイプ 1g シートタイプ 70mm×35mm×1mm (0.8g) 70mm×70mm×1mm (1.6g) シリンジタイプ 1g	シートタイプ0.5g，0.2g 綿状 1g	・綿型（綿を層状に重ねたタイプ，層を裂くことで厚みの調整可能．綿球，ロール，小繊維片等自由に形状変化可能）2.5cm×5.1cm ・ガーゼ型（繊維を粗く編み柔軟かつ薄手で微細部に細かく切って使用可能．スタンダードタイプ）5.1cm×35.6cm，5.1cm×7.6cm，10.2cm×20.3cm，1.3cm×5.1cm ・ニューニット型（繊維を高密度，厚手に織り上げ，よれにくい）2.5cm×2.5cm，2.5cm×8.9cm，7.6cm×10.2cm，15.2cm×22.9cm

（寺口　徹／舟越亮寛）

11 出血量と出血性ショック時の使用製剤

■ 出血量と使用製剤の目安

出血量(循環血液量に対する割合)	輸液など
20％未満	細胞外液補充液：乳酸リンゲル液，酢酸リンゲル液など
20〜50％未満	人工膠質液：ボルベンヒドロキシエチルデンプン1,000mLまで
	赤血球濃厚液
50〜100％未満	等張アルブミン製剤
100％以上 (24時間以内に循環血液量100％以上の輸血，100mL/min以上の急速輸液時)	新鮮凍結血漿，血小板濃厚液

参考資料
1) 厚生労働省医薬・生活衛生局：「血液製剤の使用指針」，平成30年3月改訂．

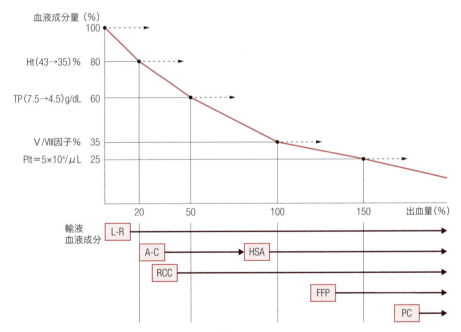

■ 出血患者における輸液・成分輸血療法の適応

L-R：細胞外液系輸液薬(乳酸リンゲル液・酢酸リンゲル液など)，RCC：赤血球濃厚液またはMAP加赤血球濃厚液
A-C：人工膠質液，HSA：等張アルブミン(5％人血清アルブミン，加熱人血漿たん白)，FFP：新鮮凍結血漿，
PC：血小板濃厚液

参考資料
1) Lundsgaard-Hansen P, et al：Component therapy of surgical hemorrhage：red cell concentrates, colloids and crystalloids, Bibl Haematol, 46：147-169, 1980.

■ 出血性ショック時に対する使用製剤の目安

急性出血量 mL（％）	輸液など
＜750（15）	細胞外液から維持輸液へ変更
750～2,000（15～40）	細胞外液継続（さらに1L） 人工膠質液（1Lまで） 赤血球濃厚液考慮（4～6単位）
＞2,000（＞40）	細胞外液継続（さらに1～2L以上） 人工膠質液（1Lまで） 等張アルブミン液（1～1.5L） 赤血球濃厚液考慮（6～8単位）

参考資料
1）高田真二ほか 編：スーパーローデータの周術期循環管理，p121，真興交易出版部，2006.

（佐藤裕紀）

12 麻酔導入の種類

麻酔導入に用いられるのは主に以下の3種類の方法である．

	特徴・方法
急速導入 rapid induction	・通常の麻酔導入方法である． ・静脈路の確保後，プロポフォールなどの静脈麻酔薬を用いて急速に入眠させ，筋弛緩薬を用いて気管挿管する．
緩徐導入 slow induction	・おもに静脈確保が困難な小児や，自発呼吸を残したいときの麻酔導入方法． ・吸入麻酔薬単独の導入となる． ・自発呼吸で揮発性吸入麻酔薬を吸わせて，麻酔を徐々に深くし，入眠（体動が消失し心拍数が低下してくるのが目安）後に静脈路確保をした後，気管挿管を行う． ・セボフルランは特有のにおいがあるため，低濃度から吸入を始め，においに慣れさせながら徐々に高濃度へ上げる．マスクにバニラやいちごなどのエッセンスで香りをつけておくと，セボフルラン濃度を上げても香りの効果によって拒否されることはない． ・成人に高濃度吸入麻酔薬を用いて麻酔導入し，引き続き維持も吸入麻酔薬を使用するケースでは睫毛反射消失までの時間はプロポフォール2mg/kg静注での導入と同程度であり，緩徐導入に該当しない場合もある．
迅速導入 rapid sequence induction (crash induction)	・緊急手術やイレウス，妊娠末期などで胃内容物があり（フルストマック）誤嚥性肺炎のリスクが高い場合の導入方法である． ・麻酔導入後，気管挿管までの時間をできる限り短縮する方法である． ①マスクで十分に酸素化（挿管困難時の低酸素血症のリスクを減らすため．100%酸素を数分吸っておくと，無呼吸でも5〜7分間低酸素血症にならない）． ②静脈麻酔薬（プロポフォール）を投与する． ③ただちに，筋弛緩薬（作用時間が1分と短く挿管困難時の自発呼吸の早期回復が期待できるスキサメトニウムか，スガマデクスで作用を拮抗できるロクロニウム）を投与する． ④意識が消失したらただちに，食道を押しつぶすように輪状軟骨圧迫（母指と示指で3kgの圧を加える）を行い胃内容物の逆流を防止する． ⑤筋弛緩が得られた時点（筋弛緩薬投与1分後）で気管挿管する．

（柴田ゆうか）

13 手術室で使用する院内製剤

■内用

製剤名	処方/調製方法	適応	使用期限	クラス分類※
		用法(用量)	保管方法	文献
ミダゾラム シロップ (1mg/mL)	ミダゾラム注(10mg/10mL) 20mL 単シロップ ad.100mL ①クリーンベンチ内で，ミダゾラム注20mLを注射筒でとり，0.2μmフィルターで濾過し，滅菌メートルグラスを用いて全量が100mLになるように単シロップでメスアップし，滅菌内服ボトルに移し変える． ②処方量に合わせ，滅菌内服ボトルに小分けする．	小児の麻酔前投薬	1ヵ月	クラスⅡ
		前投薬(0.5〜0.75mg/kg)	冷所保存	1), p.8.
施設名	東邦大学医療センター大森病院			

■外用

製剤名	処方/調製方法	適応	使用期限	クラス分類※
		用法(用量)	保管方法	文献
アドレナリン液 0.02% 100mL (ボスミン液 5,000倍)	ボスミン®外用液 0.1% 10mL 生理食塩液 細口開栓 40mL 【無菌的に調製】 ①ボスミン®外用液を生理食塩液で希釈する． ②0.22μmメンブランフィルターで濾過する．	血管収縮 止血	6ヵ月	クラスⅢ
		直接塗布，点鼻，噴霧	冷所保存 遮光	1), p.121-122. 岸本清子ほか：院内製剤の品質確保-安定性試験-.東京都健康安全研究センター年報, 57：93-99, 2006.
施設名	千葉大学医学部附属病院，類似処方：聖路加国際病院			
滅菌ピオクタニン液 1% 5mL	1%ピオクタニンブルー 25mL 【無菌的に調製】 ①容器に分注後，高圧蒸気滅菌(115℃, 30分)する． ②0.22μmメンブランフィルターで濾過する．	術野マーキング (皮膚・骨)	3ヵ月	クラスⅡ
		マーキング	室温保存 遮光	
施設名	千葉大学医学部附属病院，類似処方：聖路加国際病院，東邦大学医療センター大森病院			
眼科用ブリリアントブルーG 5mL	ブリリアントブルー 0.5g 注射用水 80mL ビーエスエスプラス®眼灌流液0.0184%希釈液 480mL 【無菌的に調製】 ①ブリリアントブルー0.5gを精密天秤で量り，滅菌済ネジ口瓶に入れる． ②①に注射用水80mLを加え，滅菌済スターラーを用いて1時間混和溶解する． ③②の液の20mLを0.2μmメンブランフィルターを使用し，ビーエスエスプラス®希釈液瓶に注入する(残60mLは破棄)． ④希釈液瓶に通気針を刺す． ⑤④の液を，0.2μmメンブランフィルターを使用し，褐色クリーンバイアルに5mLずつ分注する(残450mLは破棄)． ⑥ゴム栓をし，ハンドクリッパーでキャップを付ける．	白内障手術時の前嚢染色，硝子体手術時の網膜(内境界膜)染色	6ヵ月	クラスⅠ
		マーキング	冷所保存 遮光	1), p.203.
施設名	聖路加国際病院			

■外用つづき

製剤名	処方/調製方法	適応	使用期限	クラス分類※
		用法(用量)	保管方法	文献
トリパンブルー染色液 1mL	トリパンブルー染色液 100mL 【無菌的に調製】 クリーンベンチ内で,トリパンブルー染色液100mLからシリンジで1mLを吸い取り,0.22μmメンブランフィルターで濾過し,滅菌済み2mLガラスアンプルに1mLずつ充填,融閉する.	成熟,過熟,膨潤白色白内障手術における前囊染色	6ヵ月	クラスⅠ
		マーキング	室温保存	永本敏之:眼科手術のテクニック;前囊染色 トリパンブルーを中心に.眼科,45:985-990,2003.
施設名	広島大学病院			
プリビナ点眼液 2mL	プリビナ®点眼液(0.5mg/mL) 2mL 【無菌的に調製】 プリビナ®点眼液を0.2μmのメンブランフィルターを用いて濾過し,点眼用容器(黄色キャップ)に注入する.	表在性充血	3ヵ月	クラスⅢ
		点眼(通常成人1回1～2滴を1日2～3回)	室温保存 遮光	プリビナ®点眼液添付文書
施設名	聖路加国際病院			
2%メチルセルロース	メチルセルロース4000 9.6g ビーエスエスプラス®眼灌流液0.0184%希釈液 480mL 【無菌的に調製】 ①500mLビーカーにビーエスエスプラス®希釈液(添付のオキシグルタチオン溶液は使用しない)約200mLを入れ,スターラーで撹拌しながら80℃に加温する. ②①にメチルセルロース9.6gを少量ずつ入れてよく撹拌する. ③②にビーエスエスプラス®希釈液の残300mLを入れ撹拌する. ④③を滅菌瓶へ移す. ⑤④を氷水中で冷やした後,遮光袋に入れ,冷蔵庫で一晩寝かせる. ⑥⑤をビーカーに入れ,0.8μmフィルターを通し3mLバイアルに分注する. ⑦密封,高圧蒸気滅菌(100℃,30分)後,異物検査を行う.	硝子体手術時,眼底観察のために角膜上にのせるコンタクトレンズ裏に塗布(粘弾性物質塗布による角膜障害防止)	6ヵ月	クラスⅡ
		レンズへの塗布(1～3mL)	室温保存	―
施設名	広島大学病院			
EDTA洗眼液	EDTA・二ナトリウム 9.3g 無水リン酸二水素ナトリウム 0.2g 無水リン酸水素二ナトリウム 4.5g 注射用水 ad.500mL ①三角フラスコに注射用水を適量入れ,無水リン酸二水素ナトリウム,無水リン酸水素二ナトリウムを加えて溶解する. ②EDTA・二ナトリウムを加え,マグネチックスターラーを用いて加温溶解し,全量500mLとする. ③0.2μmメンブランフィルターで加圧濾過しながら分注し,高圧蒸気滅菌後,異物検査を行う.	帯状角膜症に対する角膜切除術時の角膜上皮下カルシウム除去	3ヵ月	クラスⅠ
		洗眼(1回300～500mL)	冷所保存	1),p.45.
施設名	東邦大学医療センター大森病院			
サルブタモールネブライザー 60mL	ベネトリン®吸入液0.5% 15mL 生理食塩液 45mL ベネトリン®吸入液15mLに生理食塩液45mLを混合し,全量60mLとする.	気管支喘息	2週間	クラスⅢ
		吸入	室温保存	ベネトリン®吸入液添付文書
施設名	聖路加国際病院			
3%酢酸水 50mL	氷酢酸 1.5mL 注射用水 48.5mL 注射用水48.5mLに氷酢酸1.5mLを加え,全量を50mLとする.	産婦人科膣鏡時の膣殺菌	3ヵ月	クラスⅠ
		綿球に浸して塗布	室温保存	1),p.225. 2),p.224-225.
施設名	聖路加国際病院			

■外用つづき

製剤名	処方/調製方法	適応 / 用法（用量）	使用期限 / 保管方法	クラス分類* / 文献
トブラシンソルベース 100g	ソルベース® 100g トブラシン®注（60mg/1.5mL）120mg ソルベース®100gを軟膏容器（100g）に計り取り，その上部を少し凹ませ，そこにトブラシン®注120mgを入れ，軟膏混合機にて混和する．	熱傷創の感染予防と浸出液除去 塗布	1年 冷所保存	クラスⅡ 2），p.193.
施設名	聖路加国際病院			
ポリミキシンB軟膏	硫酸ポリミキシンB 6,000万単位 滅菌精製水 70mL 精製ラノリン 150g プラスチベース® ad.6,000g ①あらかじめ硫酸ポリミキシンBを滅菌精製水に溶解（300万単位/3mL）しておく． ②精製ラノリンを擂潰機に入れ，しばらく撹拌する． ③②に硫酸ポリミキシンB溶液を徐々に加え，乳化させる． ④③へ硫酸ポリミキシンBを滅菌精製水（5mL）で2回洗いこむ． ⑤乳化の完全終了後，プラスチベース®を徐々に加え，均等に調製する．	熱傷処置・手術時の緑膿菌感染予防 包交時塗布	6ヵ月 室温保存	クラスⅢ
施設名	北里大学病院			
アクロマイシン軟膏ガーゼ	アクロマイシン®軟膏 55g 滅菌ガーゼ（7cm巾）35枚 ①あらかじめ，7cm巾ガーゼを高圧蒸気滅菌（115℃，30分）し，調製用トレイを乾熱滅菌（180℃，1.5時間）する． ②アクロマイシン®軟膏55gを量り取り60℃で加熱溶解する． ③調製トレイにガーゼを並べ，溶解したアクロマイシン®軟膏を染み込ませて均一に練り込む．	上顎部腫瘍摘出後の止血および感染予防 腫瘍摘出後患部に適量埋め込む	2ヵ月 冷所保存	クラスⅢ
施設名	北里大学病院			
3%ルゴール液 100mL	ヨウ化カリウム 6g ヨウ素 3g 注射用水 ad.100mL ヨウ化カリウム6gを注射用水に溶解し，その後ヨウ素3gを加え溶解し（マグネットスターラーを使用），全量100mLとする． 滴数＝1mL中20滴，1滴＝1.65mg（1mL＝33mg）	内視鏡検査時における患部の染色 内視鏡下で使用（必要最小限・通常5mL程度）	6ヵ月 室温保存 遮光	クラスⅠ 1），p.207. 2），p.254.
施設名	聖路加国際病院			
0.6%リファンピシン液	リファンピシン（リファジン®Cap）300mg 生理食塩注射液 50mL ①リファンピシンをカプセルから出し，生理食塩注射液50mLと十分に混合する． ②注射筒に三方活栓と0.2μmメンブランフィルターを連結して濾過する．	人工血管の浸漬 浸漬	用時調製 冷所保存	クラスⅡ 2），p.234.
施設名	東邦大学医療センター大森病院			
10%TWEEN液 心外用 100mL	蒸留水 100mL ポリオキシエチレンソルビタンモノオレエート 10mL 【①〜③の工程は無菌的に調製】 ①蒸留水100mLからシリンジにて10mL抜き，残る90mLをネジ口ガラス瓶に入れる． ②ポリオキシエチレンソルビタンモノオレエート10mLを①に入れ，スターラーにて十分撹拌する． ③0.2μmメンブランフィルターにて濾過し，100mL赤フタネジ口ガラス瓶に分注する．（※固いので20mLシリンジで小分けする） ④高圧蒸気滅菌する（115℃，30分）． （※分離するが，振とうすると白濁し，放置すると透明化する）	人工血管を浸すためのリファンピシン液調製時使用 （5%TWEEN液でステントの潤滑剤として使用） 人工血管の浸漬 （10分程度）	用時調製 冷所保存 遮光（TPN用遮光袋を利用）	クラスⅢ —
施設名	聖路加国際病院			

■外用つづき

製剤名	処方/調製方法	適応 用法(用量)	使用期限 保管方法	クラス分類 文献
グルタルアルデヒド液 0.6% 50mL	塩化マグネシウム六水和物 0.2g グルタルアルデヒド溶液 25% 1.3mL HEPES 0.2g 水酸化ナトリウム 適宜 注射用水 細口開栓 48.7mL 【無菌的に調製】 ①注射用水に塩化マグネシウム六水和物,25%グルタルアルデヒド液,HEPESを順次加えて溶解する. ②1M NaOH溶液によりpH7.40に調整する. ③注射用水を加え全量を調製する. ④メンブランフィルター(0.22μm)で濾過滅菌を行う.	心臓弁膜症手術時の自己心膜の固定 浸漬	3ヵ月 冷所保存 遮光	クラスⅠ 1), p.186〜187.
施設名	千葉大学医学部附属病院,類似処方:聖路加国際病院,東邦大学医療センター大森病院			
ヤング氏液	クエン酸三カリウム(特級) 8.1g 硫酸マグネシウム 24.6g 塩化ナトリウム 8.5g 注射用蒸留水 ad.1,000mL ①滅菌メートルグラスにしき水をして各薬品を溶解する. ②溶解後注射用水で全量とする. ③0.2μmメンブランフィルターで濾過後,100mLずつ分注する. ④高圧蒸気滅菌(121℃,15分)を行い,異物検査後,ラベルを貼る.	開心術時の心停止液 注入 (1回100〜200mL)	6ヵ月 冷所保存	クラスⅠ —
施設名	東邦大学医療センター大森病院			

■注射

製剤名	処方/調製方法	適応 用法(用量)	使用期限 保管方法	クラス分類 文献
パテントブルー注射液 2% 2mL	パテントブルー 4g 注射用水 細口開栓 200mL 【無菌的に調製】 ①パテントブルーを注射用水に溶解する. ②メンブランフィルター(0.22μm)で濾過滅菌を行う. ③滅菌済み5mLステリアンプルに分注し,封緘する. ④高圧蒸気滅菌(115℃,30分)を行う.	乳がん,胃がん,皮膚領域の手術におけるリンパ管造影 皮下注(2mL)	1年 室温保存 遮光	クラスⅠ 1), p.201-202.
施設名	千葉大学医学部附属病院			
メチレンブルー注射液 0.5% 10mL	メチレンブルー四水和物 0.0613g 注射用水 細口開栓 10mL 【無菌的に調製】 ①メチレンブルーを注射用水に溶解する. ②メンブランフィルター(0.22μm)で濾過滅菌を行う. ③滅菌済み5mLステリアンプルに分注し,封緘する. ④高圧蒸気滅菌(115℃,30分)を行う.	上皮小体機能亢進症,上皮小体腫瘍の手術における上皮小体の局在診断 点滴静注 (5mg/kgを1時間かけて)	6ヵ月 室温保存 遮光	クラスⅠ 1), p.41. 髙田裕介ほか:院内製剤における品質管理手法の確立と評価.医薬ジャーナル,51:2645-2649, 2015.
施設名	千葉大学医学部附属病院			

※日本病院薬剤師会:院内製剤の調製および使用に関する指針(Version 1.1)に即した形での分類

参考資料
1) 日本病院薬剤師会 監:病院薬局製剤事例集 - 院内製剤の調製及び使用に関する指針準拠,薬事日報社,2013.
2) 日本病院薬剤師会 監:病院薬局製剤第6版,薬事日報社,2008.

(柴田みづほ)

文 献

第1章 手術前に確認すべき患者プロフィールと薬歴

❶ アレルギー歴，麻酔歴，家族歴 (p.2)

1) Harper NJN, et al：Anaesthesia, surgery, and life-threatening allergic reactions：epidemiology and clinical features of perioperative anaphylaxis in the 6th National Audit Project (NAP6). Br J Anaesth, 121：159-171, 2018.
2) 髙澤知規：アナフィラキシー 何が原因で，どれぐらいの頻度で起きているのか？ そんな"ない"わけではない．LiSA, 23：934-938, 2016.
3) Dong SW, et al：Hypersensitivity reactions during anesthesia. Results from the ninth French survey (2005-2007). Minerva Anestesiol, 78：868-878, 2012.
4) 丹羽 均：歯科臨床における局所麻酔薬アレルギー．日歯麻誌, 32：7-12, 2004.
5) 篠浦 先ほか：術後感染予防のための抗菌薬使用ガイドライン．岡山医会誌, 125：67-68, 2013.
6) 日本アレルギー学会：アナフィラキシーガイドライン2022．日本アレルギー学会anaphylaxis対策特別委員会, 2022.
7) Mirakian R, et al：Management of allergy to penicillins and other beta-lactams. Clin Exp Allergy, 45：300-327, 2015.
8) 医療事故調査・支援センター 日本医療安全機構：医療事故の再発防止に向けた提言 第3号．注射剤によるアナフィラキシーに係る死亡事例の分析．2019.
9) Mertes PM, et al：Perioperative anaphylaxis. Immunol Allergy Clin North Am, 29：429-451, 2009.
10) Takazawa T, et al：Sugammadex and rocuronium-induced anaphylaxis. J Anesth, 30：290-297, 2016.
11) Horiuchi T, et al：Drug-induced anaphylaxis during general anesthesia in 14 tertiary hospitals in Japan：a retrospective, multicenter, observational study. J Anesth, 35：154-160, 2021.
12) 刑部 敦ほか：わが国におけるクロルヘキシジングルコン酸塩によるアナフィラキシー発生についての文献的考察．日環境感染会誌, 30：127-134, 2015.
13) Adachi A, et al：Anaphylaxis to polyvinylpyrrolidone after vaginal application of povidone-iodine. Contact Dermatitis, 48：133-136, 2003.
14) Sato K, et al：Povidone iodine-induced overt hypothyroidism in a patient with prolonged habitual gargling：urinary excretion of iodine after gargling in normal subjects. Intern Med, 46：391-395, 2007.
15) 光畑裕正：局所麻酔薬のアナフィラキシー．日ペインクリニック会誌, 21：2-9, 2014.
16) 高橋深雪ほか：周術期アナフィラキシー症例における院内ガイドラインの作成．日臨麻会誌, 41：332-335, 2021.
17) 千貫祐子：ラテックスアレルギー対策と安全管理．日本耳鼻咽喉科学会会報, 120：254-255, 2017.
18) 厚生省医薬安全局：医薬品・医療用具等安全性情報 No. 153. https://www. mhlw. go. jp/www1/houdou/1103/h0329-1_a_15. txt
19) 日本アレルギー学会作成，東田有智監修：アレルギー総合ガイドライン 2019, 協和企画, 2019.
20) Safety Committee of Japanese Socirty of Anestesiologists：JSA guideline for the management of malignant hyperthermia crisis 2016. J Anesth, 31：307-317, 2017.
21) ダントリウム®静注用20mg 医薬品インタビューフォーム（第22版），2015.

❷ 小児 (p.7)

1) 川口昌彦ほか：チーム医療による周術期管理まるわかり．羊土社, 2015.
2) 日本小児アレルギー学会：小児気管支喘息治療・管理ガイドライン2020, 協和企画, 2020.
3) Fink JB：Inhalers in asthma management：is demonstration the key to compliance?. Respir Care, 50：598-600, 2005.
4) 仲野敦子：睡眠・嚥下・呼吸障害の診断と治療 睡眠時呼吸障害の診断と周術期管理．日耳鼻会報, 120：763-765, 2017.

5) 日本麻酔科学会・周術期管理チーム委員会：周術期管理チームテキスト第4版，日本麻酔科学会, 2021.
6) Siebert JN, et al：Influence of anesthesia on immune responses and its effect on vaccination in children：review of evidence. Paediatr Anaesth, 17：410-20, 2007.
7) Bertolizio G, et al：The implications of immunization in the daily practice of pediatric anesthesia. Curr Opin Anaesthesiol, 30：368-375, 2007.
8) 日本麻酔科学会：悪性高熱症管理ガイドライン2016.
9) 日本麻酔科学会：麻酔薬および麻酔関連薬使用ガイドライン第3版第4訂―吸入麻酔薬―．99-122, 2019.
10) 日本ワクチン産業協会：予防接種に関するQ&A集．教育広報社, 2017.

❸ 肥満 (p.12)

1) 大島忠之ほか：肥満と消化管 肥満と胃食道逆流症．日消誌, 118：505-516, 2021.
2) 出田眞一郎：一般的な使用法：デスフルラン麻酔からの覚醒と回復 (1) MAC-awake 促進因子と遅延因子，麻酔後興奮・せん妄，高次認知機能の回復．日臨麻会誌, 36：384-388, 2016.
3) 坂本成司：特殊病態や状態下での使用：高度肥満患者．日臨麻会誌, 36：494-496, 2016.
4) 山蔭道明：デスフルラン やはり覚醒の質は高かった．日臨麻会誌, 33：939-946, 2013.
5) 小原伸樹：肥満が静脈麻酔薬の薬物動態に及ぼす影響．日臨麻会誌, 33：719-727, 2013.
6) Polso AK, et al：Impact of hospital guideline for weight-based antimicrobial dosing in morbidly obese adults and comprehensive literature review. J Clin Pharm Ther, 39：584-608, 2014.
7) 術後感染予防抗菌薬適正使用に関するガイドライン作成委員会：術後感染予防抗菌薬適正使用のための実践ガイドライン (Summary), 公益社団法人日本化学療法学会／一般社団法人日本外科感染症学会, 2016.
8) 医療情報科学研究所：薬が見えるvol. 1, 106-117, メディックメディア, 2016.

❹ 貧血 (p.15)

1) 厚生労働省医薬・生活衛生局：血液製剤の使用指針, 7, 2019.
2) 日本鉄バイオサイエンス学会治療指針作成委員会 編：鉄剤の適正使用による貧血治療指針 改訂第3版，響文社, 2015.
3) 日本産科婦人科学会／日本産婦人科医会 編集・監修：産婦人科診療ガイドライン産科編2020, 266, 2020.

❺ 血小板減少 (p.18)

1) 厚生労働省医薬・生活衛生局：血液製剤の使用指針, p18, 2019.
2) 高見昭良ほか：科学的根拠に基づいた血小板製剤の使用ガイドライン：2019年改訂版．日輸血細胞治療会誌, 65：544-561, 2019.

❻ 腎機能障害 (p.20)

1) Krishnan M：Preoperative care of patients with kidney disease. Am Fam Physician, 66：1471-1475, 2002.
2) 日本腎臓学会（編）：CKD診療ガイド2024, 東京医学社, 2024.
3) Zakeri R, et al：Relation between mild renal dysfunction and outcomes after coronary artery bypass grafting. Circulation, 112：I270-I275, 2005.
4) Yu HY, et al：Late dialysis rate for coronary artery bypass grafting patients with moderate-to-severre impairment：comparison between off-pump and conventional method. Eur J Cardiothorac Surg, 33：364-369, 2008.
5) A Mases, et al：Preoperative estimated glomerular filtration rate and the risk of major adverse cardiovascular and cerebrovascular events in non-cardiac surgery. Br J Anaesth, 113：644-651, 2014.
6) プレセデックス®静注液200μg 医薬品インタビューフォーム 2022年8月改訂（第15版）.

7) 日本麻酔科学会：医薬品ガイドライン 第3版4訂, 2019. Available at：〈http://www.anesth.or.jp/users/person/guide_line/medicine〉
8) 平田純生ほか 透析患者への投薬ガイドブック 改訂3版 じほう 2017.
9) ブリディオン®静注200mg ブリディオン®静注500mg医薬品インタビューフォーム 2022年11月改訂（第10版）
10) Kheterpal S, et al：Development and validation of an acute kidney injury risk index for patients undergoing general surgery：results from a national data set. Anesthesiology, 110：505-515, 2009.
11) Hu J, et al：Global incidence and outcomes of adult patients with acute kidney injury after cardiac surgery：A systematic review and meta-analysis, J Cardiothorac Vasc Anesth, 30：82-89, 2016.
12) 日本麻酔科学会・周術期管理チーム委員会（編）：周術期管理チームテキスト第4版, 2020.
13) 増田智先：薬剤性腎障害. 日内会誌, 100：1339, 2011.
14) 日本腎臓学会・日本医学放射線学会・日本循環器学会（共同編集）：腎障害患者におけるヨード造影剤使用に関するガイドライン2018, 東京医学社, 2018.
15) AKI（急性腎障害）診療ガイドライン作成委員会（編）：AKI（急性腎障害）診療ガイドライン2016, 東京医学社, 2016.
16) Kheterpal S, et al：Predictors of postoperative acute renal failure after noncardiac surgery in patients with previously normal renal function. Anesthesiology, 107：892-902, 2007.

7 肝機能障害 (p.24)

1) 日本麻酔科学会・周術期管理チーム委員会：周術期管理チームテキスト第4版, 日本麻酔科学会, 2021.
2) Klemperer JD, et al：Cardiac Operations in Patients With Cirrhosis, Ann Thorac Surg, 65：85-87, 1998.
3) Hayashid N, et al：Clinical outcome after cardiac operations in patients with cirrhosis, Ann Thorac Surg, 77：500-505, 2004.

8 急性上気道炎，喘息，COPD治療薬 (p.26)

1) 水嶋章郎ほか：かぜスコアによる乳幼児かぜ症候群の評価. 臨麻, 13：28-34, 1989.
2) 一般社団法人日本アレルギー学会喘息ガイドライン専門部会：喘息予防・管理ガイドライン2021, 協和企画, 2021.
3) 一般社団法人日本呼吸器学会：COPD（慢性閉塞性肺疾患）診断と治療のためのガイドライン第6版, メディカルレビュー社, 2022.

9 循環器疾患治療薬 (p.32)

1) 日本循環器学会・日本心臓病学会：2022年改訂版 非心臓手術における合併心疾患の評価と管理に関するガイドライン, 2022.
2) Paventi S, et al：Effects of sevoflurane versus propofol on QT interval. Minerva Anestesiol, 67：637-640, 2001.
3) Hata N, et al：Effects of carperitide on the long-term prognosis of patients with acute decompensated chronic heart failure：the PROTECT multicenter randomized controlled study. Circ J, 72：1787-1793, 2008.
4) Gheorghiade M, et al：Efficacy of Vasopressin Antagonism in Heart Failure Outcome Study With Tolvaptan (EVEREST) Investigators. Short-term clinical effects of tolvaptan, an oral vasopressin antagonist, in patients hospitalized for heart failure：the EVEREST Clinical Status Trials. JAMA, 297：1332-1343, 2007.
5) Sezai A, et al：Continuous low-dose infusion of human atrial natriuretic peptide in patients with left ventricular dysfunction undergoing coronary artery bypass grafting：the NU-HIT (Nihon University working group study of low-dose Human ANP Infusion Therapy during cardiac surgery) for left ventricular dysfunction. J Am Coll Cardiol, 55：1844-1851, 2010.
6) Nishi H, et al：Effects of tolvaptan in the early postoperative stage after heart valve surgery：results of the STAR (Study of Tolvaptan for fluid retention AfteR valve surgery) trial. Surg Today, 45：1542-1551, 2015.
7) Lee TH, et al：Derivation and prospective validation of a simple index for prediction of cardiac risk of major non cardiac surgery. Circulation, 100：1043-1049, 1999.
8) Fleisher LA, et al：2014 ACC/AHA Guideline on perioperative cardiovascular evaluation and management of patients undergoing noncardiac surgery. A report of the American College of Cardiology/American Heart Association Task Force on Practice Guidelines. Circulation, 130：e278-e333, 2014.
9) Halvorsen S, et al：2022 ESC Guidelines on cardiovascular assessment and management of patients undergoing non-cardiac surgery. Eur Heart J, 43：3826-3924, 2022.
10) Devereaux PJ, et al：How strong is the evidence for the use of perioperative beta blockers in non-cardiac surgery? Systematic review and meta-analysis of randomized controlled trials. BMJ, 331：313-321, 2005.
11) London MJ, et al：Association of perioperative β-blockade with mortality and cardiacvascular morbidity following major noncardiac surgery. JAMA, 309：1704-1713, 2013.
12) Devereaux PJ, et al：Effect of extended-release metoprolol succinate in patients undergoing non-cardiac surgery (POISE trial)：a randomized controlled trial. Lancet, 371：1839-1847, 2008.
13) 日本循環器学会・日本不整脈心電学会：2020年改訂版 不整脈薬物治療ガイドライン, 2020.
14) 日本高血圧学会高血圧治療ガイドライン作成委員会（編）：高血圧治療ガイドライン2019, ライフサイエンス出版, 2019.
15) 日本循環器学会・日本心不全学会：心不全治療におけるSGLT2阻害薬の適正使用に関するRecommendation, 2023.

10 糖尿病治療薬 (p.42)

1) 日本糖尿病学会（編著）：糖尿病治療ガイド2022-2023, 40-41, 文光堂, 2022.
2) 日本糖尿病学会（編著）：糖尿病専門医研修ガイドブック 改訂第8版, 411-414, 診断と治療社, 2022.
3) SGLT2阻害薬の適正使用に関する委員会：糖尿病治療におけるSGLT2阻害薬の適正使用に関するRcommendation, 日本糖尿病学会, 2022年7月26日改訂. Available at：〈http://www.fa.kyorin.co.jp/jds/uploads/recommendation_SGLT2.pdf〉
4) ビグアナイド薬の適正使用に関する委員会：メトホルミンの適正使用に関するRecommendation, 日本糖尿病学会, 2020年3月18日改訂. Available at：〈https://www.nittokyo.or.jp/uploads/files/recommendation_metformin_200318.pdf〉
5) NICE-SUGAR Study Investigators, et al：Intensive versus conventional glucose control in critically ill patients. N Engl J Med, 360：1283-1297, 2009.
6) Moghissi ES, et al：American Association of Clinical Endocrinologists and American Diabetes Association consensus statement on inpatient glycemic control. Diabetes Care, 32：1119-1131, 2009.
7) Lazar HL, et al：The Society of Thoracic Surgeons practice guideline series；Blood glucose management during adult cardiac surgery. Ann Thorac Surg, 87：663-669, 2009.
8) Yamasaki K, et al：Effects of preoperative acetated Ringer's solution with 1% glucose on glucose and protein metabolism. J Anesth, 24：426-431, 2010.
9) 門脇 孝：糖尿病研修ノート 改訂第2版, 532-532, 診断と治療社, 2014.
10) 佐藤宏和ほか：胃・腸切除後の栄養管理. 日本病態栄養学会 編, 認定NSTガイドブック2017 改訂第5版, 196-201, 南江堂, 2017.
11) 日本糖尿病療養指導士認定機構：糖尿病療養指導ブック2022, 242, メディカルレビュー社, 2022.

11 甲状腺機能異常治療薬 (p.47)

1) メルカゾール®錠 添付文書, 2022年6月改訂（第2版）.
2) プロパジール®錠50mg インタビューフォーム, 2021年6月改訂（第7版）.
3) メルカゾール®錠5mg インタビューフォーム, 2022年6月改訂（第15版）.
4) 良元紳浩ほか：合併症を持つがん患者の周術期管理 甲状腺機能異常, 外科治療, 104：198-201, 2011.
5) 金子源吾ほか：合併症を持つ患者の評価と術前管理 甲状腺機能障害. 消外, 12：725-726, 1989.
6) 山崎博嗣ほか：甲状腺機能亢進症患者に対する歯科治療経験, 日本口腔外会誌, 32：2090-2104, 1986.
7) 阿部和史ほか：24. 甲状腺機能亢進症・低下症, 薬局, 66：348-363, 2015.

8) 日本甲状腺学会：バセドウ病治療ガイドライン2019, 70-71, 南江堂, 2019.
9) 鈴木眞一：7. 甲状腺機能障害. 薬事, 63：212-218, 2021.
10) 日本甲状腺学会・日本内分泌学会：甲状腺クリーゼ診療ガイドライン2017 Digest版, 南江堂, 2017. Available at：〈http://www.japanthyroid.jp/doctor/img/thyroid_storm_or_crisis.pdf〉
11) 廣岡良文：14. 非甲状腺疾患における甲状腺ホルモン異常. 伴 良雄 編, よくわかる甲状腺疾患のすべて 第2版, 永井書店, 420-425, 2009.

⓬ 副腎機能異常治療薬 (p.52)
1) 福井次矢ほか 編：ハリソン内科学 第5版, 2368-2372, メディカル・サイエンス・インターナショナル, 2017.
2) 関 敏郎ほか：副腎腫瘍の診断と治療のupdate—副腎性クッシング症候群の術前診断と術後管理. 内分泌甲状腺外会誌, 32：234-238, 2015.
3) 日本高血圧学会：高血圧治療ガイドライン 2014, 120-122, ライフサイエンス出版, 2014.
4) 石戸谷滋人ほか：副腎腫瘍の周術期管理—原発性アルドステロン症. 内分泌甲状腺外会誌, 33：23-26, 2016.
5) Jabbour SA：Steroids and the surgical patient. Med Clin North Am, 85：1311-1317, 2001.
6) 早川 桂ほか：教えて！ICU 第10回ステロイドカバー. 和田康夫編, 皮膚疾患どう見分ける？対処する？ レジデントノート, 13：3003-3008, 2012.

⓭ 膠原病患者の管理 (p.58)
1) 日本リウマチ学会 編：関節リウマチ診療ガイドライン2014, メディカルレビュー社, 2014.
2) 日本リウマチ学会：関節リウマチ(RA)に対するアバタセプト使用ガイドライン.
3) 日本リウマチ学会：関節リウマチ(RA)に対するトシリズマブ使用ガイドライン.
4) 日本リウマチ学会：全例市販後調査のためのバリシチニブ使用ガイドライン. Available at：〈https://www.ryumachi-jp.com/info/guideline_barishichinibu.pdf〉
5) 日本病院薬剤師会：根拠に基づいた周術期患者への薬学的管理ならびに手術室における薬剤師業務のチェックリスト.
6) Paul E, et al：Requirement of Perioperative Stress Doses of Corticosteroids. Arch Surg, 143 (12)：1222-1226, 2008.
7) Pieringer H, et al：Patients with rheumatoid arthritis undergoing surgery：how should we deal with antirheumatic treatment？ Semin Arthritis Rheum, 36 (5)：278-286, 2007.

⓮ 神経疾患治療薬 (p.60)
1) Watanabe A, et al：Prognostic factors for myasthenic crisis after transsternal thymectomy in patients with myasthenia gravis. J Thorac Cardiovasc Surg, 127：868-876, 2004.
2) Krucylak PE, et al：Preoperative preparation and anesthetic management of patients with myasthenia gravis. Semin Thorac Cardiovasc Surg, 11：47-53, 1999.
3) 日本呼吸器外科学会：重症筋無力症に対する周術期管理のガイドライン, 2011.
4) Fujimoto M, et al：Response to rocuronium and its determinants in patients with myasthenia gravis：A case-control study. Eur J Anaesthesiol, 32：672-680, 2015.
5) 森田 潔 監修：麻酔科医のための周術期の薬物使用法, 中山書店, 2015.
6) 日本神経学会 監修：パーキンソン病 診療ガイドライン2018, 医学書院, 2018.
7) Braga M, et al：Reasons for hospitalization in Parkinson's disease：a case-control study. Parkinsonism Relat Disord, 20：488-492, 2014.
8) Koening HM, et al：The effect of anticonvulsant therapy on two doses of rocuronium-induced neuromuscular blockade. J Neurosurg Anesthesiol, 11：86-89, 1999.
9) Juan Fernández-Candil, et al：Pharmacokinetic-pharmacodynamic modeling of the influence of chronic phenytoin therapy on the rocuronium bromide response in patients undergoing brain surgery. Eur J Clin Pharmacol, 64：795-806, 2008.
10) 厚生労働省：重篤副作用疾患別対応マニュアル—運動失調—.
11) Patsalos PN：Drug interactions with the newer antiepileptic drugs (AEDs)—part 1：pharmacokinetic and pharmacodynamic interactions between AEDs. Clin Pharmacokinet, 52：927-966, 2013.

⓯ 抗精神病薬 (p.65)
1) 前田健二ほか：ブレクスピプラゾールの薬理学的特性. 最新精神医学, 23：141-146, 2018.
2) Taylor D, et al：モーズレイ処方ガイドライン第12版(上・下巻), ワイリー・ジャパン, 2016.
3) 厚生労働省：重篤副作用疾患別対応マニュアル—セロトニン症候群—.
4) Dalton SO, et al：Use of selective serotonin reuptake inhibitors and risk of upper gastrointestinal tract bleeding：a population-based cohort study. Arch Intern Med, 163：59-64, 2003.
5) 澤田直子ほか：炭酸リチウム服用中に同機能不全をきたした1例. 心臓, 46：1615-1620, 2014.

第2章 周術期の指示

❶ 絶飲食 (p.72)
1) 日本麻酔科学会・周術期管理チーム委員会：周術期管理チームテキスト第4版. 日本麻酔科学会, 2020.
2) Brady M, et al：Preoperative fasting for adults to prevent perioperative complications. Cochrane Database Syst Rev, CD004423, 2003.
3) 日本麻酔科学会：術前絶飲食ガイドライン. Available at：〈https://anesth.or.jp/files/pdf/kangae2.pdf〉
4) Billeaud C, et al：Gastric emptying in infants with or without gastro-oesophageal reflux according to the type of milk. Eur J Clin Nutr, 44：577-583, 1990.
5) Lobo DN, et al：Gastric emptying of three liquid oral preoperative metabolic preconditioning regimens measured by magnetic resonance imaging in healthy adult volunteers：a randomised double-blind, crossover study. Clin Nutr, 28：636-641, 2009.
6) Ljungqvist O, et al：Glucose infusion instead of preoperative fasting reduces postoperative insulin resistance. J Am Coll Surg, 178：329-336, 1994.
7) 谷口英喜：術前経口補水療法は安全な術前体液管理方法である—^{13}C呼気ガス診断を応用した胃排出能検査法を用いた検討から—. 日臨麻会誌, 32：308-316, 2012.
8) Braga M, et al：ESPEN Guidelines on Parenteral Nutrition：Surgery. Clin Nutr, 28：378-386, 2009.

❷ 前投薬 (p.74)
1) 杉田扶希子：昔の常識は今の非常識？—絶食, 剃毛, 浣腸について. LiSA別冊, 27 (2)：71-74, 2020.
2) 日本麻酔科学会・周術期管理チーム委員会：周術期管理チームテキスト第4版. 日本麻酔科学会, 2020.
3) 一瀬邦弘：せん妄(精神医学レビューNo.26), ライフサイエンス, 1998.
4) Habib AS, Gan TJ 著, 水嶋章郎訳：術後悪心・嘔吐を防ぐ最良の戦略は何か？, Lee A.Fleisher 著, 稲田英一監訳, エビデンスに基づく実践麻酔科学, 138-143, エルゼビア・ジャパン, 2006.
5) Apfel CC, et al：A simplified risk score for predicting postoperative nausea and vomiting：conclusions from cross-validations between two centers. Anesthesiology, 91：693-700, 1999.

6) Jun JH, et al：The effects of intranasal dexmedetomidine premedication in children：a systematic review and meta-analysis. Can J Anaesth, 64：947-961, 2017.
7) 日本麻酔科学会：麻酔薬および麻酔関連薬使用ガイドライン第3版第4訂—小児麻酔薬—．394-457, 2019.
8) 医療情報科学研究所：薬がみえる vol.1（第1版）, 106-117, メディックメディア, 2016.

❸ 術前中止が必要な薬，継続が必要な薬 (p.78)

1) 日本循環器学会：2020年JCSガイドラインフォーカスアップデート版 冠動脈疾患患者における抗血栓療法.
2) 日本循環器学会：2022年改訂版 非心臓手術における合併心疾患の評価と管理に関するガイドライン.
3) 森田 潔 監修：新戦略に基づく麻酔・周術期医学 麻酔科医のための周術期の薬物使用法, 中山書店, 2015.
4) Block BM, et al：Efficacy of postoperative epidural analgesia. A meta-analysis. JAMA, 290：2455-2463, 2003.
5) 土井克史：区域麻酔は長期予後に影響するか？ 最近の論文より. 日臨麻会誌, 33：376-380, 2013.
6) Horlocker TT, et al：Regional Anesthesia in the Patient Receiving Antithrombotic or Thrombolytic Therapy. American Society of Regional Anesthesia and Pain Medicine Evidence-Based Guidelines (Fourth Edition). Reg Anesth Pain Med, 43：263-309, 2018.
7) Narouze S, et al：Interventional Spine and Pain Procedures in Patients on Antiplatelet and Anticoagulant Medications (Second Edition). Guidelines From the American Society of Regional Anesthesia and Pain Medicine, the European Society of Regional Anaesthesia and Pain Therapy, the American Academy of Pain Medicine, the International Neuromodulation Society, the North American Neuromodulation Society, and the World Institute of Pain. Reg Anesth Pain Med, 43：225-262, 2018.
8) 日本ペインクリニック学会・日本麻酔科学会・日本区域麻酔学会：抗血栓療法中の区域麻酔・神経ブロックガイドライン, 真興交易医書出版部, 2016.
9) 日本循環器学会：循環器病の診断と治療に関するガイドライン（2008年度合同研究班報告）：循環器疾患における抗凝固・抗血小板療法に関するガイドライン（2009年改訂版）.
10) 日本産科婦人科学会：OC・LEPガイドライン（低用量経口避妊薬・低用量エストロゲン・プロゲスチン配合薬ガイドライン）2020年度版, 2021.
11) 安達知子ほか：クリニカルカンファランス—これだけは知っておきたい—. 産婦人科とThrombophillia—どう対処する. ホルモン療法と血栓症. 日産婦誌, 54：N354-N360, 2002.
12) World Health Organization：Medical eligibility criteria for contraceptive use - 5th ed. Available at：〈https://www.who.int/publications/i/item/9789241549158〉
13) Whinney C：Perioperative medication management：General principles and practical applications. Cleve Clin J Med, 76：S126-132, 2009.
14) Fleisher LA, et al：2014 ACC/AHA Guideline on Perioperative Cardiovascular Evaluation and Management of Patients Undergoing Noncardiac Surgery. A Report of the American College of Cardiology/American Heart Association Task Force on Practice Guidelines. J Am Coll Cardiol, 64：e77-137, 2014.
15) Kristensen SD, et al：2014 ESC/ESA Guidelines on noncardiac surgery：cardiovascular assessment and management. The Joint Task Force on non-cardiac surgery：cardiovascular assessment and management of the European Society of Cardiology (ESC) and the European Society of Anaesthesiology (ESA). Eur Heart J, 35：2383-2431, 2014.
16) UpToDate：Perioperative medication management. Available at：〈https://www.uptodate.com/contents/perioperative-medication-management〉
17) Schouten O, et al：Effect of statin withdrawal on frequency of cardiac events after vascular surgery. Am J Cardiol, 100：316-320, 2007.
18) 坪井義夫ほか：Parkinson病の救急診療と周術期管理. 日内会誌, 104：1578-1584, 2015.
19) 日本リウマチ学会MTX診療ガイドライン策定小委員会：関節リウマチ治療におけるメトトレキサート（MTX）診療ガイドライン2023年改訂版, 羊土社, 2023.
20) 日本リウマチ学会：関節リウマチ診療ガイドライン 2020, 診断と治療社, 2020.
21) Auerbach AD, et al：Perioperative use of selective serotonin reuptake inhibitors and risks for adverse outcomes of surgery. JAMA Intern Med, 173：1075-1081, 2013.
22) 関節リウマチ（RA）に対するTNF阻害薬使用の手引き（2023年3月22日改訂版）. Available at：〈https://www.ryumachi-jp.com/pdf/guideline_tnf_230323.pdf〉
23) Saag KG, et al：American College of Rheumatology 2008. Recommendations for the Use of Nonbiologic and Biologic Disease-Modifying Antirheumatic Drugs in Rheumatoid Arthritis. Arthritis Rheum, 59：762-784, 2008.
24) Ding T, et al：BSR and BHPR rheumatoid arthritis guidelines on safety of anti-TNF therapies. Rheumatology, 49：2217-2219, 2010.
25) 厚生労働省：いわゆる「健康食品」のホームページ. Available at：〈https://www.mhlw.go.jp/stf/seisakunitsuite/bunya/kenkou_iryou/shokuhin/hokenkinou/index.html〉
26) Ang-Lee MK, et al：Herbal medicines and perioperative care. JAMA, 286：208-216, 2001.
27) Hodges PJ, et al：The peri-operative implications of herbal medicines. Anaesthesia, 57：889-899, 2002.
28) Rowe DJ, et al：Perioperative risks and benefits of herbal supplements in aesthetic surgery. Aesthetic Surg J, 29：150-157, 2009.
29) Rahm DH, et al：Perioperative nutrition and the use of nutritional supplements. Clin Podiatr Med Surg, 24：245-259, 2007.
30) Rahm D：Perioperative nutrition and nutritional supplements. Plast Surg Nurs, 25：21-28, 2005.
31) 厚生労働省医薬食品局審査管理課：医薬品開発と適正な情報提供のための薬物相互作用ガイドライン（最終案）. Available at：〈http://www.nihs.go.jp/mss/T140710-jimu.pdf〉
32) American Society of Anesthesiologists：Herbal and dietary supplements and anesthesia. Patient information leaflet 2015. Available at：〈https://www.asahq.org/madeforthismoment/wp-content/uploads/2017/10/asa_supplements-anesthesia_final.pdf〉

❹ 感染管理—抗菌薬— (p.92)

1) 院内感染対策サーベイランス手術部位感染（SSI）部門手術部位感染 判定基準. Available at：〈https://janis.mhlw.go.jp/section/standard/standard_ssi_ver1.2_20150707.pdf〉（2023年4月1日閲覧）
2) Horan TC, et al：CDC/NHSN surveillance definition of health care-associated infection and criteria for specific types of infections in the acute care setting. Am J Infect Control, 36：309-332, 2008.
3) CDC / NHSN：Surgical Site Infection Event (SSI) January 2023. Available at：〈https://www.cdc.gov/nhsn/pdfs/pscmanual/9pscssicurrent.pdf〉
4) 日本化学療法学会/日本外科感染症学会 術後感染予防抗菌薬適正使用に関するガイドライン作成委員会編：術後感染予防抗菌薬適正使用のための実践ガイドライン, 2016.
5) Ban KA, et al：American College of Surgeons and Surgical Infection Society：Surgical Site Infection Guidelines, 2016 Update. J Am Coll Surg, 224：59-74, 2017.
6) Perl TM, et al：Intranasal mupirocin to prevent postoperative *Staphylococcus aureus* infections. N Engl J Med, 346：1871-1877, 2002.
7) Liu Z, et al：Nasal decontamination for the prevention of surgical site infection in *Staphylococcus aureus* carriers. Cochrane Database Syst Rev, CD012462, 2017.
8) World Health Organization：Global guidelines for the prevention of surgical site infection, second edition. World Health Organization, 2018.
9) MRSA感染症の診療ガイドライン作成委員会編：MRSA感染症の診療ガイドライン2024, 日本化学療法学会・日本感染症学会, 2024.
10) 消化器外科SSI予防のための周術期管理ガイドライン作成委員会編：消化器外科SSI予防のための周術期管理ガイドライン2018, 日本外科感染症学会, 2018.
11) Hata H, et al：Oral and parenteral versus parenteral antibiotic prophylaxis in elective laparoscopic colorectal surgery. Ann surgery, 263：1085-1091, 2016.

12) 横山 隆：手術部位を考慮した抗菌薬の適正使用推進．薬事，45：1083-1088, 2003．
13) Bratzler DW, et al：Clinical practice guidelines for antimicrobial prophylaxis in surgery. Am J Health Syst Pharm, 70：195-283, 2013.
14) Edmiston CE, et al：Perioperative antibiotic prophylaxis in the gastric bypass patient：do we achieve therapeutic levels? Surgery, 136：738-747, 2004.
15) Alexander JW, et al：Updated recommendations for control of surgical site infections. Ann Surg, 253：1082-1093, 2011.
16) Tomizawa A, et al：Optimal dosage of cefmetazole for intraoperative antimicrobial prophylaxis in patients undergoing surgery for colorectal cancer. J Pharm Health Care Sci, 3：1, 2017.
17) Takesue Y, et al：Antimicrobial susceptibility of pathogens isolated from surgical site infections in Japan：Comparison of data from nationwide surveillance studies conducted in 2010 and 2014-2015. J Infect Chemother 23：339-348, 2017.
18) Hagihara M, et al：Current status of post-operative infections due to antimicrobial-resistant bacteria after digestive tract surgery in Japan：Japan Postoperative Infectious Complications Survey in 2015 (JPICS'15). Surg Today, 50：56-67, 2020.

❺ 静脈血栓塞栓症予防策 (p.102)

1) 黒岩政之ほか：2009-2011年周術期肺血栓塞栓症調査結果からみた本邦における周術期肺血栓塞栓症の特徴―(公社)日本麻酔科学会安全委員会 周術期肺塞栓症調査結果―．麻酔, 62：629-38, 2013.
2) 堀田訓久：周術期のリスク評価と検査項目 31 静脈血栓塞栓症．Lisa別冊, 27：199-204, 2020.
3) 日本医療安全調査機構(医療事故調査・支援センター)医療事故の再発防止に向けた提言第2号：急性肺血栓塞栓症に係る死亡事例の分析. 2017年8月発行.
4) 田島廣之ほか：肺血栓塞栓症および深部静脈血栓症の診断, 治療, 予防に関するガイドライン(2017年改訂版). 救急医学, 42：1192-1197, 2018.
5) 呂 彩子：肺血栓塞栓症／深部静脈血栓症の病態. Thromb Med, 2：111-115, 2012.
6) 日本整形外科学会(監)：日本整形外科学会症候性静脈血栓塞栓症予防ガイドライン2017．南江堂, 2017.
7) Falck-Ytter Y, et al：Prevention of VTE in orthopedic surgery patients：Antithrombotic Therapy and Prevention of Thrombosis, 9th ed：American College of Chest Physicians Evidence-Based Clinical Practice Guidelines. Chest, 141 (Suppl)：e278S-e325S, 2012.
8) Key NS, et al：Venous thromboembolism prophylaxis and treatment in patients with cancer：ASCO Clinical Practice Guideline Update. J Clin Oncol, 38：496-520, 2020.
9) 高平尚伸ほか：個々の患者に対する病院全体でのVTE予防の取り組み. VTEジャーナル, 2：44-51, 2012.
10) Maureen A, et al：Guidance for the practical management of the heparin anticoagulants in the treatment of venous thromboembolism. J Thromb Thrombolysis, 41：165-186,2016.
11) Agnelli G, et al：Apixaban for extended treatment of venous thromboembolism. N Engl J Med, 368：699-708, 2013.

❻ 長期ステロイド服用患者へのステロイド補充 (p.108)

1) 金子開知ほか：グルココルチコイド誘発性骨粗鬆症の病態と治療. 日臨免疫会誌, 34：138-148, 2011.
2) Suzuki Y, et al：Guidelines on the management and treatment of glucocorticoid-induced osteoporosis of the Japanese Society for Bone and Mineral Research. J Bone Minel Metab, 32：337-350, 2014.
3) 須田康一ほか：知っておくべきPoor Risk患者の周術期管理. ステロイド投与患者の周術期管理. 外科治療, 98：367-371, 2008.
4) 井出健太郎ほか：術前・術後に要注意 併存疾患の手術リスクと対策. II. 特殊薬剤服用中の手術, 2. 副腎皮質ホルモン剤, ステロイド投与患者における周術期管理. 外科, 72：955-958, 2010.
5) Coursin DB, et al：Corticosteroid Supplementation for Adrenal Insufficiency. JAMA, 287：236-240, 2002.
6) Jabbour SA：Steroids and the surgical patient. Med Clin North Am, 85：1311-1317, 2001.
7) Ackerman GL, et al：Adrenocortical responsiveness after alternate-day corticosteroid therapy. N Engl J Med, 278：405-409, 1968.
8) Jung C, et al：Management of adrenal insufficiency during the stress of medical illness and surgery. Med J Aus, 188：409-413, 2008.
9) 谷口正実ほか：気管支喘息：診断と治療の進歩. 喘息の亜型・特殊型・併存症. アスピリン喘息(NSAIDs過敏喘息). 日内会誌, 102：1426-1432, 2013.

❼ 自己血輸血 (p.114)

1) 日本自己血輸血・周術期輸血学会：自己血輸血とは. Available at：⟨https://www.jsat.jp/jsat_web/jikoketuyuketu_toha/index.html⟩
2) 厚生労働省医薬・生活衛生局血液対策課：輸血療法の実施に関する指針(改正版), 平成17年9月(令和2年3月一部改正).
3) 日本自己血輸血・周術期輸血学会：回収式自己血輸血の概要と実際. Available at：⟨https://www.jsat.jp/jsat_web/jissai/kaisyu.html⟩
4) 日本自己血輸血・周術期輸血学会：貯血式自己血輸血の概要と実際. Available at：⟨https://www.jsat.jp/jsat_web/jissai/cyoshiki.html⟩
5) 小堀正雄, 青山真理子：古くて新しい希釈式自己血輸血―少子高齢化社会で期待される第三の自己血輸血. 医学のあゆみ, 258：1197-1202, 2016.

❽ 術後回復能力強化プログラム―ERAS― (p.118)

1) Fearon KC, et al：Enhanced recovery after surgery：a consensus review of clinical care for patients undergoing colonic resection. Clin Nutr, 24：466-77, 2005.
2) 日本外科感染症学会消化器外科SSI予防のための周術期管理ガイドライン作成委員会(編)：消化器外科SSI予防のための周術期管理ガイドライン2018. 診断と治療社, 2018,
3) 日本麻酔科学会：術前絶飲食ガイドライン, 2012. Available at：⟨http://www.anesth.or.jp/guide/pdf/kangae2.pdf⟩
4) ERAS® Society　ホームページ　http://erassociety.org/

第3章 術後に多い患者からの訴えとモニタリング

❶ 創部痛(周術期疼痛管理) (p.124)

1) Chou R, et al：Management of Postoperative Pain：A Clinical Practice Guideline From the American Pain Society, the American Society of Regional Anesthesia and Pain Medicine, and the American Society of Anesthesiologists' Committee on Regional Anesthesia, Executive Committee, and Administrative Council. J Pain, 17：131-157, 2016.
2) International Association for the Study of Pain：IASP Fact Sheets―Against Pain After Surgery. Available at：⟨https://www.iasp-pain.org/advocacy/global-year/pain-after-surgery/⟩
3) International Association for the Study of Pain：IASP Fact Sheets―Prevention of Chronic Post-Surgical Pain. Available at：⟨https://www.iasp-pain.org/resources/fact-sheets/prevention-of-chronic-post-surgical-pain/⟩
4) International Association for the Study of Pain：IASP Terminology. Available at：⟨https://www. iasp-pain. org/resources/terminology/⟩
5) Cohen SP, et al：Chronic pain：an update on burden, best practices, and new advances. Lancet, 397：2082-2097, 2021.
6) ICD-11. Available at：⟨https://icd. who. int/browse11/l-m/en⟩
7) Kehlet H, et al：Persistent postsurgical pain：risk factors and prevention. Lancet, 367：1618-1625, 2006.
8) Glare P, et al：Transition from acute to chronic pain after surgery. Lancet, 393：1537-1546, 2019.

9) THE EUROPEAN SOCIETY OF REGIONAL ANAESTHESIA & PAIN THERAPY. Prospect. Available at：〈https://esraeurope.org/pain-management/〉
10) ハシチウォヴィッチ トマシュ（監訳）：急性疼痛管理：学問的証拠 キーメッセージの要約 2020. Available at：〈https://www.jsspp.jp/data/apmse5km.pdf〉
11) Bardiau FM, et al：Effectiveness of an acute pain service inception in a general hospital. J Clin Anesth, 11：583-589, 1999.
12) Miaskowski C, et al：Anesthesia-based pain services improve the quality of postoperative pain management. Pain, 80：23-29, 1999.
13) Stacey BR, et al：Management of patient-controlled analgesia：a comparison of primary surgeons and a dedicated pain service. Anesth Analg, 85：130-134, 1997.
14) Mikhaeil J, et al：Review of the transitional pain service as a method of postoperative opioid weaning and a service aimed at minimizing the risk of chronic post-surgical pain. Anaesthesiol Intensive Ther, 52：148-153, 2020.
15) 日本病院薬剤師会：周術期薬剤業務の進め方. Available at：〈https://www.jshp.or.jp/activity/guideline/20230206-1-1.pdf〉

❷ 硬膜穿刺後頭痛 (p.132)

1) 日本頭痛学会, 国際頭痛分類委員会（翻訳）：国際頭痛分類日本語版第3版, p96, 医学書院, 2018.
2) 日本神経学会・日本頭痛学会・日本神経治療学会：頭痛の診療ガイドライン, p435, 医学書院, 2021.

❸ 硬膜外血腫と硬膜外膿瘍 (p.133)

1) Horlocker TT, et al：Regional Anesthesia in the Patient Receiving Antithrombotic or Thrombolytic Therapy：American Society of Regional Anesthesia and Pain Medicine Evidence-Based Guidelines (Fourth Edition). Reg Anesth Pain Med, 43：263-309, 2018.
2) 日本ペインクリニック学会・日本麻酔科学会・日本区域麻酔学会 合同抗血栓療法中の区域麻酔・神経ブロック ガイドライン作成ワーキンググループ, 抗血栓療法中の区域麻酔・神経ブロックガイドライン, 2016. Available at：〈https://anesth.or.jp/files/pdf/guideline_kouketsusen.pdf〉
3) Ameer MA, et al：Spinal Epidural Abscess. Last Update：February 12, 2023. StatPearls [Internet]. Treasure Island (FL)：StatPearls Publishing
4) Tetsuka S, et al：Spinal epidural abscess：a review highlighting early diagnosis and management. JMA J, 3：29-40, 2020.
5) Grewal S, et al：Epidural abscesses. Br J Anaesth, 96：292-302, 2006.

❹ 悪心・嘔吐 (p.136)

1) Gan TJ, et al：Fourth Consensus Guidelines for the Management of Postoperative Nausea and Vomiting. Anesth Analg, 131：411–448, 2020.

❻ シバリング (p.142)

1) 日本麻酔科学会・周術期管理チーム委員会：体温調節とシバリング. 周術期管理チームテキスト第4版, p655-658, 665, 768, 2020.
2) 高木俊一：シバリング. 周術期ナビゲーション（野村実編）, p230-231, 医学書院, 2014.
3) 落合亮一：周術期における体温管理（低体温, 発熱, シバリング）. ICU と CCU, 39：703-710, 2015.

❼ 手術後のせん妄 (p.148)

1) American Psychiatric Association：Diagnostic and statistical manual of mental disorders, Fifth ed. p596-602, American Psychiatric Association, 2013.
2) Inouye SK, et al：Delirium in elderly people. Lancet, 383：911-922, 2014.
3) 日本精神神経学会監修：DSM-5 精神疾患の診断・統計マニュアル, p558-594, 医学書院, 2014.
4) Peterson JF, et al：Delirium and its motoric subtypes：a study of 614 critically ill patients. J Am Geriatr Soc, 54：479-484, 2006.
5) Bruera E, et al：Impact of delirium and recall on the level of distress in patients with advanced cancer and their family caregivers. Cancer, 115：2004-2012, 2009.
6) 内田裕之ほか：モーズレイ処方ガイドライン 第14版, p674-680, ワイリー・パブリック・ジャパン, 2022.
7) Pandharipande P, et al：Lorazepam is an independent risk factor for transitioning to delirium in intensive care unit patients. Anesthesiology, 104：21-26, 2006.
8) Kishi T, et al：Antipsychotic medications for the treatment of delirium：a systematic review and meta-analysis of randomised controlled trials. J Neurol Neurosurg Psychiatry, 87：767-774, 2016.
9) Rosenzweig AB, et al：A new approach to the prevention and treatment of delirium in elderly patients in the intensive care unit. J Community Hosp Intern Med Perspect, 5：27950, 2015.
10) Fadayomi AB, et al：A systematic review and meta-analysis examining the impact of sleep disturbance on postoperative delirium. Crit Care Med, 46：e1204-e1212, 2018.
11) Hatta K, et al：Preventive effects of ramelteon on delirium：a randomized placebo-controlled trial. JAMA Psychiatry, 71：397-403, 2014.
12) Adams AD, et al：The role of suvorexant in the prevention of delirium during acute hospitalization：A systematic review. J Crit Care, 59：1-5, 2020.
13) Lu Y, et al：Promoting sleep and circadian health may prevent postoperative delirium：A systematic review and meta-analysis of randomized clinical trials. Sleep Med Rev, 48：101207, 2019.

❽ 排尿障害・排便障害 (p.150)

1) 日本病院薬剤師会学術委員会令和4年度学術第5小委員会：根拠に基づいた周術期患者への薬学的管理ならびに手術室における薬剤師業務のチェックリスト（2022年度版）—術後, 令和4年8月29日.
2) 杉原健一ほか：大腸がんを生きるガイド - これから手術を受ける方へ——手術の後遺症. Available at：〈https://medical.nikkeibp.co.jp/leaf/all/cancernavi/daicho/column/201304/529638.html〉
3) 木口一成 編：子宮がん手術後に多くの患者さんが直面する排尿障害. Available at：〈https://gansupport.jp/article/measure/measure08/3459.html〉
4) 川島清隆：根治的前立腺摘除術の術前・術後管理. Uro-Lo, 22：181-184, 2017.

❾ 末梢神経障害と褥瘡 (p.151)

1) 西山純一：手術体位による合併症—末梢神経障害を中心に—. 日臨麻会誌, 37：201-209, 2017.
2) 日本麻酔科学会・周術期管理チーム委員会：手術体位；手術体位と患者の安全. 周術期管理チームテキスト 第4版, p527-535, 2020.

❿ リハビリテーション (p.156)

1) 厚生労働省：令和6年度診療報酬改定の概要, 2024.
2) Nepogodiev D, et al：Global burden of postoperative death. Lancet, 393 (10170)：401, 2019.

第4章　はじめての手術室

❶ 手術室の環境 (p.164)

1) 日本手術医学会：手術医療の実践ガイドライン（改訂第三版）. 日手術医会誌, 40 (suppl), 2019.
2) 日本医療福祉設備協会：病院設備設計ガイドライン（空調設備編）院空調設備の設計・管理指針 (HEAS-02-2022), 2022.

❸ 手術申し込みから退室までの流れ (p.167)

1) 日本麻酔科学会：アナフィラキシーに対する対応プラクティカルガイド，2021年2月26日制定．Available at：〈https://anesth.or.jp/files/pdf/response_practical_guide_to_anaphylaxis.pdf〉
2) 日本麻酔科学会：麻酔器の始業点検，2022年10月改訂第6版-3．Available at：〈https://anesth.or.jp/files/pdf/guideline_checkout_20221117.pdf〉
3) 日本麻酔科学会：安全な麻酔のためのモニター指針，第4回改訂版，2019.Available at：〈https://anesth.or.jp/files/pdf/monitor3_20190509.pdf〉

❺ 麻酔中に使用する薬剤の種類—全身麻酔と局所麻酔— (p.171)

1) 緒方宏泰ほか：アプライドセラピューティクス，p7-8，じほう，2000．
2) Dikmen Y, et al：Pulmonary mechanics during isoflurane, sevoflurane and des flurane anaesthesia. Anaesthesia, 58：745-748, 2003.
3) 稲田英一 監訳：MGH麻酔の手引き第6版，p266，メディカル・サイエンス・インターナショナル，2010．
4) Jankovic D, et al：Regional Nerve Blocks in Anethesia and Pain Therapy Fourth Edition, p6, Springer, 2015.
5) Duke J, et al：DUKE'S ANESTHTHESIA SECRETS FIFTH EDITION, p98, Saunders, 2015.
6) 髙崎眞弓：イラスト麻酔科 第2版，p89，文光堂，2003．

第5章 術式別 手術の流れ

⓫ 帝王切開術 (p.221)

1) 金山尚裕：産科疾患の診断・治療・管理—帝王切開術．日産婦会誌，60：N100-103，2008．
2) 杉本充弘：産婦人科手術—産科手術—帝王切開術．日産婦会誌，57：N424-427，2005．
3) 日本麻酔科学会：麻酔薬および麻酔関連薬使用ガイドライン 第3版第4訂—産科麻酔薬—．279-393，2019．
4) Ngan Kee WD, et al：Randomized double-blinded comparison of norepinephrine and phenylephrine for maintenance of blood pressure during spinal anesthesia for cesarean delivery, Anesthesiology, 122：736-745, 2015.

⓬ 経尿道的前立腺切除術 (p.225)

1) 日本泌尿器科学会：男性下部尿路症状・前立腺肥大症診療ガイドライン．リッチヒルメディカル，2017．
2) 日本化学療法学会/日本外科感染症学会：術後感染予防抗菌薬適正使用のための実践ガイドライン．日本化学療法学会・日本外科感染症学会，2016．
3) 日本循環器学会ほか編：肺血栓塞栓症および深部静脈血栓症の診断，治療，予防に関するガイドライン（2017年改訂版）．2018. Available at：〈https://www.j-circ.or.jp/cms/wp-content/uploads/2017/09/JCS2017_ito_h.pdf〉
4) 日本ペインクリニック学会・日本麻酔科学会・日本区域麻酔学会 合同 抗血栓療法中の区域麻酔・神経ブロック ガイドライン作成ワーキンググループ：抗血栓療法中の区域麻酔・神経ブロックガイドライン．真興交易医書出版部，2016．

⓭ 人工膝関節置換術 (p.232)

1) 日本化学療法学会/日本外科感染症学会：術後感染予防抗菌薬適正使用のための実践ガイドライン．日本化学療法学会・日本外科感染症学会，2016．

2) 日本整形外科学会診療ガイドライン委員会/日本整形外科学会症候性静脈血栓塞栓症予防ガイドライン策定委員会：日本整形外科学会 症候性静脈血栓塞栓症予防ガイドライン2017．南江堂，2017．
3) 日本麻酔科学会：局所麻酔薬中毒への対応プラクティカルガイド．2017. Available at：〈https://anesth.or.jp/files/pdf/practical_localanesthesia.pdf〉
4) 日本ペインクリニック学会・日本麻酔科学会・日本区域麻酔学会 合同 抗血栓療法中の区域麻酔・神経ブロック ガイドライン作成ワーキンググループ：抗血栓療法中の区域麻酔・神経ブロックガイドライン．真興交易医書出版部，2016．

⓮ 修正型電気けいれん療法 (p.235)

1) 本橋伸高ほか：電気けいれん療法（ECT）推奨事項 改訂版．精神誌，115：586-600, 2013.
2) 岡本長久ほか：脳科学辞典 電気けいれん療法．Available at：〈https://bsd.neuroinf.jp/wiki/電気けいれん療法〉
3) 鮫島達夫ほか：修正型電気けいれん療法（m-ECT）の麻酔法の現況と今後のあり方．総病精医，24：110-117，2012．

⓯ 眼科手術 (p.238)

1) 日本化学療法学会/日本外科感染症学会：術後感染予防抗菌薬適正使用のための実践ガイドライン．日本化学療法学会・日本外科感染症学会，2016．
2) 日本化学療法学会/日本外科感染症学会：術後感染予防抗菌薬適正使用のための実践ガイドライン（追補版）．日外感染症会誌，17：154-165, 2020.
3) 大路正人ほか：眼内長期滞留ガス（SF_6, C_3F_8）使用ガイドライン 2010．日眼会誌，114：110-115, 2010.
4) Gan TJ, et al：Fourth Consensus Guidelines for the Management of Postoperative Nausea and Vomiting. Anesth Analg, 131：411-448, 2020.

mini lecture

● 喫 煙 (p.30)

1) Warner DO, et al：Perioperative abstinence from cigarettes：physiologic and clinical consequences. Anesthesiology, 104：356-367, 2006.
2) Yamashita S, et al：Effect of smoking on intraoperative sputum and postoperative pulmonary complication in minor surgical patients. Respir Med, 98：760-766, 2004.
3) Turan A, et al：Smoking and perioperative outcomes. Anesthesiology, 114：837-846, 2011.
4) Gronkjaer M, et al：Preoperative smoking status and postoperative complications：a systematic review and meta-analysis. Ann Surg, 259：52-71, 2014.
5) Dilworth JP, et al：Postoperative chest infection after upper abdominal surgery：an important problem for smokers. Respir Med, 86：205-210, 1992.
6) Schwilk B, et al：Perioperative respiratory events in smoker and nonsmokers undergoing general anesthesia. Acta Anaesthesiol Scand, 41：348-355, 1997.
7) Wellman JJ, et al：Respiratory complications of surgery, in Medical Management of the Surgical Patient (2nd ed), Butterworth, p155-160, 1988.
8) Thomsen T, et al：Effect of preoperative smoking cessation interventions on postoperative complications and smoking cessation. Br J Surg, 96：451-461, 2009.
9) Theadom A, et al：Effects of preoperative smoking cessation on the incidence and risk of intraoperative and postoperative complications in adult smokers：a systematic review. Tob Control, 15：352-358, 2006.
10) Barrera R, et al：Smoking and timing of cessation：impact on pulmonary complications after thoracotomy. Chest, 127：1977-1983, 2005.

11) Mills EJ, et al：Cardiovascular events associated with smoking cessation pharmacotherapies：a network meta-analysis. Circulation, 129：28-41, 2014.

● 白内障手術患者の薬剤服用歴―α₁遮断薬―(p.39)
   1) Chang DF, et al：Intraoperative floppy iris syndrome associated with tamsulosin. J Cataract Refract Surg, 31：664-673, 2005.
   2) 村松郁延ほか：α₁アドレナリン受容体の分類とα₁遮断薬の最新情報. 薬学雑誌, 126：187-198, 2006.

● 注射薬配合変化試験における基本的な知識とピットフォール (p.55)
   1) Ayari G, et al：Y-site compatibility of intravenous medications commonly used in intensive care units：laboratory tests on 75 mixtures involving nine main drugs. Pharm Technol Hosp Pharm, 7：1-13, 2022.
   2) 佐藤淳也ほか：側管から投与されるオクトレオチドのステロイド注射剤および静脈栄養剤との配合変化. 日緩和医療薬誌, 10：61-67, 2017.
   3) Kondo M, et al：Physical compatibility of remimazolam with opioid analgesics, sedatives, and muscle relaxants during simulated Y-site administration. Am J Health Syst Pharm, 80：e53-e58, 2023.
   4) Foushee JA, et al：Y-site physical compatibility of hydrocortisone continuous infusions with admixtures used in critically ill patients. Am J Health Syst Pharm, 77：1144-1148 2020.
   5) 近藤匡慶ほか：臨床現場における薬剤師の役割　注射薬配合変化回避に向けた情報提供. 日医大医会誌, 16：144-154, 2020.
   6) シオノギファーマ株式会社, 医薬品インタビューフォーム オキファスト®注10mg, オキファスト®注50mg, 2020年3月改訂(第9版).

● 直接動脈圧測定法とヘパリン加生理食塩液 (p.122)
   1) Clifton GD, et al：Comparison of normal saline and heparin solutions for maintenance of arterial catheter patency. Heart Lung, 20：115-118, 1991.
   2) Del Cotillo M, et al：Heparinized solution vs. saline solution in the maintenance of arterial catheters：a double blind randomized clinical trial. Intensive Care Med, 34：339-43, 2008.
   3) 石田健一郎ほか：動脈圧ラインに使用したヘパリン加食によるヘパリン起因性血小板減少症の1例. 日救急医会誌, 22：174-80, 2011.
   4) 松尾武文：ヘパリン起因性血小板減少症(Heparin-induced thrombocytopenia：HIT)の診断. 日血栓止血会誌, 19：191-194, 2008.

● 骨吸収抑制薬に関連する顎骨壊死・顎骨骨髄炎 (p.130)
   1) Newland MC, et al：Dental injury associated with anesthesia：a report of 161,687 anesthetics given over 14 years. J Clin Anesth, 19(5)：339-345, 2007.
   2) 第一三共株式会社：プラリア皮下注60mgシリンジ インタビューフォーム, 2024年4月改訂(第15版).
   3) 第一三共株式会社：ランマーク皮下注120mg インタビューフォーム, 2022年11月改訂(第13版).
   4) 厚生労働省：重篤副作用疾患別対応マニュアル ビスホスホネート系薬剤による顎骨壊死(2009年5月). Available at：〈http://www.mhlw.go.jp/topics/2006/11/dl/tp1122-1l01.pdf〉
   5) Marx RE：Pamidronate (AREDIA) and Zoledronate (ZOMETA) induced avascular necrosis of the jaws：A growing epidemic. J Oral Maxillofac Surg, 61(21)：1115-1118, 2003.
   6) Mavrokokki T, et al：Nature and frequency of bisphosphonate-associated osteonecrosis of the jaws in Australia. J Oral Maxillofac Surg, 65：415-423, 2007.
   7) Ficarra G, et al：Osteonecrosis of the jaws in periodontal patients with a history of bisphosphonates treatment. J Clin Periodontol, 32：1123-1128, 2005.
   8) Advisory Task Force on Bisphosphonate-Related Ostenonecrosis of the Jaws, American Association of Oral and Maxillofacial Surgeons：American Association of Oral and Maxillofacial Surgeons position paper on bisphosphonate-related osteonecrosis of the jaws. J oral Maxillofac Surg, 65(3)：369-376, 2007.

● 筋弛緩薬の拮抗 (リバース) (p.135)
   1) 中塚逸央：新しい筋弛緩回復薬. 日本における筋弛緩拮抗と残の状況. 日臨麻会誌, 33：205-211, 2013.
   2) 鈴木孝浩ほか：新しい筋弛緩回復薬. スガマデクスと抗コリンエステラーゼ薬との拮抗の差異. 日臨麻会誌, 33：193-199, 2013.

● 血管吻合時のパパベリンとオルプリノンの局所使用 (p.147)
   1) 瀬川 弘ほか：脳血管攣縮に対する塩酸パパベリンの脳槽内投与の効果. Neurol Surg, 14：847-854, 1986.
   2) 内田直里ほか：左前胸部小切開法による心拍動下冠動脈バイパス手術の1例. 広島医, 50：915-917, 1997.
   3) 田中直子：長期開存を目指したヒト冠動脈バイパス血管の薬理学的検討. 科学研究費補助金データベース. Available at：〈https://kaken.nii.ac.jp/report/KAKENHI-PROJECT-19790082/197900822008jisseki/〉
   4) Arakawa Y, et al：Milrinone reduces cerebral vasospasm after subarachnoid hemorrhage of WFNS Grade IV or V. Neurol Med Chir, 44：393-401, 2004.

● 術中覚醒 (p.154)
   1) Domin KB, et al：Awareness during anesthesia：a closed claims analysis. Anesthesiology, 90：1053-1061, 1999.
   2) Ghoneim MM, et al：Awareness during anesthesia：risk factors, causes and sequelae：a review of reported cases in the literature. Anesth Analg, 108：527-535, 2009.
   3) Pandit JJ, et al：The 5th National Audit Project (NAP5) on accidental awareness during general anaesthesia：summary of main findings and risk factors. Anaesthesia, 69：1089-1101, 2014.
   4) Sebel PS, et al：The incidence of awareness during anesthesia：a multicenter United States study. Anesth Analg, 99：833-839, 2004.
   5) Cook TM, et al：5th National Audit Project (NAP5) on accidental awareness during general anaesthesia：patient experiences, human factors, consent, and medicolegal issues. Br J Anaesth, 113：560-574, 2014.
   6) 日本麻酔科学会：周術期の誤薬・誤投与防止対策―薬剤シリンジラベルに関する提言―. Available at：〈https://anesth.or.jp/files/pdf/guideline_0604.pdf〉
   7) 現行制度の下で実施可能な範囲におけるタスク・シフト／シェアの推進について. 医政発0930第16号, 令和3年9月30日. Available at：〈https://www.jshp.or.jp/cont/21/1004-2.pdf〉

● 気化器の医療安全対策 (p.191)
   1) 日本麻酔科学会：麻酔器の始業点検, 2022年10月改訂第6版-3.

● 灌流液 (p.201)
   1) 布施秀樹：Question TUR症候群はなぜ起こるのですか？また, 起こりやすさに個人差はあるのですか？. 泌尿ケア, 17：311-313, 2012.

● 局所麻酔薬レスキュー (p.230)
   1) Neal JM, et al：American Society of Regional Anesthesia and Pain Medicine Local Anesthetic Systemic Toxicity Checklist：2020 Version. Reg Anesth Pain Med, 46：81-82, 2021.
   2) Cave G, et al：AAGBI Safety Guideline. Management of Severe Local Anaesthetic Toxicity. Available at：〈https://www.aagbi.org/sites/default/files/la_toxicity_2010_0.pdf〉
   3) 日本麻酔科学会：局所麻酔中毒への対応プラクティカルガイド, 2017.

付録

根拠に基づいた周術期患者への薬学的管理ならびに手術室における薬剤師業務のチェックリスト（2022年度版）

一般社団法人日本病院薬剤師会 学術委員会
令和4年度学術第5小委員会

はじめに

　医療の高度化，多様化，高齢化，全国的な手術件数急増により，周術期薬物療法への薬剤師介入は，病院運営における強いニーズとなり，これまで当会は日本麻酔科学会周術期管理チーム委員会，日本手術医学会より薬剤師の手術室配置を強く要望を受けてまいりました．さらに配置要望と同時に日本麻酔科学会，日本手術医学会でも，周術期薬物療法における薬剤師の早急の業務確立を望む声があり，日本麻酔科学会は2014年より認定制度を発足し，2016年より周術期管理チーム薬剤師の認定制度が始まりました．しかし，これまでは手術室薬剤師業務の多くは医薬品管理の延長にとどまり，医師負担軽減のみになりかねない現状があります．したがって周術期医療における薬剤師の業務を医薬品管理にとどまらず，外来で手術が決まった時点から医師と協働で薬物治療に対する管理と提案をするあるべき姿へ進化させるために周術期患者への薬物療法の質的向上のアウトカムを示していく必要があります．

　厚生労働省は2021年に「現行制度の下で実施可能な範囲におけるタスク・シフト/シェアの推進について」の医政局長通知を発出し，医師から他の医療従事者へのタスク・シフト/シェアを推進する方針を打ち出しています．2022年度の診療報酬改定では，薬剤師の周術期薬剤管理を促進するために，麻酔管理料に周術期薬剤管理加算が新設されました．あわせて，術後疼痛管理チーム加算も新設され，周術期管理に対する予測予防型の薬学的管理の標準化を立案して薬剤師の役割を明確化していくことが急務です．

　2022年度版は初版と比べ初版：計23区分59項目（術前10区分28項目，術中4区分23項目，術後9区分18項目），2022年度版：計29区分75項目（術前12区分29項目，術中5区分25項目，術後12区分21項目）となりました．各項目に推奨されるチェック内容，解説ならびに根拠を付記しました．2022年8月現時点では全てを実施することを推奨することや，優先順位を設定しているものではありません．優先順位は各医療機関の実情にあわせて医療安全の視点で不十分な体制の区分・項目ならびに手術室ならびに病棟との連携でチーム医療の中でニーズが高い区分・項目からの参加をご検討いただき上で，会員の先生方の医療機関で活用いただければ幸いです．

学術委員会委員長　島田美樹
学術第5小委員会委員長　舟越亮寛
委員　柴田ゆうか，柴田みづほ，阿部　猛，長谷川哲也，宮田祐一，竹之内正記

■ 術前

区　分	管理項目	推奨されるチェック内容	解　説
周術期の薬学的管理情報の収集と共有	かかりつけ医療機関，かかりつけ薬局との連携	□かかりつけ医療機関の紹介状などを参照する □かかりつけ薬局，薬剤師の把握と薬学的管理情報を共有する	入院前の実際の服薬状況確認は，患者・家族などへの聞き取り，紹介状，お薬手帳，医薬品情報提供文書，かかりつけ医やかかりつけ薬局への問い合わせなどを通じ，正確に行う．
	周術期薬学的管理情報の伝達，共有化	□患者情報の収集，伝達及び共有化に関与する □手術室との情報共有化の手段として診療録，情報提供シートなどを確立する	術前評価のために，術前早期より薬剤師が収集した薬学的管理情報を提供することが重要である．これらの情報は麻酔科医はじめ周術期に関与する多職種スタッフで共有する必要がある．また，診療録や申し送りを通じた術前患者情報の共有により，薬剤師間で情報を連携することが重要である．
	術前の薬学的介入	□入院前（外来）に患者のプライベートを確保できる場所で服薬状況を聞き取り，休薬指導などの介入を実施する □術前評価のために薬学的管理情報を提供する □術前準備（スクリーニング，検査）のために薬学的管理情報を提供する	術前だけでなく日常的に情報伝達の手段を確保しておく必要がある．緊急入院手術の場合も積極的に持参薬情報を収集すべきである． 閉塞隅角緑内障，前立腺肥大，重症筋無力症のある患者には抗コリン薬は禁忌であるなど，患者の疾患情報と使用医薬品についても積極的に確認していく．一例として，アトロピンは術中頻用されるため，閉塞隅角緑内障患者の場合は治療状況を確認し，使用可能か否かを情報共有する．
術前休止・継続対象医薬品の把握と休止・継続の指示および実施の確認	術前休止・継続対象医薬品の使用状況の確認	□使用医薬品，入院日，手術日を確認する □術前休止医薬品の有無と医師からの休止指示，休止日を確認する □診療録などに記載することにより，医師・看護師へ情報を提供する	術前休止対象医薬品はその服薬理由を確認し，服薬状況に関する情報を共有する必要がある．あわせて，術前に休止すべきでない医薬品の確認と指導も重要である．
	術前休止・継続医薬品の院内取決めの作成	□術前休止・継続医薬品の院内の取決めを作成する □術前休止・継続を考慮する医薬品一覧を作成し，適宜情報を更新する	施設毎に関係部署や診療科と協議して術前休薬ガイドラインを作成する． ただし休薬期間は医薬品特性の観点からの推奨期間であるため，実際の休薬指示は患者個々の状況や各種ガイドラインを考慮して判断されることがある． 薬価収載情報から術前休止対象となる医薬品の情報を入手し，休止医薬品一覧表の更新を適宜行う．

■ 術前

区　分	管理項目	推奨されるチェック内容	解　説
術前休止・継続対象医薬品の把握と休止・継続の指示および実施の確認	術前休止による血栓リスクを考慮した管理計画の作成	□ 各術式の出血リスク，血栓リスクを確認する □ 管理計画を作成し，医師・看護師などへ情報提供する □ 休止医薬品の再開時期を確認する	術前の抗血栓薬の休止は，「抗血栓薬の使用理由，休止した場合の原疾患リスク」という患者側の要因と，「麻酔方法の選択や手術の緊急度，手術部位，侵襲度」といった手術側の要因の両者を把握した上で，周術期に休止することのリスクとベネフィットを十分に考慮し，判断しなければならない．病態によっては，抗血栓療法を継続した状態で手術することもあり，周術期に関与するスタッフ間での情報共有が必要である．直接作用型経口抗凝固薬(direct oral anticoagulant：DOAC)では腎機能に応じた休薬期間の調整が必要である[1]． 歯科的処置・胃および大腸内視鏡検査での観察のみ・白内障手術・緑内障手術・体表面の小手術は，抗血栓薬の休止が不要とされるため，継続したまま手術することが多い[2]． 抗血栓薬休止による血栓症発現の高リスク患者として，機械弁による弁置換術後・CHADS2スコアが高値の心房細動・薬剤溶解ステント(Drug Eluting Stents：DES)留置後の二剤併用期間・高度狭窄血管病変などが挙げられる[3]． 冠動脈ステント留置後の患者は，外科，麻酔科，循環器内科で血栓リスク，出血リスクを協議し，出血リスクが高くない場合はアスピリンを継続し，出血リスクが高く休薬が必要な場合には極力休薬期間を短くする[1]． アスピリン使用中で冠動脈バイパス術(Coronary artery bypass grafting：CABG)を施行される患者では，アスピリンを継続する．P2Y12受容体拮抗薬使用中でCABGを施行される患者では，作用消失時間を考慮した休止期間を考慮する[2]． ヘパリンによる抗血小板薬の代替療法は，ステント血栓症予防についての有効性が示されておらず，推奨されない[4]． 心房細動でワルファリンを使用している患者における術前のヘパリンによる代替療法は推奨されない．ただし，人工弁置換術後などで確実な抗凝固療法の継続が必要とされる患者では，術前のヘパリン代替療法は考慮される可能性がある[2]．
	休止に関するリスク・ベネフィットの患者への説明と同意の確認	□ 休止の説明が適切に行われているか確認する □ 休止の説明内容について医師と協議する	休止によるリスクやベネフィットを患者が理解しているか確認し，十分な説明に基づく同意を得る必要がある．休止の説明内容や可否の判断に関しては，手術施行診療科医師や麻酔科医師と情報を共有する．
	静脈血栓塞栓症(Venous Thromboembolism：VTE)のリスクの適正な評価と予防法の計画	□ 手術毎の血栓リスクがクリニカルパスに反映されているか確認する． □ 血栓リスクの評価法を確認する．	静脈血栓の形成には血流のうっ滞・血液凝固能の亢進・血管壁の損傷が深く関与している． 危険因子は患者背景因子(低リスク：肥満・エストロゲン治療・下肢静脈瘤など，中リスク：高齢・長期臥床・うっ血性心不全など，高リスク：VTEの既往・血栓性素因・下肢麻痺など)と，手術背景因子(年齢や術式による低・中・高の3リスク)の2つに分類でき[5]，これらを基に患者個々に評価することが重要である． 各リスクレベルにより早期離床や弾性ストッキングなど推奨される予防法が異なる．薬物的予防法として，抗凝固療法は各医薬品の適応手術や投与期間などが異なり，腎機能などに応じた投与量・活性化部分トロンボプラスチン時間(Activated Partial Thromboplastin Time：APTT)やPT-INR (Prothrombin Time-International Normalized Ratio)などの確認が必要である．

■ 術 前

区 分	管理項目	推奨されるチェック内容	解 説
術前休止・継続対象医薬品の把握と休止・継続の指示および実施の確認	血栓症リスクを有する医薬品の把握と休止の確認	□選択的エストロゲン受容体調整薬 (Selective Estrogen Receptor Modulator：SERM)・女性ホルモン製剤使用の有無を確認する □術式，血栓リスクを考慮してSERM・女性ホルモン製剤の休止の有無とその期間を確認する	手術による飲水制限や不動状態，術後の安静臥床に対してエストロゲンとプロゲステロン製剤による血栓化傾向への影響が加わることで，より血栓症発現リスクは増加すると考えられる． 経口避妊薬 (Oral Contraceptives：OC)・低用量エストロゲン・プロゲスチン配合薬(Low dose Estrogen Progestin：LEP)ガイドライン2020年度版では，45分を超える手術では少なくとも手術の4週間前からOCは中止し，術後，不動状態が解除されるまではOCの再開を避ける必要性を示している[6]．
	ワクチン接種の確認	□ワクチンの接種状況および接種スケジュールを確認し，接種推奨時期を患者に指導する	明確なエビデンスは見出せないが，予防接種後の全身麻酔・手術は，最短でも不活化ワクチンで2日，生ワクチンで3週間の間隔をあけることが望ましい．また，全身麻酔手術後は2〜4週間，最短でも1週間は予防接種を避けることが望ましい[7]． また，COVID-19ワクチン接種後の全身麻酔施行までの期間は，米国疾病予防管理センター (Centers for Disease Control and Prevention：CDC) では2週間，Royal College of Surgeons of England (RCS) では数日とされている[8]．
前投薬	不安軽減に関する薬物療法	□手術麻酔について受容が不十分な場合など，適宜前投薬の有無を確認する □小児手術の場合，年齢などを確認する	投薬による過鎮静・せん妄といったリスクを考慮し，従来ほどルーチンに使用されていない． 小児は人見知りが始まる6か月〜4歳では親との分離拒否が強いため，安全な麻酔導入を目的として必要に応じて鎮静剤を考慮する． ペンタゾシンやブプレノルフィン注射液は，頭部傷害がある患者又は頭蓋内圧が上昇している患者では頭蓋内圧が上昇することがあるため禁忌である．
	術後悪心・嘔吐 (Postoperative Nausea and Vomiting：PONV) のリスク評価と予防投与	□PONVのリスク因子を評価する	リスク因子として女性，非喫煙，術後悪心・嘔吐や乗り物酔いの既往歴，術後のオピオイド鎮痛薬使用，年齢(若年者)，術式(胆嚢摘出術，腹腔鏡手術，婦人科手術) などが挙げられる． Apfel simplified risk scoreでは，PONVの頻度はリスク因子のない場合は10％だが，女性，非喫煙者，術後悪心・嘔吐や乗り物酔いの既往歴，術後のオピオイド鎮痛薬使用のうちリスク因子が1つ増加するごとに20，40，60，80％と増加する[9]．
		□PONVのリスクを軽減させる □PONVの予防方法を提案する	予防薬として保険適用があり広く使用されているメトクロプラミドのほか，保険適用ではないものとしてドロペリドール，デキサメタゾンがあげられる[7]．グラニセトロン塩酸塩とオンダンセトロン塩酸塩水和物の5製剤は公知申請に関わる事前評価が終了し，2021年8月に保険適用された[10]． PONVハイリスク患者に対して，手術部門や麻酔科医と連携して手術時に予防薬を投与するシステムを構築しておくことが望ましい．
アレルギー歴	ラテックスアレルギーの把握	□ラテックスアレルギーの有無を確認する □ラテックスアレルギー患者に使用できない院内採用医薬品を確認する	注射薬のバイアルゴム栓部分にラテックスを使用している医薬品が一部あり注意する． 患者自身がラテックスアレルギーを認識しておらず，その情報が医療者に伝わらないことがあるため，疑わしい場合はラテックスフリーで対応を行う．

■ 術前

区 分	管理項目	推奨されるチェック内容	解 説
アレルギー歴	アルコールアレルギーと消毒薬の対処法	☐アルコールアレルギーの有無を確認する	アルコールアレルギーのある患者にはポビドンヨードを使用する．また，ポビドンヨードの脱色に使用するチオ硫酸ナトリウム・エタノール液の使用も避ける．
		☐ヨードアレルギーの有無を確認する	ヨード過敏症の患者には，クロルヘキシジン製剤を使用する．ただしクロルヘキシジン製剤は粘膜面や脳，脊髄，耳には禁忌である．
	造影剤アレルギーと対処法	☐造影剤アレルギーの既往歴を確認する ☐代替医薬品を提案する ☐ヨードアレルギーの有無を確認する ☐甲状腺疾患の既往歴を確認する	非イオン性造影剤はイオン性ヨード造影剤に比べて副作用の頻度は低い． ヨードアレルギーは，ポビドンヨードは禁忌である． 甲状腺疾患の既往がある場合のポビドンヨードの使用はヨード過剰に対する自己調節メカニズムが機能できず，症状が悪化することがある[11]．
	局所麻酔剤アレルギーと対処法	☐アレルギー歴と重症度を確認する	局所麻酔薬によるアレルギー反応としては，主に「エステル型」が多いとされている．リドカインやブピバカインにはバイアル製剤が存在し，「マルチドーズ」という使用上の特性を考慮して保存剤（メチルパラベン）が添加されているため，局所麻酔薬投与によるアレルギー反応としては，これら保存剤が起因となるケースもある[12]． なお，歯科麻酔に使用する歯科用キシロカインカートリッジは，アレルギーの一因とされる添加剤パラベンが2005年より添加されずに製剤化されている．
	喘息（アスピリン喘息）と対処法	☐アレルギー歴と重症度を確認する	アスピリンや酸性解熱鎮痛薬で喘息，蕁麻疹などの既往がある場合，他の非ステロイド性消炎鎮痛薬（Non-Steroidal Anti-Inflammatory Drugs：NSAIDs）と交差過敏が懸念される．COX選択性のないNSAIDSは禁忌であり特に注意が必要である．アセトアミノフェン注もアスピリン喘息に対して禁忌である．
	食物アレルギーと使用医薬品の対処法	☐卵アレルギー，大豆アレルギー，ヤシ油アレルギー，ココナッツアレルギー既往の有無を確認する ☐患者の宗教的，信仰的背景により使用できない医薬品を確認する	アレルギーと嗜好との混合を避けること．プロポフォールは卵・大豆・ヤシ油・ココナッツを添加しており，これらのアレルギーに注意する．このほか，フルルビプロフェンアキセチル，脂肪乳剤などダイズ油，卵黄レシチンを含む医薬品にも注意が必要である．ソナゾイド注射用は，鶏卵由来の安定剤（水素添加卵黄ホスファチジルセリンナトリウム）を用いているため，卵又は卵製品にアレルギーのある患者は原則禁忌である． 患者の宗教的，信仰的背景により，ブタの腸粘膜由来のヘパリンなどは使用できないなど使用薬剤に制限があり，患者に確認を行う必要がある．
	抗菌薬アレルギーと使用医薬品の対処法	☐アレルギー歴と重症度を確認する ☐代替医薬品の提案・確認を行う	βラクタム薬アレルギーは，グラム陽性菌のみをターゲットとする手術ではクリンダマイシン（Clindamycin：CLDM）またはバンコマイシン（Vancomycin：VCM）を選択する．グラム陽性菌，グラム陰性菌を考慮する手術ではCLDMまたはVCMと，アミノグリコシド系薬またはフルオロキノロン系薬またはアズトレオナムとの併用を，グラム陽性菌，グラム陰性菌，嫌気性菌を考慮する手術ではアミノグリコシド系薬またはフルオロキノロン系薬とメトロニダゾール（下腹部，婦人科）またはクリンダマイシン（口腔，咽頭）の併用を行う[13]．

■ 術前

区　分	管理項目	推奨されるチェック内容	解　説
サプリメント，健康食品，市販薬	手術，麻酔に影響するサプリメント・健康食品・市販薬の把握	□ サプリメント・健康食品・市販薬の使用状況を確認する □ サプリメント・健康食品・市販薬の休止を確認する	サプリメントや健康食品，市販薬には，出血リスクを高めるもの，麻酔や心血管系に影響を及ぼすもの，医薬品との相互作用のあるもの，免疫系への作用を持つ成分を含むものがあり，術前の使用を中止することが望まれる[7]。 周術期は麻酔や侵襲を伴う医療行為が行われ，安全面において万全な体制で周術期管理を行う必要がある．患者には術前の使用状況によっては麻酔方法や手術に対してリスクを高めることを十分に説明し，理解を得た上で使用中止の指導を行うことが重要である．
腎機能	周術期の腎障害と危険因子の確認	□ 術前のリスクファクターを確認する	リスクファクターが多いと術後に急性腎障害（Acute Kidney Injury：AKI）を発症する可能性が高くなる．リスクファクターとして65歳以上，緊急手術，米国麻酔学会術前状態分類（American Society of Anesthesiologists Physical Status：ASA-PS）Class4以上，開胸，開腹，大血管手術，術前合併症としてうっ血性心不全もしくは虚血性心疾患の存在，RCRI（Revised Cardiac Risk Index）が2点以上があげられる[7]．
		□ 疼痛管理に使用する医薬品の内容を確認し，患者の腎機能に対する投薬の妥当性を評価する	術前の腎機能が中など度以上低下している場合は，周術期の疼痛管理薬としてNSAIDsの使用は控える．
術前の感染管理	適正な抗菌薬の選択	□ 手術部位の常在細菌に抗菌活性のある医薬品を選択している □ 手術操作が及ぶ部位から常在細菌以外の細菌が検出されていないか確認する	術後感染予防抗菌薬は一般的に以下の基準で選択する[13]． ① 術中汚染が予想される細菌に対し，十分な抗菌力を有する ② 術野の汚染菌の発育を阻止するのに十分な濃度が得られる ③ 菌交代現象が起こりにくく，耐性菌が出現しにくい ④ 副作用が発現しにくく，麻酔薬や筋弛緩薬との相互作用がない ⑤ 術野の汚染菌量を患者の防御機能でコントロールできる程度まで減らせる
	抗菌薬の初回投与量とタイミングの確認，術中追加の投与設計	□ 治療量を用いること，肥満の有無，腎機能低下の有無などを考慮し，投与量が適切か確認する	予防抗菌薬であっても治療量を用いる．また，肥満の患者では血中および組織内の抗菌薬濃度が対象とする細菌群の最小発育阻止濃度以下となるため，80kg以上でセファゾリン1回2gなど増量を考慮する．また，腎機能低下症例については，推定クレアチニンクリアランスなどを考慮し，再投与の間隔や投与量の調節を行う．ただし初回投与量は腎機能低下による減量は不要である（腎機能低下時は排泄が遅くなっているだけで初回投与量とは無関係）．
		□ 投与タイミングが手術前であることを確認し，駆血のためのターニケットの使用，帝王切開術施行の有無を考慮する．	手術開始時点で，十分な血中濃度や組織中濃度が必要なため，切開の1時間前以内に投与を開始する．バンコマイシンとフルオロキノロン系薬は2時間以内に投与を開始する．整形外科領域などで駆血のためにターニケットを使用する場合は，加圧する5～10分前に抗菌薬の投与を終了する[14]．帝王切開では母体の手術部位感染症（Surgical Site Infection：SSI）や子宮内膜炎などの予防目的で，他の手術と同様に術前1時間以内の投与を推奨する[15,16]．

■ 術前

区　分	管理項目	推奨されるチェック内容	解　説
ステロイド使用と補充療法	ステロイドカバーの実施の有無と使用計画の確認，投与時の注意事項の確認と対処	□ステロイドの使用歴を確認する □麻酔科・手術施行診療科でステロイドカバー実施の基準と，投与量を予め決めている	生体に身体的ストレスや心理的ストレスが加わると，生体機能を調整する視床下部下垂体性腺軸（Hypothamic-Pituitry-Adrenal axis：HPA axis）が活性化されてコルチゾール濃度が上昇し，生体の恒常性を維持するように働く[17]．長期間のステロイド投与はHPA axisを抑制し，また副腎皮質が委縮して二次性の副腎皮質不全に陥る．HPA axisが抑制された状態で手術を行うと，生体内で適切な副腎皮質刺激ホルモン（Adrenocorticotropic Hormone：ACTH）やコルチゾールの産生が出来ずに急性副腎不全（副腎クリーゼ）を発症し，低血圧性ショック状態になる危険性が高い[12]． ステロイドカバー実施の基準に関しては手術前のステロイドの使用量及び使用期間を考慮して判断し，投与量，投与期間は，手術の侵襲度に応じて設定される[12]．
		□アスピリン喘息の既往を確認する	コハク酸エステル型静注ステロイドをアスピリン喘息患者に投与すると喘息発作リスクがあがる．リン酸エステル型の点滴静注での緩徐な投与，又は内服を使用すること[18]．
		□妊娠の可能性を確認する	通常，胎児の副腎機能不全を考慮する必要はないため，ステロイドカバーの投与量は非妊婦と同様である．
麻酔方法の確認と合併症の予防	脊髄くも膜下麻酔・硬膜外麻酔の確認	□抗血栓薬などの出血性リスクを有する医薬品の休止を確認する □禁忌となる止血・凝固能異常の有無を確認する	抗血栓薬などの出血性リスクを有する医薬品を使用中の場合，硬膜外血腫などの合併症を起こす可能性が増大するため休止期間を設ける必要がある．休薬が困難な場合，脊髄くも膜下麻酔や硬膜外麻酔を中止し，出血リスクの低い区域麻酔への変更や全身麻酔のみとすることを麻酔科医と協議する．
		□術中合併症を確認する	（術中合併症）低血圧・徐脈，呼吸抑制，嘔気・嘔吐
		□術後合併症を確認する	（脊髄くも膜下麻酔の術後合併症） 脊椎麻酔後頭痛／硬膜穿刺後頭痛，嘔気・嘔吐，術後神経障害，排尿困難，掻痒感 （硬膜外麻酔の術後合併症） 下肢運動麻痺，硬膜外血腫，硬膜外膿瘍・髄膜炎，硬膜穿刺，全脊髄麻酔，局所麻酔中毒 静脈麻酔と区域麻酔，神経ブロックでは，抗血栓薬の推奨休薬期間が異なる医薬品があるため，注意が必要である[19]．
	神経ブロックの確認	□神経ブロックに共通する合併症を確認する	合併症としては，局所麻酔薬によるものと手技に固有のものがある[7]． 【共通する合併症】 神経損傷，局所麻酔中毒
		□各神経ブロック特有の合併症を確認する	【特有の合併症】 腕神経叢ブロック（気胸，血管穿刺），坐骨神経ブロック（下肢運動麻痺）
術後回復能力強化 (Enhanced Recovery After Surgery：ERAS)	術前体液管理と経口補水療法 (Oral Rehydration Therapy：ORT)，絶飲食時間の確認	□絶飲絶食時間と内服の有無を確認する □過剰な輸液やナトリウム負荷を抑える □術前の腸管前処置は原則として不要，術後絶食は不要であることを確認する	望ましい経口的補水方法の条件として，①輸液療法と同などの水分・電解質補給効果を有すること，②摂取した飲料が胃から迅速に小腸に排出されることが挙げられる． 麻酔導入2時間前までの飲水（clear fluids），6-8時間前までの固形食物の摂取が可能である[7]．

■ 術 前

区　分	管理項目	推奨されるチェック内容	解　説
術後疼痛管理	術後鎮痛計画と患者への説明	□術式に特化した鎮痛薬の使用方法を検討する □術前にオピオイド鎮痛薬を使用してる患者に対する鎮痛法を検討する □術後疼痛管理チームへの参加および病棟スタッフとの連携を図る	疼痛は，呼吸・循環・内分泌・免疫系へ影響し，合併症や遷延性術後痛の原因となる． 疼痛評価には院内共通ツールを利用する． 患者自己調節鎮痛法(Patient Controlled Analgesia：PCA)ポンプの使用が予定されている場合には，術後に適切に使用できるように，術前に使用方法を説明する． 作用部位・作用機序の異なる鎮痛薬や区域麻酔（硬膜外麻酔，末梢神経ブロック，創部への局所浸潤麻酔）などの鎮痛法を2種類以上組み合わせる手法（マルチモーダル鎮痛法）が推奨されている． 術前にオピオイド鎮痛薬を使用している患者は，オピオイド鎮痛薬へのオピオイド誘発性痛覚過敏（Opioid Induced hyperalgesia：OIH）を生じている可能性があるため，鎮痛効果が不十分になるリスクがある．区域麻酔の使用やオピオイド鎮痛薬以外の医薬品の使用を検討する．
術後せん妄，認知機能障害	術後せん妄のリスクの評価・予測・予防	□せん妄リスクを評価する □せん妄の要因となりうる因子を確認し，除外の検討を行う	ベンゾジアゼピン受容体作動薬，抗コリン作用を有する医薬品，ステロイド，オピオイド鎮痛薬，抗パーキンソン病薬などせん妄のリスクとなる医薬品を把握し，これらの医薬品を使用している患者はハイリスク患者としてせん妄予防を行う． 医薬品以外のものとして，全身麻酔手術，70歳以上，脳器質的障害，認知症，アルコール多飲，せん妄の既往は，せん妄のリスクがあることから，これらに該当する患者には，疼痛コントロール，脱水の予防などの対応が重要である[20]． 不眠はせん妄を悪化させるため，せん妄のリスク患者の場合には積極的に介入するが健忘作用やせん妄のリスクがあるベンゾジアゼピン受容体作動薬の新たな処方は避ける．

■ 術中

区　分	管理項目	推奨されるチェック内容	解　説
医薬品の適正使用	注射ルートに関する使用指針の作成及び活用	□術中に使用される代表的な医薬品の配合変化について表などにまとめ，分かりやすく掲示する □ポリ塩化ビニル（Polyvinyl Chloride：PVC）製でない輸液セットや，可塑剤としてフタル酸ジ-2-エチルヘキシル（Di(2-ethylhexyl) phthalate：DEHP）を含まない輸液セットを手術室に採用し，これらを使用する必要がある医薬品について情報提供する	配合変化を起こす医薬品は，事前に情報提供を行う． 例）チオペンタールナトリウムとロクロニウム臭化物を同じルート内で投与した場合，白濁の沈殿を生じてルート閉塞を起こすため，別のルートを使用する．ニトログリセリン使用時は，吸着を避けるためにポリ塩化ビニル製でない輸液セットを使用する．プロポフォールは，ポリ塩化ビニル製品の可塑剤として添加されているDEHPの薬液中への溶出を引き起こすため，DEHPを含有しない輸液セットを使用する．
	麻酔記録と使用医薬品の確認照合	□麻酔記録と使用医薬品に不一致がないことを確認する	厳重な管理が必要な麻薬などの医薬品が数多く使用されるため，使用後の麻薬残量が麻酔記録と相違がないかなど，使用確認が重要である．また，請求漏れの確認も必要である．
	医療安全や適正使用に関する医薬品情報の伝達	□カンファレンスなどに参加し，医薬品情報を他職種に直接提供する □薬剤師間の連携を行う	他職種に直接，積極的に医薬品情報の提供を行い，医療安全や適正使用に貢献する． 周術期，病棟及び医薬品情報管理室の薬剤師が連携し，必要に応じてカンファレンスなどを行い，情報を提供，共有する．
医薬品・劇物の適正管理	麻薬	□麻薬及び向精神薬取締法に基づいた管理をする	麻薬保管庫には麻薬以外に覚せい剤を一緒に保管することはできるが，その他の医薬品や麻薬帳簿・麻薬処方せん・その他の書類・現金・印鑑・貴重品などを保管することはできない． 麻薬注射剤を分割して2人以上の患者に施用しない[21]．
		□鍵をかけた堅固な設備内に保管する	鍵をかけた堅固な設備とは，麻薬専用の固定した金庫又は容易に移動できない金庫（重量金庫）で，施錠設備があるもののことである．
		□適切な受け渡しを行う	夜間帯及び休日などで薬剤師が不在の場合は，麻薬金庫の鍵などを管理している者が明らかであり，薬剤師不在時の麻薬の出納が記載されていることが望ましい．
		□使用期限について取り決めを行う	有効期限の記載がない医薬品の運用について麻薬管理者と取り決めを行う．
	毒薬	□鍵がかかる場所で保管する	医薬品，医療機器などの品質，有効性及び安全性の確保などに関する法律第48条の規定に基づき，適正に貯蔵，陳列，施錠の保管管理を行う．
		□受払い簿などで管理を行う	帳簿と在庫数に不一致が生じないよう定期的に確認するなど，適正に保管管理を行う[22]．夜間帯及び休日などで薬剤師が不在の場合は，毒薬金庫の鍵などを管理している者が明らかであり，薬剤師不在時の毒薬の出納が記載されていることが望ましい．
	向精神薬	□麻薬及び向精神薬取締法に基づいた管理をする □保管庫，戸棚，引き出しなどに保管し，施錠する □受け渡しに関し，各医薬品毎に管理簿を作成する	麻薬及び向精神薬取締法に則り，不正使用・盗難の防止に留意する．夜間帯及び休日などで薬剤師が不在の場合は，向精神薬金庫の鍵などを管理している者が明らかであり，薬剤師不在時の向精神薬の出納が記載されていることが望ましい．

■ 術中

区　分	管理項目	推奨されるチェック内容	解　説
医薬品・劇物の適正管理	習慣性医薬品	□採用されている習慣性医薬品を把握する □向精神薬に準ずる管理をする	ベンゾジアゼピン系薬などの「医薬品，医療機器などの品質，有効性及び安全性の確保などに関する法律第50条第11号の規定に基づき習慣性があるものとして厚生労働大臣の指定する医薬品」（昭和36年厚生省告示第18号）で指定された医薬品が該当する．盗難，紛失，乱用に関する社会的影響を考慮し，管理を行う．向精神薬に指定されていない習慣性医薬品についても，向精神薬と同様に管理することが望ましい[23, 24]．
	特定生物由来製品	□特定生物由来製品の使用記録を適正に保管・管理する	氏名，住所，製品の名称及び製造番号又は製造記号，使用年月日を記録し，20年間保存する[25]．
	吸入麻酔薬	□在庫状況の定期的な確認を行う	盗難，紛失，乱用に関する社会的影響を考慮し，管理を行う[26]．
	ハイリスク薬	□ハイリスク薬の定義を定め，適切な管理を行う	「医薬品の安全使用のための業務手順書」に定められたハイリスク薬を把握し，適切に管理する[27]．
	院内製剤	□院内特殊製剤の使用記録を適切に保管する	クラスⅠ及びクラスⅡの院内製剤を使用した患者については患者名，使用年月日，使用量などを記録する[28]．
		□院内特殊製剤の適正な保管方法，使用期限を把握する	保管方法や使用期限を確認し，各々の施設で規定を順守し，適切に使用すること．患者本人もしくは患者家族へ説明し，同意を得る必要がある．
	劇物	□劇物の盗難・紛失の防止策を講じていることを確認する □在庫量の定期的な点検を行い，使用量を把握する □専用の場所に保管していることを確認する	容器及び被包に「医薬用外」の文字及び白地に赤色をもって「劇物」の文字を表示する[29]． 劇物を貯蔵・陳列する場所は，その他の物を貯蔵・陳列などする場所と明確に区分された劇物専用のものとし，かぎをかける設備などのある堅固な施設とする必要がある[30, 31]．
	消毒薬	□希釈・滅菌済み製品の利用を推奨する	患者に使用する器材の消毒は，感染危険度に応じたSpauldingが提唱した分類に基づいた消毒を行う． 事故防止の観点から，製剤化されている場合は院内製剤よりも希釈製品の利用が勧められる．また清潔さが求められる状況では滅菌済み製品の利用が勧められる．
		□生体に使用する消毒薬は，種類やその濃度が適正であることを確認する □術野消毒に適切な消毒薬を使用する	注射部位や手術野などの対象により，適正な消毒薬の種類と濃度を選択する[32]． ポビドンヨードによる化学熱傷や気化したアルコール製剤への電気メスの火花の引火事故が報告されているため，適切な消毒薬を適正量使用するよう注意する．
		□開封後の使用期限を定め，適切に管理する	グルタラール製剤のように緩衝剤を添加後，経時的に分解するものもあるため，使用期限を決める．
	適正な医薬品管理	□定数配置医薬品の種類・数量の決定に携わる □各部屋の定数配置医薬品の決定に携わる □定期的に各医薬品の使用期限を確認する	定数配置医薬品の種類や数量は医師・看護師と協議を行い，必要最低限とする．輸液の長期加温による品質低下に注意する．使用頻度の低い医薬品の定数の見直しや使用期限の確認を行う． 拮抗薬（麻薬による呼吸抑制に対するナロキソン塩酸塩やレバロルファン酒石酸塩，ベンゾジアゼピン系薬による鎮静の解除及び呼吸抑制の改善に対するフルマゼニル）は必要時すぐに使用できる体制が必要である．

■ 術中

区　分	管理項目	推奨されるチェック内容	解　説
術中の感染管理	長時間手術時の追加投与	□長時間手術の場合，抗菌薬追加投与を計画する	長時間手術の場合には術中の追加投与が必要である．一般的には抗菌薬の半減期の2倍の間隔で追加投与を行う[33]．
		□腎機能低下症例では，腎機能に応じて抗菌薬追加投与の間隔を延長する	腎機能の指標はindividualized BSA eGFR (eGFR-IND) (mL/min)を用い，患者が標準体型の場合に限り，簡便性の面からeGFR (mL/min/m^2)を代替指標とすることも可能である[33]．
	大量出血時の投与	□短時間に出血がある場合に備え，抗菌薬追加投与を考慮する	短時間に1,500mLを超える大量出血があった場合などには，決められた投与間隔を待たずに追加投与することが推奨されている[33]．
緊急時の対応	悪性高熱発生時の準備	□ダントロレンナトリウム水和物の使用体制を確保する	全ての揮発性吸入麻酔薬，およびスキサメトニウムなどの脱分極性筋弛緩薬が誘発薬である． 初発症状として頻脈，筋硬直，15分間に0.5℃以上の体温上昇と高体温を認める．高度な呼吸性・代謝性アシドーシスを呈し，腎不全や播種性血管内凝固症候群 (Disseminated Intravascular Coagulation：DIC)，不整脈，心停止といった多臓器不全や血液凝固能異常を発症する[34]． 治療（ダントロレン投与）[34] 1瓶20mgあたり注射用蒸留水60mLで溶解，1mg/kg（できれば2mg/kg）を15分で投与，症状により適宜増減し，最大投与量は7mg/kgまで．
		□炭酸水素ナトリウム注射液を常備する □塩化カルシウムまたはグルコン酸カルシウム注射液を常備する □50％ブドウ糖注射液，速効型インスリンを常備する	対症療法[34] 代謝性アシドーシス：炭酸水素ナトリウム1.0〜2.0mEq/kgの投与（最大50mEq） 高カリウム血症：塩化カルシウム10mg/kg（最大2000mg）またはグルコン酸カルシウム30mg/kg（最大3000mg）の投与を考慮 その他：グルコース・インスリン療法（レギュラーインスリン10単位＋50％ブドウ糖50mL），強制利尿，尿のアルカリ化を図る
	局所麻酔中毒時の準備	□抗痙攣薬（ベンゾジアゼピン系）注射液を常備する □脂肪乳剤を常備する	局所麻酔薬は神経細胞膜のNaチャンネルを遮断することにより，活動電位の発生と伝播を抑制する．この遮断作用は非特異的であるため，末梢神経細胞以外の様々な細胞膜にも影響を与え，特に中枢神経系や心血管系に対する作用を生じることで，局所麻酔中毒の症状が発現する[35]． 治療（脂肪乳剤の投与）[35] ① 20％脂肪乳剤1.5mL/kgを約1分かけて投与し，その後0.25mL/kg/minで持続投与を開始する． ② 5分後に循環の改善が得られなければ，再度1.5mL/kgを投与するとともに持続投与量を2倍の0.5mL/kg/minに上昇し，5分後に再度1.5mL/kgを投与する． ③ 循環の回復，安定後も更に10分間は脂肪乳剤の投与を継続する．最大投与量の目安は12mL/kgとする． 脂肪乳剤は保険適用ではない． 痙攣に対しては，ベンゾジアゼピン系薬，チオペンタールやプロポフォールが使用可能であるが，いずれも少量ずつ投与することが推奨される．
	心肺停止時のバックアップの準備	□心肺停止時に使用する医薬品を常備する	心肺停止時には，アドレナリン，ニフェカラント塩酸塩[※1]やアミオダロン塩酸塩，マグネシウム製剤やカルシウム製剤を使用する． ※1【警告】欄に患者の限定あり

■ 術中

区　分	管理項目	推奨されるチェック内容	解　説
緊急時の対応	アナフィラキシーショック時の準備	□アナフィラキシーショック時に必要となる医薬品を常備する	アナフィラキシーショック時に必要となる医薬品とは，アドレナリン注射薬・ステロイド（ヒドロコルチゾンリン酸エステルナトリウム／ヒドロコルチゾンコハク酸エステルナトリウムまたはメチルプレドニゾロンコハク酸エステルナトリウム）注射薬・抗ヒスタミン薬・β2刺激薬・ドパミン製剤・アミノフィリン注射薬・グルカゴン注射薬が挙げられる．原因不明の血圧低下，粘膜浮腫，気道抵抗上昇などが認められたら原因薬物を中止し，血圧低下に対し，輸液，昇圧薬（アドレナリン）を投与する．必要に応じてステロイドを投与する．βブロッカーを内服している患者には，アドレナリンの代わりにグルカゴンを使用する[36]．
	シバリング発生時の準備	□シバリングに有効な医薬品を常備する	シバリングには，フェンタニル，ペチジン塩酸塩，マグネシウム，ケタミン，α2受容体アゴニスト，アミノ酸輸液が有効とされる[37]．
	大量出血時の連携体制	□大量出血時に連絡が入るような体制を作り，協力する □大量出血時に必要となる医薬品を把握し，供給できる体制を整える	細胞外補充液，人工膠質液，など張アルブミンが必要となる[38]．濃厚赤血球製剤内のクエン酸と血液中のカルシウムイオンがキレートを生成し低カルシウム血症となる．大量出血により，代謝性変化，希釈性凝固障害，循環過負荷，発熱反応・溶血反応・アレルギー反応が起こることが予測される．
	災害時の手術部門における薬剤師の役割の把握	□災害時の対応について病院のマニュアルを確認する □手術部の防災訓練に参加し，役割を把握する □災害時に使用した医薬品を記録する体制を整える	医薬品の転倒・落下を防ぐような配置，医薬品カートやワゴンのキャスタのロックなどを心がける[39]．防災訓練に参加し，持ち出し医薬品などについて医師や看護師と相談しておく．災害時は混乱や医薬品の管理システムなどが使用できない可能性があるため，簡便に使用医薬品を記録できる体制が必要である[36]．
注射薬調製	注射薬の調製と適正使用	□使用開始時間を確認する	使用開始時間に合わせた調製時間を検討する．
		□調製書やラベルの患者名，使用医薬品，投与量を確認する	調製前に処方鑑査を行い，疑義が生じた場合は指示医に照会する．
		□適切に混合調製を行っていることを確認する	手術侵襲により免疫能が低下した易感染状態の患者に使用するため，無菌調製が推奨される．
		□医薬品の誤投与防止対策を実施する	誤投与防止対策として，医薬品を吸引したシリンジには製品本体に添付されたラベルの貼付や，医薬品名と濃度を明示した色付きシリンジラベルの貼付が推奨される．日本麻酔科学会の薬剤シリンジラベルに関する提言では，背景色はISO薬効別カラーコードに従い，拮抗薬は背景色と白色の対角ストライプとしている[40]．
	術後鎮痛薬の調製と適正使用	□使用開始時間を確認する	使用開始時間に合わせ，プライミングも含めた調製時間を考慮する．
		□調製書やラベルの患者名，使用医薬品，投与量を確認する	調製前に患者情報を収集の上，処方鑑査を行い，疑義が生じた場合は医師に照会する．
		□適切に混合調製を行っていることを確認する	手術侵襲により免疫能が低下した易感染状態の患者に使用するため，また調製後室温で数日間投与する可能性があるため，無菌調製が推奨される．

■ 術後

区　分	管理項目	推奨されるチェック内容	解　説
周術期薬学的管理情報の収集および活用	術式・麻酔方法変更，術中有害事象情報の収集	□手術部門と病棟部門で術式や麻酔方法の変更情報を共有する □手術部門と病棟部門で術中有害事象の情報を共有する	手術部門から病棟担当者へ，手術室で生じた医薬品の副作用，トラブルなどの情報伝達・共有を図る．術式が変わり予定と異なり侵襲度が高くなると，術後疼痛管理などが変更となる場合があるので注意する．覚醒遅延を起こしている場合，再鎮静，呼吸抑制に注意する．スキサメトニウム使用後は，血清カリウム値が上昇する為，術後の血清カリウム値のモニタリングを行う．
	覚醒遅延の確認	□覚醒遅延があった場合の拮抗薬の適正使用を確認する	ミダゾラム，ジアゼパム，レミマゾラムなどベンゾジアゼピン系薬が覚醒遅延の原因となる場合はフルマゼニルが有効である． 麻薬が原因の場合はナロキソン塩酸塩やレバロルファン酒石酸塩を拮抗薬として用いる． これらは必要時すぐに使用できる体制が必要である．フルマゼニルやナロキソン塩酸塩は作用時間が短いため，半減期の長い薬剤を拮抗する際には，帰室後の意識レベル低下・呼吸抑制に注意する．
	シバリングを誘因する可能性がある医薬品と，その予防，治療対策の準備	□レミフェンタニル塩酸塩の投与歴を確認する	視床下部にある体温調節中枢で保つべき目標温度（セットポイント）があり，レミフェンタニル塩酸塩は作用時間が非常に短いため，麻酔覚醒と同時に血中濃度が低下し，セットポイントが急上昇する．体温は徐々に上昇するため，実際の体温との間にギャップが生じシバリングを起こす[41]．シバリングは全身の筋肉の小刻みな不随意運動により熱を産生させる生理的反応である．低体温によるシバリングでは酸素消費量が増え，血管収縮（体温保持），頻脈を伴い高血圧になる．
		□予防対策を確認する □輸液製剤の加温を確認する □予防・治療薬を準備する	予防法として，輸液製剤の加温，代謝率を増加させ熱産生をもたらすアミノ酸輸液の投与，セットポイントを低下させるマグネシウム含有輸液製剤の投与が挙げられる[42]．シバリング時は，加温して体温を上昇させることが基本であり，室温調節，輸液の加温，温風式加温装置，カーボンファイバー式加温システム，ブランケットの使用を行う[42]．ペチジン50mg静注は強くシバリングを抑制する[42]．モノアミン酸化酵素阻害薬の投与後の患者は，ペチジン投与で興奮，錯乱，呼吸循環不全などを起こすことがあるため併用がないことを確認する．また硫酸マグネシウム30mg/kg[42]を投与する場合は，非脱分極性筋弛緩薬の作用遷延と心筋および刺激伝導系への抑制作用に注意する．
	術前休止薬の再開への関与	□術前休止薬再開に関する院内指針を作成する □術前休止薬の再開を確認する □術後のバイタルサイン，検査値，投与経路などにより休止薬を代替薬へ変更することも検討する	休止薬の再開忘れがないよう，再開の目安を定めておく．再開予定日に術前休止薬が再開されているか確認する．抗血栓薬の場合，凝固能などの検査値を確認する． 術後のバイタル，検査値，栄養摂取状態などに応じて降圧薬や糖尿病治療薬の投与量調節や代替薬への変更なども検討が必要である．また投与経路に応じた剤型選択を検討する．

■ 術後

区　分	管理項目	推奨されるチェック内容	解　説
静脈血栓塞栓症の管理	静脈血栓塞栓症の治療	□静脈血栓塞栓症 (venous thromboembolism：VTE) の治療における医薬品の適正使用を確認する	深部静脈血栓症 (deep vein thrombosis：DVT) は，下腿などのポンプ作用が働かないなど深部静脈の血流停滞により血栓を生じたもので，特にヒラメ静脈で発生しやすく，ほとんどの場合無症状である．肺血栓塞栓症 (pulmonary thromboembolism：PTE) の90%以上が下肢の静脈血栓により発症し，PTEとDVTは1つの連続した病態との考え方から両者を合せて静脈血栓塞栓症 (venous thromboembolism：VTE) と称し，その治療は一括して行われる[42]．頻呼吸や頻脈が高頻度にみられ，高度低血圧やショックを発症するが，呼吸困難と胸痛は，肺塞栓症以外の疾患でも起こり得るため鑑別が必要となる． 術式と付加的な危険因子の強度を加味して，VTEリスクレベルを低リスク，中リスク，高リスク，最高リスクに分類する．リスクの高い患者では抗凝固療法（未分画ヘパリン，ワルファリン，Xa阻害薬）による予防を考慮する[43]． ヘパリン投与中はヘパリン起因性血小板減少症 (heparin-induced thrombocytopenia：HIT) に注意し，血小板をモニタリングする．HITの場合の代替抗凝固薬はアルガトロバンである[43]．急性PTEで血圧低下とショックなど，血行動態が破綻する症例では，抗凝固療法とその他の補助療法を併用しても予後は不良であり，血栓溶解療法が必要である．血栓溶解療法では，ウロキナーゼやモンテプラーゼが使用されるが，保険が適用されている適応がある医薬品はモンテプラーゼのみである．下肢整形外科手術施行患者における静脈血栓塞栓症の発症抑制にはエドキサバン内服の使用が可能であるが，高度の腎機能障害がある患者には禁忌となるため注意する．
循環器系障害	血圧の把握	□目標値を確認し，血圧コントロールの評価を行う．	麻酔を覚醒させると，挿管による咽頭反射などの交感神経刺激が原因で異常な高血圧になる可能性がある．術後の疼痛・不安・興奮などは，血圧を上昇させるため，その対処と降圧薬などを考慮する必要がある．原因が除去されても血圧コントロールができない場合，血管拡張薬を使用する．循環血液量の減少（出血・血管拡張薬など）・心機能の低下（心不全など）・アナフィラキシーなどによる血管抵抗の低下は血圧を低下させる．輸液や昇圧薬などを考慮する．低体温は心拍出量の減少と血圧低下を生じさせる．輸血の副作用による血圧低下は，輸血開始数分以内に発症し，輸血中止と補助的な治療で速やかに改善する．
	不整脈・心筋虚血の把握	□不整脈の原因を理解し，検索を行う □心筋虚血の原因を理解し，検索を行う	不整脈の原因には，低酸素血症（SpO2低下）・電解質異常（低カリウム血症，低マグネシウム血症など）・心筋虚血・薬剤起因性などが挙げられる．低酸素血症では，頻脈や不整脈，心筋虚血（心電図ST変化）が生じる可能性があるので適正換気を行い，ST変化があれば冠血管拡張薬，ジルチアゼムを，血圧低下（特に拡張期圧の低下）があれば輸液負荷，昇圧薬などを投与する．必要に応じて抗不整脈薬を投与する．電解質異常では，電解質を投与し，補正する必要がある．揮発性麻酔薬は不整脈誘発作用がある． 虚血性心疾患，心不全の既往，脳血管障害の既往，インスリンが必要な糖尿病，腎機能障害（Cre＞2mg/dL），高リスク手術（腹腔内手術，胸腔内手術，鼠径部より上の血管手術）などRCRIの該当項目数が多い患者は経過に注意が必要である[44]．

■ 術後

区　分	管理項目	推奨されるチェック内容	解　説
急性腎障害	急性腎障害の治療・管理	□ 薬剤性腎障害の場合，被疑薬を検索し代替薬を提案する □ 横紋筋融解症の症状を理解し，被疑薬を検索し，検査値の変動を確認する □ 血液透析の原理が理解でき，透析により除去される薬剤のPK/PDに準じた投与設計をする	周術期急性腎障害（acute kidney injury：AKI）の原因の90％以上が腎前性因子である．腎前性AKIの場合，カリウムフリーである細胞外液補充液を，高ナトリウム血症がある場合には1号輸液を使用する．出血性ショックではない場合，初期治療には膠質液でなくなど張性晶質液を使用するのが望ましい．血管作動性ショックになっている場合，輸液とともに昇圧薬を投与する[45]． 横紋筋融解症発症時の自覚症状は，筋肉痛・しびれ・腫脹・筋壊死による四肢の脱力・赤褐色尿（ミオグロビン尿）などがある．腎不全症状が加わると無尿・乏尿・浮腫が生じる．発症は急性・亜急性・緩徐発症とその速度には症例差が大きい．多くの場合，筋肉痛が先行し筋肉痛・筋力低下の分布は下肢とくに大腿部などの近位筋が主体だが全身性で呼吸筋・嚥下筋が障害されることもある．血中クレアチンキナーゼ，肝胆道系酵素，腎機能が重要な所見となる．1時間尿量を100mL以上に保つなど腎庇護をはかり，急性腎不全が進行した場合には，血液透析を行い回復を待つが，腎障害が不可逆的な場合もある．
抗菌薬	手術部位感染予防抗菌薬の適正使用の確認	□ 手術部位・術式に応じた抗菌薬の選択・投与量・投与期間を確認する □ 術後の腎機能・出血・肝機能の変動時は再度投与設計を行う	術後投与期間は心臓手術において，術後24時間投与で胸骨創感染などが高率となることが報告されており，術後48時間投与が推奨される．非心臓手術で術後24時間以内とされている．予防抗菌薬を72時間以上投与した場合，耐性菌による術後感染のリスクとなるため[46]不適切に長期投与しないよう注意する．術後，腎機能・肝機能が悪化している場合，投与設計を再考する．
	術後感染の有無の確認と術後感染時の治療計画の立案	□ 患者の症状・訴えや検査値などから術後感染の有無を確認する □ 感染時には抗菌薬の選択や投与量について治療計画を立案する	術後は感染していなくても，38℃以上の発熱，白血球上昇，CRPの上昇などの臨床所見が認められ，経過とともに消失する．しかし改善傾向が認められなかったり，悪化する場合には，術後感染を疑い各種培養による検索が必要である．推定された原因菌に対し，効果的な抗菌薬を適切な投与量，適切な期間投与する．
	術後感染時治療薬の効果，副作用の確認	□ 臨床所見や検査値から抗菌薬の効果，副作用を確認する	抗菌薬投与が必須な場合，培養結果の確認，適切な抗菌薬への変更を行う．副作用を認識しつつ抗菌薬を使用する場合がある．
術後疼痛管理	術後鎮痛薬の効果および副作用の評価と対処	□ 術後疼痛管理プロトコルの作成 □ 疼痛評価法を理解し，安静時や体動時における痛みの有無や強さや性質を確認する □ 鎮痛薬を適切な投与量，投与経路で使用しているか確認する □ 各医薬品の副作用，有害事象を把握しモニタリングを行う	術後疼痛管理プロトコルに基づいた評価と疼痛管理を行う．術後痛は経時的に変化するため，継続して定期的に評価を行う． 自己申告型スケールと行動評価型ツールなど患者に応じて使い分ける[47]．痛みの強さや副作用の症状によって，PCAポンプの設定変更や鎮痛薬の変更を行う．局所麻酔および末梢神経ブロック，脊髄神経幹鎮痛などを行っている場合には，カテーテル刺入部位と痛みの部位を十分に確認する．鎮痛薬の使用方法としては，オピオイド鎮痛薬の使用量を最小限に，作用部位・作用機序の異なる鎮痛薬，鎮痛法を2種類以上組み合わせるマルチモーダル鎮痛法が推奨される[48]． 痛みの最大値より，重度の疼痛の緩和に要した時間の長さが遷延性術後痛（chronic postsurgical pain：CPSP）発症に関連することが知られているため，臨床上問題となるCPSPを予防するために早期の対応を行う[48]．
		□ 術後疼痛管理チームへの参加および病棟スタッフとの連携を図る	術後痛サービス（postopeartive pain service：POPS）や急性痛サービス（acute pain service：APS）と連携を図り患者満足度の向上や早期離床などに貢献する．

■ 術 後

区 分	管理項目	推奨されるチェック内容	解 説
術後疼痛管理	術後鎮痛法や麻酔の手技による合併症の評価と対処	□硬膜外血腫のリスク因子と症状の確認を行う □硬膜外膿瘍のリスク因子と症状の確認を行う □脊髄くも膜下麻酔後頭痛(硬膜穿刺後頭痛)のリスク因子と症状の確認を行う	硬膜外血腫は出血傾向のある患者で硬膜外カテーテル挿入や抜去に伴う静脈の損傷が原因で硬膜外腔に出血が止まらず血腫を形成したものである[42]. そのリスクはカテーテル挿入時より抜去時のほうが3倍高い. 術後に抗凝固療法を行う場合や術前に休止していた抗血小板薬や抗凝固薬の再開を行う場合には, これらの医薬品の投与のタイミングと硬膜外カテーテル抜去のタイミングを確認する. 硬膜外血腫の前駆症状は①上肢あるいは下肢への激しい痛みを訴える②痛みよりも麻痺が突然起こる③手術部位である局所の激痛が現れる(最も多いのは神経障害)である. 治療としては血腫除去などの減圧を行う[49]. 硬膜外膿瘍は患者リスクとして糖尿病・感染・免疫抑制剤投与・脊椎の変形がある. 硬膜外カテーテル挿入中の発熱, 刺入部圧痛, 背部痛などの症状を呈する. 発熱を伴わない発症も多く, ゆっくり発症する点で硬膜外血腫とは異なる. 抗菌薬治療や外科的処置を行う[49]. 脊髄くも膜下麻酔後頭痛は硬膜外麻酔の際に誤って硬膜を穿孔し, 髄液が硬膜外腔へ漏れることにより髄液圧の低下と脳組織の牽引や血管拡張により頭痛が生じる. 頭痛が強い場合非ステロイド性消炎鎮痛薬(Non-Steroidal Anti-Inflammatory Drugs:NSAIDs)が投与される. 安息香酸ナトリウムカフェインは, 脳血管収縮作用が有効ではあるものの, 効果は一過性である. また, 硬膜穿刺後頭痛は悪心を伴うことが多いため, 保険適用のある注射剤が用いられることが多い. 1週間ほど様子を見て, 改善しない場合には, 自己血パッチ(自身の血液を硬膜外腔に注入して硬膜外腔を癒着させ髄液流出を防ぐ)を考慮する.
術後悪心・嘔吐 (Postoperative Nausea and Vomiting:PONV)	PONVの治療	□PONVの原因を評価する □PONVの原因となる医薬品の変更や治療薬を提案する	術後は離床時の急な運動を避け, 経口摂取の開始量を減らすことが, 予防につながる. また, 術後疼痛は嘔気を誘発するため, 予防には十分な鎮痛が大切である. 低酸素血症・低血圧・低血糖・副鼻腔手術や扁桃摘出手術における血液の嚥下に起因する悪心は除外診断が必要である[50]. PONVのリスクを低下させるために, オピオイド鎮痛薬の使用量を最小限に, アセトアミノフェンなど他の医薬品併用したマルチモーダル鎮痛法(多角的鎮痛法)を行う[51]. 予防投与後6時間以内であればPONVの予防に使用した薬剤と異なる作用機序の制吐薬を使用する. 予防投与後6時間以上経過している場合には, 5-HT3受容体拮抗薬などの再投与を考慮する[52].
術後せん妄, 認知機能障害	せん妄に対する薬物療法の検討と禁忌の確認	□せん妄発症時に治療薬を提案する	評価方法として, CAM(Confusion Assessment Method), Nu-DESC (Nursing Delirium Screening Scale), DST (Derilium Screening Tool), CAM-ICU (Confusion Assessment Method for the ICU), ICDSC (Intensive Care Delirium Screening Checklist)[50]などが利用されている. スクリーニングで陽性となりせん妄の対応が必要になった場合には, 環境調整, 脱水や電解質補正, 十分な痛みのコントロールを行い, 術前に確認したリスクのある医薬品は可能であれば漸減・中止する. 本邦においてせん妄に保険適応を有する薬はチアプリドのみであるが臨床ではあまり使用されない. せん妄治療薬として, 内服不可能な場合にはハロペリドール, 内服可能な場合にはクエチアピン, オランザピン, リスペリドン, ペロスピロンなどが使用される. 糖尿病の既往がある場合, クエチアピン, オランザピンは禁忌である. リスペリドンは腎機能低下患者においては活性代謝物の排泄が遅延され効果が遷延する可能性がある.

■ 術後

区　分	管理項目	推奨されるチェック内容	解　説
排尿障害・排便障害	排尿障害の確認と被疑薬の検索	□排尿障害の症状および発症時期を確認する □有害事象として排尿障害のある医薬品の使用を確認する	直腸がん手術・広汎または準広汎子宮全摘出術による骨盤内神経の損傷，前立腺全摘出術などによる尿道括約筋の損傷などは排尿障害（違和感や痛み・尿意の喪失・排尿困難・尿失禁・残尿感など）をきたすことがある． 有害事象として排尿障害のある医薬品は，抗コリン薬・抗ヒスタミン薬・抗精神病薬・抗不安薬・麻薬・感冒薬などが挙げられる．治療薬としてベタネコール塩酸塩，ジスチグミン臭化物，ネオスチグミン臭化物などを使用する．コリン作動性クリーゼに注意する．
	排便障害の確認と治療薬の提案	□排便障害の症状および発症時期を確認する □下剤などの使用を検討し提案する	排便に関わる神経の損傷や消化管の通過障害・運動障害により術後に排便障害が生じることがある．予防としては排便習慣，食事指導と過度にならない程度の運動を行い，緩下剤などの薬物療法を検討する．
栄養管理	栄養開始の確認	□経腸栄養の早期開始を確認する	意識障害はなく，胃管などが抜去され経口摂取可能であれば食事を開始する．集中治療室管理が必要な患者では可能であれば24〜48時間以内に経腸栄養を開始する．しかし，昇圧薬使用時など血行動態が不安定な場合は血行動態が安定するまで経腸栄養の開始は控える[53]．
栄養管理	血糖管理	□栄養開始後の血糖値を確認する	特に糖尿病患者では栄養開始後の高血糖には注意する．内服可能であれば元々使用していた糖尿病治療薬の再開を検討し，内服困難であればインスリンにて血糖コントロールを行う．低血糖に注意する．
電解質異常	電解質の補正	□血清ナトリウム値や血清カリウム値などの電解質バランスを確認する	術後の使用医薬品，栄養状態，脳血管障害などの現疾患によっては低ナトリウム血症などの電解質異常がみられる場合がある．心臓外科後であれば低カリウム血症は心保護の観点から避けるべきであり，血清カリウム値の確認も必要である．電解質異常がみられた場合には適切な補正を行う．血清ナトリウム値や血清カリウム値などの電解質補正を行う場合には補正速度，濃度，投与ルートに注意する．
ストレス潰瘍	ストレス潰瘍予防	□ストレス潰瘍予防薬の適正使用を検討する	集中治療室管理が必要な術後患者において，凝固障害（血小板<50000/mm^3，PT-INR>1.5，APTTが正常の2倍以上）・48時間以上の人工呼吸器管理・1年以内の上部消化管潰瘍または出血・意識レベルの評価指標であるGCS（Glasgow Coma Scale）10点以下（または簡単な指示に従えない）・肝部分切除後・多発外傷・臓器移植周術期・肝不全・脊椎外傷のうち何か1つに該当した場合は，ストレス潰瘍予防を検討する．しかし，経腸栄養を開始している患者や前述した該当項目に当てはまらない患者では，ストレス潰瘍予防薬の早期終了を検討する[54]．ストレス潰瘍予防薬を漫然と投与することで肺炎やClostridioides difficile感染症の発症リスクが上昇する[55]．

1) 日本循環器学会 編：2022年改訂版 非心臓手術における合併心疾患の評価と管理に関するガイドライン，2022．
2) 日本循環器学会 編：2020年JCSガイドライン フォーカスアップデート版 冠動脈疾患患者における抗血栓療法，2020．
3) Gage BF, et al：Validation of clinical classification schemes for predicting stroke：results from the National Registry of Atrial Fibrillation. JAMA, 285：2864-2870, 2001.
4) Abualsaud AO, Eisenberg MJ：Perioperative management of patients with drug-eluting stents. JACC Cardiovasc Interv, 3：131-142, 2010.
5) 日本循環器学会：肺血栓塞栓症および深部静脈血栓症の診断・治療・予防に関するガイドライン（2017年改訂版），2018．
6) 日本産科婦人科学会・日本女性医学学会：OC・LEPガイドライン2020年度版，2021．
7) 日本麻酔科学会・周術期管理チーム委員会 編：周術期管理チームテキスト第4版，日本麻酔科学会，2020．
8) 日本麻酔科学会：mRNA COVID-19ワクチン接種と手術時期について（5月18日修正版）．Available at〈https://anesth.or.jp/img/upload/ckeditor/files/2105_23_700.pdf〉
9) Gan TJ, et al：Consensus guidelines for managing postoperative nausea and vomiting. Anesth Analg, 118：85-113, 2014.
10) 厚生労働省保険局医療課長通知：公知申請に係る事前評価が終了した医薬品の保険上の取扱いについて：保医発0830第1号令和3年8月30日．Available at〈https://www.mhlw.go.jp/hourei/doc/tsuchi/T210831S0100.pdf〉
11) Sato K, et al：Povidone iodine-induced overt hypothyroidism in a patient with prolonged habitual gargling：urinary excretion of iodine after gargling in normal subjects. Intern Med, 46：391-395, 2007.

12) 一般社団法人日本病院薬剤師会 監:周術期の薬学管理改訂2版, 南山堂, 2018.
13) 日本化学療法学会/日本外科感染症学会 術後感染予防抗菌薬適正使用に関するガイドライン作成委員会 編:術後感染予防抗菌薬適正使用のための実践ガイドライン, 2016.
14) Soriano A, et al: Timing of antibiotic prophylaxis for primary total knee arthroplasty performed during ischemia. Clin Infect Dis, 46: 1009-1014, 2008.
15) Bratzler DW, et al: Clinical practice guidelines for antimicrobial prophylaxis in surgery. Am J Health Syst Pharm, 70: 195-283, 2013.
16) Sun J, et al: Prophylactic administration of cefazolin prior to skin incision versus antibiotics at cord clamping in preventing postcesarean infectious morbidity: a systematic review and meta-analysis of randomized controlled trials. Gynecol Obstet Invest, 75: 175-178, 2013.
17) 井出健太郎ほか:術前・術後に要注意 併存疾患の手術リスクと対策 特殊薬剤服用中の手術 副腎皮質ホルモン剤 ステロイド投与患者における周術期管理. 外科, 72: 955-958, 2010.
18) 磯谷澄都ほか:喘息の特殊型2 アスピリン喘息. 喘息, 21: 167-173, 2008.
19) 日本ペインクリニック学会・日本麻酔科学会・日本区域麻酔学会 編:抗血栓療法中の区域麻酔・神経ブロックガイドライン, 2016.
20) 令和2年度診療報酬改定Ⅲ-1 医療機能や患者の状態に応じた入院医療の評価 せん妄ハイリスク患者ケア加算に係るチェックリスト 別紙様式7の3.
21) じほう 編:麻薬・向精神薬・覚せい剤管理ハンドブック 第10版, 57-59, じほう, 2017.
22) 厚生労働省医薬局長通知:毒薬などの適切な保管管理などの徹底について. 医薬発第418号(2001年4月23日). Available at 〈https://www.mhlw.go.jp/houdou/0104/h0423-1.html〉
23) じほう 編:麻薬・向精神薬・覚せい剤管理ハンドブック 第10版, 231-235, じほう, 2017.
24) 厚生労働省医薬食品局監視指導・麻薬対策課:病院・診療所における向精神薬取扱いの手引(2012年2月).
25) 厚生労働省医薬局長通知:特定生物由来製品に係わる使用の対象者への説明並びに特定生物由来製品に関する記録及び保存について. 医薬発第0515012号 平成15年5月15日. Available at 〈https://www.mhlw.go.jp/web/t_doc?dataId=00ta7999&dataType=1〉
26) 日本手術医学会 編:手術医療の実践ガイドライン(改訂第三版). 日手術医会誌, 40(Suppl):2019.
27) 日本病院薬剤師会 編:ハイリスク薬に関する業務ガイドライン(Version2.2). Available at 〈https://www.jshp.or.jp/cont/16/0609-1.pdf〉
28) 日本病院薬剤師会 編:院内製剤の調製及び使用に関する指針(Version1.0). Available at 〈https://www.jshp.or.jp/cont/12/0731-1-1.pdf〉
29) 毒物及び劇物取締法第11条1項, 第12条1項, 第22条5項.
30) 厚生労働省医薬・生活衛生局医薬品審査管理課長通知:毒物及び劇物の盗難又は紛失防止に係る留意事項について. 薬生薬審発0724第1号. Available at 〈https://www.nihs.go.jp/mhlw/chemical/doku/tuuti/H300731/20180724_tuuti.pdf〉
31) 厚生労働省:医薬・生活衛生局化学物質安全対策室 毒物劇物の安全対策. Available at 〈http://www.nihs.go.jp/mhlw/chemical/doku/dokuindex.html〉
32) 日本病院薬剤師会 編:薬剤師のための感染制御マニュアル 第3版, 東京, 122-131, 360-369, 薬事日報社, 2011.
33) 日本化学療法学会/日本外科感染症学会 術後感染予防抗菌薬適正使用に関するガイドライン作成委員会 編:術後感染予防抗菌薬適正使用のための実践ガイドライン, 2016.
34) 日本麻酔科学会 安全委員会 悪性高熱症WG:悪性高熱症患者の管理に関するガイドライン2016 安全な麻酔管理のために. Available at 〈http://www.anesth.or.jp/guide/pdf/guideline_akuseikounetsu.pdf〉
35) 日本麻酔科学会 編:局所麻酔中毒への対応プラクティカルガイド, 2017.
36) 日本麻酔科学会 編:医薬品ガイドライン第3版4訂, 702-703.
37) 日本麻酔科学会 編:周術期管理チームテキスト第4版, 2020.
38) 日本麻酔科学会, 日本輸血・細胞治療学会 編:危機的出血への対応ガイドライン. Available at 〈https://anesth.or.jp/files/pdf/kikitekiGL2.pdf〉
39) 日本薬剤師会 編:薬剤師のための災害対策マニュアル. 平成23年度厚生労働科学研究「薬局及び薬剤師に関する災害対策マニュアルの策定に関する研究」研究班報告書. Available at 〈https://www.nichiyaku.or.jp/assets/uploads/activities/saigai_manual.pdf〉
40) 日本麻酔科学会 編:周術期の誤薬・誤投与防止対策 薬剤シリンジラベルに関する提言. Available at 〈https://anesth.or.jp/files/pdf/guideline_0604.pdf〉
41) 野村 実 編:周術期管理ナビゲーション. 医学書院, 2014.
42) 日本麻酔科学会・周術期管理チーム委員会 編:周術期管理チームテキスト 第4版, 日本麻酔科学会, 2020.
43) 日本循環器学会:循環器病の診断と治療に関するガイドライン:肺血栓塞栓症および深部静脈血栓症の診断, 治療, 予防に関するガイドライン(2017年改訂版).
44) 日本循環器学会:2022年改訂版 非心臓手術における合併心疾患の評価と管理に関するガイドライン, 2022.
45) 日本腎臓学会 KDIGOガイドライン全訳版作成ワーキングチーム 監訳:急性腎障害のためのKDIGO 診療ガイドライン, 東京医学社, 2014.
46) 日本化学療法学会/日本外科感染症学会:術後感染予防抗菌薬適正使用のための実践ガイドライン(2016), 術後感染予防抗菌薬適正使用のための実践ガイドライン(追補版)(2020).
47) Devlin JW, et al:集中治療室における成人患者の痛み, 不穏/鎮静, せん妄, 不動, 睡眠障害の予防および管理のための臨床ガイドライン, 2019.
48) The 2017 IASP Global Year Against Pain After Surgery. Fact Sheets on Pain After Surgeryの各報告書より.
49) 日本病院薬剤師会 監:ベットサイドの臨床薬学周術期の薬学管理, 南山堂, 2012.
50) 日本集中治療学会 編:日本版・集中治療室における成人重症患者に対する痛み・不穏・せん妄管理のための臨床ガイドライン, 60-61, 総合医学社, 2015.
51) POPS研究会 編:術後痛サービス(POPS)マニュアル, 17-21, 真興交易, 2011.
52) Gan TJ, et al: Fourth Consensus Guidelines for the Management of Postoperative Nausea and Vomiting. Anesth Analg, 131: 411-448, 2020.
53) 日本集中治療医学会重症患者の栄養管理ガイドライン作成委員会:日本版重症患者の栄養療法ガイドライン. 日集中医誌, 23: 185-281, 2016.
54) ASHP Therapeutic Guidelines on Stress Ulcer Prophylaxis. ASHP Commission on Therapeutics and approved by the ASHP Board of Directors on November 14, 1998. Am J Health Syst Pharm, 56: 347-379, 1999.
55) Toews I, et al: Interventions for preventing upper gastrointestinal bleeding in people admitted to intensive care units. Cochrane Database Syst Rev, 6: CD008687, 2018.

INDEX

欧文

ACE阻害薬 ······················· 36, 85
acute coronary syndrome：ACS ········· 78
acute kidney injury：AKI ············ 22
adrenocorticotropic hormone：ACTH ···· 110
ARB ···························· 36, 85
asthma-COPD overlap syndrome：ACOS
　 ································ 28
$α_1$遮断薬 ························ 39
αグルコシダーゼ阻害薬 ············· 43
bisphosphonate related osteonecrosis
　 of the jaw：BRONJ ············· 130
β遮断薬 ···················· 33, 35, 84
Ca拮抗薬 ························ 33, 85
Child-Pugh分類 ····················· 24
chronic kidney disease：CKD ········· 20
chronic postsurgical pain：CPSP ······ 124
continuous glucose monitoring：CGM ··· 46
COPD ·························· 26, 28
coronary artery bypass graft：CABG ··· 192
corticotropin-releasing hormone：CRH ··· 110
deep vein thrombosis：DVT ·········· 102
direct oral anticoagulant：DOAC ··· 16, 78, 107
disseminated intravascular coagulation：
　 DIC ····························· 5
DPP-4阻害薬 ······················· 44
enhanced recovery after surgery：ERAS
　 ·············................ 73, 118
functional residual capacity：FRC ····· 12
GLP-1受容体作動薬 ················ 44
glucocorticoid-induced osteoporosis：GIO
　 ······························· 109
H_2受容体拮抗薬 ·················· 87
Hardy法 ·························· 188
heparin induced thrombocytopenia：HIT
　 ····························· 19, 122
hinotori™ サージカルロボットシステム ··· 241
hypothalamic-pituitary-adrenal axis：
　 HPA axis ···················· 54, 110
IL-6阻害薬 ························· 59
intraoperative floppy iris syndrome：IFIS
　 ···························· 39, 240
IVPCA ··························· 127
JAK阻害薬 ························· 59
L-ドパ ···························· 61
mechanical bowel preparation：MBP
　 ····························· 94, 119
methicillin resistant-*Staphylococcus
　 aureus*：MRSA ··················· 93
non-thyroidal illness：NTI ············ 51
obstructive sleep apnea syndrome：OSAS
　 ································ 12
oral antibiotics with MBP：OAMBP ··· 94, 119
oral contraceptives：OC ············· 79
patient controlled analgesia：PCA ····· 127
PCEA ···························· 127
post-dural puncture headache：PDPH ··· 132
post-traumatic stress disorder：PTSD ··· 154
postoperative nausea and vomiting：PONV
　 ··························· 76, 120, 136
pulmonary thromboembolism：PTE ···· 102
Reviced Cardiac Risk Index (RCRI) score
　 ································ 34
severe muscle gravis：MG ············ 60
SGLT2阻害薬 ···················· 37, 43
surgical site infection：SSI ············ 92

TNF阻害薬 … 58, 87
venous thromboembolism：VTE … 80, 102

あ行

アートセレブ® … 201
悪性高熱症 … 5
悪性症候群 … 235
アクチベーション・シンドローム … 67
アスピリン喘息 … 4, 27, 112
アドレナリン … 210
アトロピン … 75
アナフィラキシー … 2
アバタセプト … 59
アミオダロン … 64
アラベル® … 186
アリピプラゾール … 66
アルスロマチック … 201
アルチバ® … 228
アルプロスタジルアルファデクス … 258
アレルギー … 2
胃がん … 204
イミプラミン … 67
イメグリミン … 43
インスリン … 42, 44
咽頭痛 … 141
ウイルス性肝炎 … 24
うつ病 … 65, 235
ウロマチック … 201
エピネフリン … 210
エピネフリン反転 … 65
エフェドリン … 223
エブランチル® … 41
エリスロマイシン … 70
オペガード® … 201
オランザピン … 66
オルプリノン … 147
オンダンセトロン … 76, 138

か行

外側大腿皮神経障害 … 153
核心温度 … 142
下垂体腫瘍 … 188
下垂体腫瘤 … 188
下垂体腺腫 … 188
かぜ … 26
褐色細胞腫 … 53
ガベキサート … 258
カルバマゼピン … 63, 69
カルペリチド … 194, 258
肝がん … 212
肝機能障害 … 24
緩下剤 … 75
間欠的空気圧迫法 … 104
眼瞼下垂 … 238
緩徐導入 … 271
関節リウマチ … 232
感染管理 … 92
感染性廃棄物 … 165
冠動脈バイパス移植 … 192
灌流液 … 201
機械的腸管処置 … 94, 119
気化器 … 191
気管支拡張吸入剤 … 86
喫煙 … 28, 30
機能的残気量 … 12
気分安定薬 … 69
急性冠症候群 … 78
急性腎障害 … 22
急速導入 … 271
吸入麻酔薬 … 174
胸腔鏡手術 … 198
凝固剤 … 267
狭心症 … 192
局所麻酔 … 176
局所麻酔薬 … 230

禁煙	31
筋弛緩薬	252
筋弛緩薬拮抗薬	135
クエチアピン	66
クッシング症候群	52
グラニセトロン	76, 138
グリニド薬	44
グルココルチコイド	109
クロザピン	66
クロニジン	84
クロルプロマジン	65
ケイセントラ®	16
けいれん	11, 87
ケタミン	64, 76, 77, 173, 254
血小板減少	18
血糖値	45
血尿	225
ケトアシドーシス	66
健康食品	88
原発性アルドステロン症	53
降圧薬	37
抗うつ薬	67, 86
抗凝固薬	78
高血圧クリーゼ	53
抗血小板薬	78
抗血栓療法	78
膠原病	58
甲状腺炎	47
甲状腺機能亢進症	47
甲状腺機能低下症	49
甲状腺クリーゼ	47
抗精神病薬	65, 86, 149
向精神薬	180
喉頭痛	141
抗不整脈薬	36
硬膜外腔自家血注入療法	132
硬膜外血腫	133
硬膜外膿瘍	133
硬膜外麻酔	79, 178
硬膜穿刺後頭痛	132
呼吸抑制	228
骨粗鬆症	109
コルチゾール	110

さ 行

坐骨神経障害	153
嗄声	141
サプリメント	87
三環系抗うつ薬	86
ジアゼパム	260
歯牙損傷	141
色素製剤	265
子宮全摘出術	150
刺激性下剤	75
止血剤	267
ジゴキシン	36, 86
自己血輸血	114
持続血糖モニタリング	46
シバリング	142
シベレスタット	258
シベンゾリン	258
尺骨神経障害	152
重症筋無力症	60
十二指腸がん	207
手術支援ロボット	241
術後悪心・嘔吐	76, 120, 136
術後回復能力強化プログラム	73, 118
術後痛	124
術中覚醒	154
術中虹彩緊張低下症候群	39, 240
昇圧薬	223
消毒薬	264
静脈血栓塞栓症	80, 102
静脈麻酔薬	172

褥瘡	151, 153
食道がん	195
食物アレルギー	5
ジルチアゼム	64, 258
侵害受容性疼痛	124
腎機能障害	20
心筋梗塞	32
神経膠芽腫	184
神経障害性疼痛	124
人工膝関節	232
腎性貧血	16
迅速導入	271
腎毒性	22
深部静脈血栓症	102
心不全	32
膵頭部がん	207
髄膜腫	188
頭蓋咽頭腫	188
頭蓋底腫瘍	188
スガマデクス	135
スキサメトニウム	252
スタチン	33, 35, 84
ステロイド	59
ステロイドカバー	54, 59, 111
ステロイド性骨粗鬆症	109
ステロイド薬	86, 108
スルホニル尿素 (SU) 薬	44
清浄度	164
制吐剤	138
生物学的製剤	58, 87
脊髄くも膜下麻酔	178
絶飲食	72, 119
セットポイント	142
セボフルラン	174
セレギリン	62
セロトニン−ノルアドレナリン再取り込み阻害薬 (SNRI)	67
セロトニン症候群	67
遷延性術後痛	124
全身性エリテマトーデス	58
全身麻酔	170, 171
喘息	8, 26
喘息COPDオーバーラップ症候群	28
選択的セロトニン再取り込み阻害薬 (SSRI)	67, 86
セント・ジョーンズ・ワート	89
前投薬	74
せん妄	74, 148
前立腺摘出術	150
前立腺肥大	225
造影剤腎症	23
双極性障害	65
総腓骨神経障害	153
躁病	235
創部痛	124
ゾーニング	164
組織接着剤	261

た 行

耐糖能異常	108
退薬症候群	67
タコシール®	261
タニケット	232
ダビンチサージカルシステム	241
胆管がん	207
胆管細胞がん	212
弾性ストッキング	104
ダントロレン	6
ダンピング症候群	46
チアゾリジン薬	43
チアミラール	173
チオペンタール	173
腸管洗浄	75
直接動脈圧測定法	122

INDEX

直腸がん	150, 218
貯血	114
鎮静薬	74
痛覚変調性疼痛	124
帝王切開	221
低体温	120, 145
低用量ピル	79
テオフィリン	86
デクスメデトミジン	77, 149, 260
デスフルラン	175
鉄欠乏性貧血	15
てんかん	11, 63
電気けいれん療法	69, 235
統合失調症	65, 235
橈骨神経障害	152
糖尿病	37, 42
特定化学物質障害予防規則	91
毒薬	181
トシリズマブ	59
ドロペリドール	138

な行

ナファモスタット	258
ニカルジピン	258
ニコチン	30
ニコランジル	258
ニトログリセリン	259
乳がん	202
乳頭粘液性腫瘍	207
尿閉	225
尿路感染症	225
脳腫瘍	184

は行

パーキンソン病	61, 235
肺血栓塞栓症	102
配合変化	258
配合変化試験	55
胚細胞性腫瘍	188
肺腫瘍	198
排尿障害	150, 160
排便障害	150
白内障	39, 238
播種性血管内凝固症候群	5
バセドウ病	47
パパベリン	147
バリシチニブ	59
バルプロ酸	70
バレニクリン	31
ハロペリドール	65, 149
ビグアナイド薬	43
非甲状腺疾患	51
ビスホスホネート	130
ヒドロキシクロロキン	59
肥満	12
貧血	15
ファモチジン	76
フィブリノゲン	16
フェニトイン	63, 64
フェニレフリン	223
フェンタニル	254
賦活症候群	67
腹腔鏡	216
副腎髄質機能異常	53
副腎皮質機能異常	52
副腎皮質機能低下症	54
副腎皮質刺激ホルモン	110
副腎皮質刺激ホルモン放出ホルモン	110
不整脈	32
ブラッドパッチ	132
プランマー病	47
プロトンポンプ阻害薬 (PPI)	87
プロポフォール	172, 259, 260
閉塞性睡眠時無呼吸症候群	12

ペチジン……………………………………254
ヘパリン……………………………………122
ヘパリン起因性血小板減少症……………19, 122
ベラパミル…………………………………64
ベリプラスト®……………………………261
変形性膝関節症……………………………232
ベンゾジアゼピン受容体作動薬…………74
膀胱結石……………………………………225
ボーラス投与………………………………127
ボスミン……………………………………210
ボルヒール®………………………………261
ホルマリン…………………………………91
ホルムアルデヒド…………………………91

ま行

末梢神経障害………………………………151
麻薬…………………………………………180
マルチモーダル鎮痛法……………………121
慢性腎臓病…………………………………20
ミダゾラム……………………77, 173, 259, 260
メチシリン耐性黄色ブドウ球菌…………93
メトトレキサート…………………………58, 86
免疫抑制薬…………………………………86, 87
網膜剝離……………………………………238
モノアミン酸化酵素 (MAO) 阻害薬……87
モノアミン酸化酵素B (MAO-B) 阻害薬……62
モルヒネ……………………………………254

や行

輸液…………………………………………256
輸液製剤……………………………………145
輸血…………………………………………15, 114
予防接種……………………………………9

ら行

ラテックスアレルギー……………………4
ラトケのう胞………………………………188
リウマチ……………………………………58
理学療法……………………………………156
リスペリドン………………………………66
リチウム……………………………………69, 236
リトドリン…………………………………223
利尿薬………………………………………37, 86
リハビリテーション………………………156
緑内障………………………………………109, 238
レミフェンタニル…………………………228, 254
レミマゾラム………………………………174
ロイコトリエン受容体拮抗薬……………86
ロクロニウム………………………………252

わ行

ワクチン……………………………………9
腕神経叢障害………………………………152

周術期の薬学管理

2012年 4月10日	1版1刷	
2018年12月 4日	2版1刷	©2024
2024年11月 5日	3版1刷	

監修者
一般社団法人 日本病院薬剤師会

発行者
株式会社 南山堂 代表者 鈴木幹太
〒113-0034 東京都文京区湯島 4-1-11
TEL 代表 03-5689-7850 www.nanzando.com

ISBN 978-4-525-77083-9

JCOPY 〈出版者著作権管理機構 委託出版物〉
複製を行う場合はそのつど事前に(一社)出版者著作権管理機構(電話03-5244-5088, FAX 03-5244-5089, e-mail: info@jcopy.or.jp)の許諾を得るようお願いいたします.

本書の内容を無断で複製することは,著作権法上での例外を除き禁じられています.また,代行業者等の第三者に依頼してスキャニング,デジタルデータ化を行うことは認められておりません.